Prof. Dr. Norbert Fessler
Dr. Marcus Müller
Dr. Tobias Rathgeber
Prof. Dr. Michaela Knoll

Cardio-Workouts

Stress reduzieren mit System im Büro und im Homeoffice

Vor allem wegen der Seele ist es nötig,
den Körper zu üben.

Jean-Jacques Rousseau (1712-1778)

Reihe Körperbildung und Sport

Geschäftsführende Herausgeber
Prof. Dr. Norbert Fessler & Prof. Dr. Michaela Knoll

Die Reihe 'Körperbildung und Sport' versteht sich als Diskussionsforum für aktuelle Themen der Körperbildung und des Sports aus theorie- wie praxisbezogener Perspektive. Ergebnisse wissenschaftlicher Projekte, Kongressberichte, qualifizierte Dissertationen und Habilitationen, aber auch theoriefundierte Praxisbände können so einer breiten Leserschaft zugänglich gemacht werden.

Die Reihe ist offen für eine Vielfalt von Themen. Sie nimmt verschiedene Zielgruppen in unterschiedlichen Settings in den Blick: Erzieher, Sportlehrer, Therapeuten, Übungsleiter und Trainer ebenso Sportwissenschaftler, Sportstudierende, Fachkräfte in Sport- und Gesundheitseinrichtungen sowie Bewegungsmultiplikatoren in der betrieblichen Gesundheitsförderung.

Mit den theoriefundierten Praxisbänden zur Körperbildung sollen insbesondere auch Bewegungs- und Sportinteressierte angesprochen werden, die Anregungen für die Praxisarbeit mit Gruppen suchen und auch selbst etwas für ihre Körperbildung tun wollen.

Bisher erschienen

Band 1 - Gesundheitsförderung in der Gemeinde von Prof. Dr. Klaus Bös, Prof. Dr. Alexander Woll, Prof. Lothar Bösing, Prof. Dr. Gerhard Huber (Hrsg.)

Band 2 - Gesundheit zum Mitmachen von Prof. Dr. Alexander Woll, Prof. Dr. Klaus Bös

Band 3 - Erlebniswelt Sport (3. Auflage) von Dr. Manfred Schraag, Frank-Joachim Durlach, Christel Mann (Hrsg.)

Band 4 - Sporttreiben und Gesundheit von Prof. Dr. Michaela Knoll

Band 5 - Gesund durch Schwimmen von Dr. Jürgen Kozel, Johannes Schmitz, Prof. Dr. Kurt Wilke (Hrsg.)

Band 6 - Kooperation zwischen Schule und Sportverein von Prof. Dr. Sergio Ziroli

Band 7 - Soziale Funktionen des Sports von Prof. Dr. Volker Scheid, Dr. Joachim Simen (Hrsg.)

Band 8 - Moderner Tanz und Tanzerziehung von Dr. Gabriele Postuwka

Band 9 - Innovation aus Tradition von Prof. Dr. Michael Krüger (Hrsg.)

Band 10 - Gesundes Altern, Aktivität und Sport von Prof. Dr. Hermann Rieder (Hrsg.)

Band 11 - Gemeinsam etwas bewegen! Schule und Sportverein in Kooperation von Prof. Dr. Norbert Fessler, Prof. Dr. Volker Scheid, Prof. Dr. Gerhard Trosien, Dr. Joachim Simen, Prof. Dr. Frank Brückel (Hrsg.)

Band 12 - Jugendsport als Dienstleistung von Prof. Dr. Klaus Cachay, Prof. Dr. Ansgar Thiel, Heiko Olderdissen

Band 13 - Gesundheitssportprogramme in Deutschland von Prof. Dr. Walter Brehm, Prof. Dr. Klaus Bös, Dr. Elke Opper, Joachim Saam

Band 14 - Qualitätsmanagement von Gesundheitssport im Verein von Prof. Dr. Herbert Hartmann, Dr. Elke Opper, Artur Sudermann

Band 15 - Talente fördern mit System von Prof. Dr. Volker Scheid, Dr. Markus Eppinger, Dr. Helga Adolph

Band 16 - Standards, Kompetenzen und Lehrpläne von Prof. Dr. Günter Stibbe (Hrsg.)

Band 17 - Qualitätsentwicklung an Partnerschulen des Leistungssports von Dr. Sascha Creutzburg, Prof. Dr. Volker Scheid

Band 18 - Praxisorientierte Biomechanik im Sportunterricht – Vom Tun zum Verstehen von Dr. Axel Schnur, Prof. Dr. Hermann Schwameder

Band 19 - Körperbasiertes Entspannungstraining im Elementarbereich von Dr. Marcus Müller

Band 20 - Körper-Achtsamkeit – Das Basistraining von Prof. Dr. Norbert Fessler

Band 21 - Yoga der Achtsamkeit – für jedes Alter jeden Tag von Prof. Dr. Norbert Fessler, Volker Linder

Band 22 - Tennis 4ever – Achtsam mit dem Körper und sich selbst von Dr. Marcus Müller, Prof. Dr. Norbert Fessler

Band 23 - ballstars – Zielschussspiele im Grundschulalter integrativ vermitteln von Prof. Dr. Volker Scheid, Philip Julius, Dr. Andreas Albert

Band 24 - Progressive Muskel-Relaxation nach Jacobson – für den täglichen Gebrauch von Prof. Dr. Norbert Fessler

Band 25 - Faszien low intensity – Training für Vielsitzer im Beruf, für zuhause oder unterwegs von Prof. Dr. Norbert Fessler, Dr. Marcus Müller

Band 26 - Business Yoga – Breaks im Büro und im Homeoffice von Prof. Dr. Norbert Fessler

Band 27 - Cardio-Workouts – Stress reduzieren mit System im Büro und im Homeoffice von Prof. Dr. Norbert Fessler, Dr. Marcus Müller, Dr. Tobias Rathgeber, Prof. Dr. Michaela Knoll

Bibliografische Informationen der
Deutschen Nationalbibliothek

Die Deutsche Nationalbibliothek verzeichnet diese Publikation in der Deutschen Nationalbibliografie; detaillierte bibliografische Daten sind im Internet über http://dnb.d-nb.de abrufbar.

Bestellnummer 3238

Hinweis: In der Reihe Körperbildung und Sport wird darauf geachtet, geschlechtergerechte Formulierungen zu verwenden. Dies betrifft z.B. die explizite Verwendung weiblicher und männlicher Formen oder auch die Verwendung geschlechtsneutraler Ausdrücke. Allerdings bitten wir um Nachsicht, wenn wir zugunsten einer verbesserten Lesbarkeit auf die Verwendung von Vollformen verzichten.

Erschienen in der Reihe
Körperbildung und Sport als Band 27

Wichtiger Hinweis: Wissenschaften sind ständiger Entwicklung unterworfen und erweitern durch ihre Forschung unsere Erkenntnisse. Bei allen in diesem Werk erwähnten Dosierungen oder Applikationen, bei Übungsanleitungen, bei Empfehlungen und Tipps dürfen Sie darauf vertrauen: Autoren, Herausgeber und Verlag haben große Sorgfalt darauf verwandt, dass diese Angaben dem Wissensstand bei Fertigstellung des Werkes entsprechen. Die Übungen und Programme haben sich in der Praxis erfolgreich bewährt. Eine Garantie kann jedoch nicht übernommen werden. Eine Haftung des Autors bzw. der Autoren, der Herausgeber oder des Verlags für Personen-, Sach- oder Vermögensschäden ist ausgeschlossen.

Hofmann-Verlag, 73614 Schorndorf;
www.hofmann-verlag.de
Druck & Verarbeitung: Medienhaus Plump,
53619 Rheinbreitbach

Printed in Germany. ISBN 978-3-7780-3238-1

Vorwort

Das in dieser Schrift präsentierte Cardio-Trainingssystem ist gesundheitserhaltend und macht leistungsfähiger. Es ist ein regeneratives Training, denn die Workouts werden so angeleitet, dass innerhalb von 60 bis 70% des individuellen Leistungsvermögens im Arbeitsalltag trainiert werden kann. Dies führt zu einer maximal stressregulierenden Wirkung: Vom Team 'Karlsruher EntspannungsTraining' [ket] durchgeführte endokrinologische Untersuchungen zeigen, dass mit diesen Programmen Stressparameter wie der Cortisolspiegel signifikanter reduziert werden können als mit einem Cardio-Training, das auf ein Auspowern mit mehr als 70% der individuellen Leistungsfähigkeit abzielt.

'Cardio-Workouts' gehört zur Programmlinie 'Functional' des 'ket'. Auch dieses Trainingssystem wurde mit der Zielsetzung erarbeitet, selbstinstruktiv trainieren zu können. Entwickelt wurden 9 Mini Workouts mit jeweils 4 Übungsteilen für das individuelle Training im Büro, aus denen wiederum 9 Compact Workouts für die Bewegungspause im Betrieb mit jeweils 7 Übungen und 3 Full Body Workouts für das Homeoffice mit jeweils 13 Übungen hervorgehen. Die Mini Workouts für Zwischendurch dauern je nach Tagesform bis 4 Minuten, die Compact Workouts bis 7 Minuten und die Full Body Workouts ca. 20 Minuten.

Die 9 Mini Workouts setzen sich aus je einer Mobilisations-, Koordinations- und Kräftigungsübung zusammen und schließen mit einer mentalen Nachspür-Phase. Die 9 Compact Workouts beinhalten jeweils zwei Mobilisations-, Koordinations- und Kräftigungsübungen und enden ebenfalls mit mentalem Nachspüren. Die 3 Full Body Workouts beginnen mit einem Warming-Up, dem 3 Bewegungsmodule mit je 3 Übungen in der Abfolge 'Mobilisation', 'Koordination' und 'Kräftigung' folgen und mit einem Cool-Down enden.

Level 1 mit 3 Mini Workouts, 3 Compact Workouts und dem Full Body Workout beinhaltet die Einstiegsprogramme für ein regeneratives Cardio-Training. Dabei wird in grundlegende Schlag- und Trittbewegungen eingeführt.

Level 2 baut auf den Level-1-Übungen auf und setzt sich wiederum aus 3 Mini Workouts, 3 Compact Workouts und dem Full Body Workout für Fortgeschrittene zusammen. Entsprechend sind die Übungen bezogen auf die Technik und die damit verbundenen koordinativen Anforderungen wie auch die dazu notwendigen Kraftaufwendungen schwieriger umzusetzen.

Level 3 bedient 'Könner' mit ebenfalls 3 Mini Workouts, 3 Compact Workouts und einem Full Body Workout. Übungen aus den Levels 1 und 2 werden nun miteinander kombiniert und erweitert, neue, ebenfalls anspruchsvolle Übungen zur Kräftigung kommen hinzu.

Videounterstütztes Training

Mit dem Erwerb dieses Buches sind Sie berechtigt, Programm-Videos zu den Mini Workouts, Compact Workouts und den Full Body Workouts zu erwerben.

Diese ermöglichen Ihnen, Ihr Cardio-Training in Echtzeit am Bildschirm durchzuführen.

Anfragen hierzu stellen Sie bitte per Mail an: entspannung@fessler-ket.de

Dank

Bevor das nun vorliegende Cardio-Buch und die damit einhergehenden Videos zu den Einzelübungen, Mini Workouts, Compact Workouts und Full Body Workouts erarbeitet werden konnten, waren eine Reihe von Entwicklungsstufen zu bewältigen. Deshalb gilt unser Dank zunächst einmal den Studierenden an der Pädagogischen Hochschule Karlsruhe und dem Karlsruher Institut für Technologie, die zu verschiedenen Zeiten in die Projekte eingebunden waren.

Start war 2014 mit der Aufbereitung des Forschungsstandes und der Entwicklung eines Übungspools: Unter der Leitung von Dr. Tobias Rathgeber waren Engin Ates, Carina Bosch, Claudia Hänsel, Carolin Saup und Irina Vollmer in diesem Projektteil tätig.
Daran anschließend erfolgte von 2014 bis 2015 die Entwicklung, Implementierung und Evaluation von Erstprogrammen mit Sabrina Amoroso, Stephanie Friedrich, Maike Ihrig, Alice Jordan und Juliane Moll.
Die bis 2016 dauernde diagnostische Prüfung der physiologischen Wirksamkeit der Programme erfolgte im Rahmen der Doktorarbeit von Dr. Tobias Rathgeber, die mit summa cum laude abgeschlossen wurde.
Nachdem die physiologische Wirksamkeit im Hinblick auf eine spannungsmindernde Wirksamkeit unserer Cardio-Programme durch die Studien von Rathgeber nachgewiesen werden konnten, wurden diese Programme von 2016 bis 2020 optimiert. Dazu wurden drei Studien in 19 Betrieben mit insgesamt 585 Probanden im Alter von 18-65 Jahren durchgeführt. Hier waren Julian Braun, Helena Geißler, Julia Grazaski, Nathalie Jelinek-Fink, Kim Kraus, Anna Maria Krieg, Nadja Müller, Birte Reichhold, Robin Wentzel und Christopher Wild aktiv.
2021 und 2022 wurde die Zeit während der Corona-Pandemie schließlich für die Digitalisierung der Programme genutzt. Sie erfolgte mit Erklär-Videos zu den einzelnen Übungen und Pilot-Videos für das Training in Echtzeit zu den einzelnen Übungen. Die endgültigen Aufnahmen erfolgten 2023 in Zusammenarbeit mit Alexander Hammer und Nancy Müller.
Die schriftliche Fassung des Cardio-Trainingssystems erfolgte 2023 durch das Projektleitungs- und zugleich Autorenteam mit Unterstützung durch Vanessa Laura Speier, die insbesondere das Bildmaterial bearbeitete, und Josef Müller mit gewohnt akribischer Durchsicht des finalen Manuskripts.

Wir hoffen, dass mit diesem Übungssystem unabhängig von Fitnesszustand und Alter ein Training aufgenommen werden kann, das zeitlich jederzeit in den persönlichen Alltag passt, stressregulierend wirken und vor Zivilisationskrankheiten schützen kann.

Norbert Fessler, Marcus Müller, Tobias Rathgeber & Michaela Knoll
September 2023

Selbstinstruktives Körper-Achtsamkeitstraining [SeKA]

Grundlagen

Vor dem Einstieg in die Praxis bitte lesen

Lesenswertes zur Vertiefung

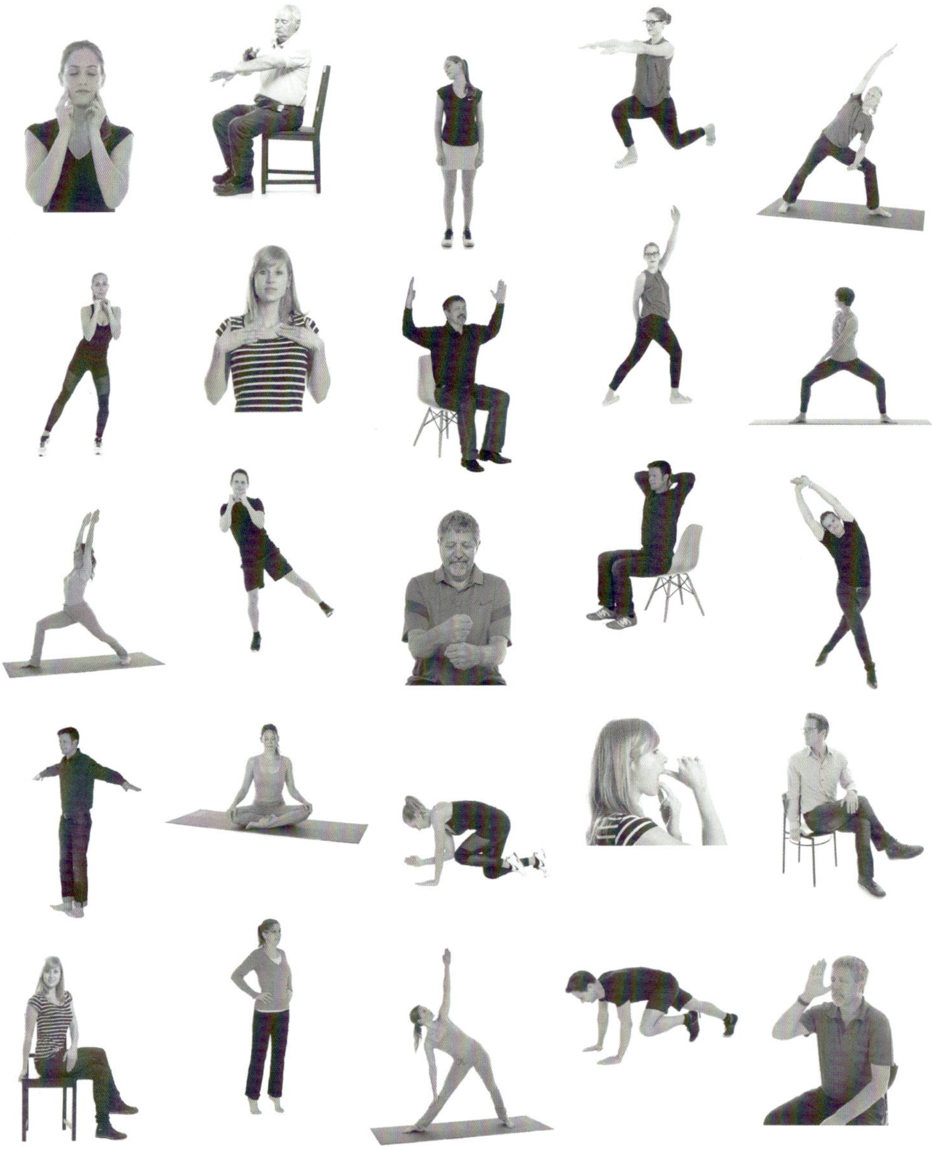

SeKA steht für Selbstinstruktives Körper-Achtsamkeitstraining. Es ist ein Trainingssystem, das aus systematisch auf Wirksamkeit getesteten Programmen und Übungen besteht, die vielfältig miteinander kombinierbar sind und an individuelle Bedürfnisse angepasst werden können.

SeKA – Die Idee

Achtsamkeitstechniken, die selbst erlernt werden können, jederzeit durchführbar sind, ohne Übungsgeräte auskommen, spürbar entspannend wirken und nicht viel Zeit in Anspruch nehmen, also zugleich effizient und effektiv sind – ist das möglich?

Dieser Herausforderung haben wir uns im Karlsruher EntspannungsTraining (ket) gestellt, als wir nach mehrjährigen Vorarbeiten 2010 begonnen haben, systematisch entsprechende körperbasierte Achtsamkeitstechniken zu entwickeln. Der Körper steht dabei stets im Fokus. Denn über den Körper eröffnen sich schnelle und wirksame Entspannungsmöglichkeiten, die leicht zu erlernen sind und zugleich Achtsamkeitsprozesse fördern. Deshalb tragen alle unsere Programme das Kürzel SeKA, das für „Selbstinstruktives Körper-Achtsamkeitstraining" steht.

> Mit jedem Gedanken, jeder Emotion, jedem geistigen Geschehen geht eine entsprechende Körperempfindung einher. Wenn wir also die Empfindungen des Körpers beobachten, beobachten wir zugleich den Geist.
>
> S.N. Goenka
> 1994, S. 143

Unsere Programme nutzen die Körperklugheit für die individuelle leibseelische Gesundheit und eine damit einhergehende Persönlichkeitsentfaltung. Denn achtsame Bewegungsausführungen trainieren die Fähigkeit, den eigenen Körper bewusster wahrzunehmen und so Verspannungen, muskuläre Dysbalancen oder Bewegungsblockaden zu erspüren, die eng mit der Psyche verknüpft sind. Das Durchdringen der eigenen Körper-Geist-Struktur führt zu intensiverem Erkennen und der aus dem Inneren heraus gespeisten Erfahrung, das eigene Wohlbefinden gezielt steigern zu können.

Das SeKA-System beinhaltet hunderte von Übungen, die systematisch auf Wirksamkeit getestet und in Programmen zusammengefügt sind. Da die Übungen aus den Programmen heraus miteinander kombinierbar sind, kann dieses Trainingssystem persönlich ausgestaltet, also individuell an die eigenen Bedürfnisse angepasst werden.

Die folgenden Abschnitte zeigen auf, was wir unter Körper-Achtsamkeit verstehen, erläutern Ziele, methodische Ansätze und Konstruktionsprinzipien sowie die wissenschaftlich geleitete Entwicklung und Evaluation der Programme.

> **SeKA auf einen Blick**
>
> **Handlungsprofil:** achtsamkeitsfördernd und entspannend; selbstbestimmt und selbstinstruktiv; körperbasiert und progressiv
>
> **Anwendungsprofil:** jederzeit und überall – im Alltag und bei der Arbeit; einfach und mit wenig Zeitaufwand durchführbar
>
> **Wirksamkeitsprofile:** physisch stärkend und funktional als Prävention gegen Zivilisationskrankheiten wie Rückenschmerzen oder Herz-Kreislauf-Erkrankungen; psychisch entlastend, energiefördernd, konzentrationsstärkend und persönlichkeitsbildend

Achtsam werden

Eigentlich geht es uns gut. Dennoch fühlen wir uns öfter unwohl in unserer Haut, sind gestresst, ja dauergestresst. Eine Ursache liegt in uns, unseren Erwartungen, die wir an unser Leben stellen. Diese sind häufig sehr hoch und mitunter unerreichbar. Scheitern ist dann vorprogrammiert. Vernünftiger wäre es, den Ratschlag von Immanuel Kant zu befolgen, der bereits 1764 empfahl: „Denn derjenige, welcher jederzeit nur etwas Mittelmäßiges erwartet, hat den Vorteil, dass der Erfolg seine Hoffnung nur selten widerlegt, dagegen bisweilen ihn wohl auch unvermutete Vollkommenheiten überraschen."(zitiert nach Ritzel, 1985, S. 101).

Selbstinduzierter Stress ergibt sich zudem aus den Erwartungen, die von anderen an uns gestellt werden und dem Erwartungsdruck sozialer Umgebungen, in die wir eingebunden sind. Leben in der Gemeinschaft bedeutet, dass wir lebenslang sozialisiert und dabei auch zwangsläufig fremdbestimmt werden, sei es im Beruf durch Vorgesetzte, in der Familie durch Partner und Kinder oder in der Freizeit durch Freunde. Konkurrenzdenken und Leistungsdruck im beruflichen Umfeld, familiäre Anforderungen, alltägliche Belastungen durch Lärm oder Verkehr, bis hin zu Erwartungen an die Freizeitgestaltung verursachen ernst zu nehmende Stresssituationen. Wenn diese überhand nehmen, schwächen sie Körper und Geist und können die Gesundheit auf Dauer beeinträchtigen.

Kennzeichnend für den Stress unserer Zeit ist, dass das Gegenwartserleben durch den allzu häufigen Blick in die Zukunft verdrängt wird. Wer kennt nicht das Problem, den Abend nicht genießen zu können, weil man ständig an den nächsten Tag denken muss. Beim morgendlichen Frühstück kreisen die Gedanken um das Tagewerk und am Vormittag wiederum will schon überlegt sein, was alles noch am Nachmittag zu tun ist. Ein Zen-Meister hat diese Stressfalle einmal wie folgt beschrieben: 'Wenn ich stehe, dann stehe ich, wenn ich gehe, dann gehe ich, wenn ich sitze, dann sitze ich. Ihr aber in Europa denkt beim Stehen an das Gehen und beim Gehen an das Sitzen.'

Gedanken um die Zukunft sind natürlich und sinnvoll, um verantwortungsvoll für sich selbst und andere handeln zu können. Wer aber zu sehr an das Morgen denkt, läuft Gefahr, das Heute zu verlieren. Es kommt darauf an, Augenblicksorientierungen nicht immer der allgegenwärtigen Zukunftsorientierung zu opfern. Mit anderen Worten: Es geht nicht nur darum, dem Leben mehr Jahre zu geben, sondern auch den Jahren mehr Leben. Konkret bedeutet dies, immer wieder Situationen des Innehaltens in den Alltag zu implementieren und ab und zu die Kunst des Müßiggangs zu praktizieren, wie sie in den alten Kulturen beispielsweise von den Stoikern angeleitet wurde.

Gesund bleibt, wer motiviert und leistungsfähig den beschleunigten Lebenswandel bewältigt. Dazu gehört im täglichen Leben, nicht ständig im Bereitschaftsmodus zu sein, sondern gezielt Auszeiten zu schaffen, um der Gefahr einer sich chronifizierenden Über-Spannung zu begegnen. Dies verlangt gesunden Egoismus. Nur wer seine eigenen Bedürfnisse kennt und achtsam mit ihnen umgeht, ist mit sich im Reinen, kann angemessen auf andere eingehen, sich sozial einbinden und wertvolle Beiträge für die Gemeinschaft leisten.

Achtsamkeit

Achtsamkeit wird seit Jahrhunderten nicht nur in den verschiedenen buddhistischen Traditionen geschult, auch im Hinduismus oder der christlichen Mystik wird damit gearbeitet. Dass dieses Konzept vor allem auf die Lehre des Buddha bezogen wird, rührt daher, dass Achtsamkeitstechniken meist mit Meditationspraxen verknüpft werden, die aus buddhistischen Quellen stammen.

> Achtsamkeit erfordert Fokussieren statt Abschweifen. Es ist ein Prozess, bei dem ich meine Aufmerksamkeit auf das Hier und Jetzt lenke, mich also zentriere und zugleich beobachtend öffne. Bewusst beobachten bedeutet, dass ich alle im gegenwärtigen Moment stattfindenden Phänomene unvoreingenommen, also nicht bewertend, wahrnehme. Achtsamkeit ist somit bewusste Wahrnehmung – ein Gewahrwerden.

Aus den religiösen Traditionen heraus versammelt sich heute unter dem Begriff Achtsamkeit ein immer umfangreicher werdendes Repertoire verschiedener Techniken und Übungssysteme. Zu den derzeit populärsten Beispielen zählt sicherlich 'MBSR', die Mindfulness-Based Stress Reduction, die von Jon Kabat-Zinn entwickelt wurde (vgl. Kabat-Zinn, 1994).

Dem Grunde nach stützt sich Achtsamkeit auf eine uralte, im Trubel des Alltags häufig vernachlässigte, aber überaus menschliche Fähigkeit: unsere Gabe der beobachtenden Wahrnehmung. Indem ich bewusster wahrnehme, schaffe ich einen besonderen Rahmen, in dem Veränderung begünstigt wird.

Wenn ich etwa wütend bin, dann verdränge ich den Zorn nicht, sondern versuche, ihn aus einer objektivierenden Distanz wahrzunehmen, also zu beobachten. Das Wunderbare daran ist, dass sich dann solche Emotionen häufig relativieren und so leichter regulieren lassen. Oder wenn ich meine eigenen körperlichen Symptome in einer Stresssituation beobachte, ohne sofort zu handeln, entschärft sich die Situation, und ich werde freier, nach neuen Reaktionsweisen zu handeln.

Die mentale Kraft, die solch ein Achtsamkeitstraining mit sich bringen kann, zeigt eindrucksvoll ein Experiment von Jon Kabat-Zinn. Er verglich die Schmerztoleranz zweier Gruppen – die eine mit, die andere ohne Achtsamkeitspraxis – beim Eintauchen eines Arms in Eiswasser. Festgestellt werden konnte, dass die Kältetoleranz mit bewusster, achtsamer Wahrnehmung deutlich höher war. Die objektiven Effekte der eintretenden Unterkühlung waren zwar bei beiden Gruppen die gleichen, allerdings machte die Perzeption, die subjektive Art der Wahrnehmung von Schmerz, den Unterschied aus (vgl. Kabat-Zinn, Lipworth & Burney, 1985).

Achtsamkeit ist ein zugleich aktives wie auch passives Tun mit offenem Ausgang. Denn Achtsamkeit nimmt für sich das paradox anmutende Erfahrungswissen in Anspruch, wonach in der Wahrnehmung Veränderung keimen kann. Gerade dadurch, dass ich wahrnehme und nicht handle, leite ich auf dem scheinbaren Umweg der Achtsamkeit eben doch Veränderungsprozesse ein, die im Idealfall wesentlich nachhaltiger sind, als immer so weiterzumachen wie bisher. Das Werkzeug richtig verstandener Achtsamkeit macht mich auf diese Weise zum wirklichen Gestalter meiner eigenen Lebensrealität und führt zu mehr Zufriedenheit mit mir selbst – oder aus der Perspektive der neueren Glücksforschung zu vermehrt glückhaftem Erleben (vgl. Bormanns, 2011; Esch, 2012; Thomä, Henning & Mitscherlich-Schönherr, 2011).

Doch Achtsamkeit will gelernt sein. Achtsamkeitstraining fängt, wie vieles im Leben, im Kleinen an – Erfolge zeigen sich Schritt für Schritt. Achtsamer werden erzieht dazu, der alltäglichen Hektik entgegenzuwirken, und damit das eigene Leben im rechten Maß selbstbezogener und weniger fremdbestimmt zu gestalten.

Körper-Achtsamkeit

Achtsames Innehalten ist keineswegs rein geistiger Natur. Denn mit jedem Gedanken, jeder Emotion gehen Körperempfindungen einher. Achtsamkeitsprozesse können deshalb auch über den Körper initiiert werden. Wenn wir also Empfindungen des Körpers beobachtend wahrnehmen, beobachten wir zugleich ein geistiges Geschehen. Ganzheitlich betrachtet gehört somit zum Umgang mit sich selbst, das biotische System mit dem mentalen System in Balance zu halten, nämlich Organe und Funktionen des Körpers mit Kognitionen, Emotionen und Einstellungen zu verbinden.

Aus der Körperperspektive steht Achtsamkeit mit Entspannung in enger Wechselbeziehung. Achtsam sein setzt die Fähigkeit voraus, entspannt in sich selbst ruhen zu können. Beim Prozess der Ruhefindung steht, neurowissenschaftlich betrachtet, unser Nervensystem im Mittelpunkt. Es ist immer auf der Hut und versucht stetig, zwischen außen (Umwelt) und innen (Körper und Geist) zu vermitteln. Unsere Nervenzellen stehen deshalb ständig unter Spannung und reagieren auf Wahrnehmungen, Gedanken, Empfindungen oder körperliche Anforderungen, indem sie situativ erregenden oder hemmenden Einfluss auf die Aktivität unserer Organsysteme ausüben.

Wenn also äußere Reize auf uns einwirken, dann senden die auf eine Erregungsleitung spezialisierten Nervenzellen, sogenannte Neuronen, die Botschaft über Axone, die faserartigen Fortsätze einer Nervenzelle, zu anderen Zellen, beispielsweise in Herz, Magen oder Darm.

Diese Informationsübertragung erfolgt mittels Botenstoffen wie Adrenalin und Noradrenalin, welche auf den Sympathikus, einen Teil des vegetativen Nervensystems, erregend wirken. Der Körper gerät aus seiner Grundspannung heraus in einen höheren Spannungszustand, um den von außen kommenden Ereignissen sofort und angemessen begegnen zu können.

Dabei unterscheidet der Körper nicht zwischen freudvollen Ereignissen, Empfindungen wie Angst, Ärger oder Gefahrensituationen – also nicht zwischen positivem Stress, der auch Eustress genannt wird, und negativem Stress, dem Dysstress. Auch wenn heute Stress wissenschaftlich nach Dauer, Dosis und Form differenziert wird, ist dies zwar ein vereinfachendes, aber immer noch tragfähiges Denkmodell.

Die (überlebens-)wichtigen biologischen Reaktionen auf Stress werden zum Problem, wenn die auf uns einwirkenden Reize zu intensiv, aber auch zu häufig sind, und über Tage und Wochen andauern. Die Nervenzellen werden dann überlastet, feuern vorschnell und ständig Botschaften in den Körper. Sie 'melden' permanent stressige Umweltsituationen. Die Folge: Chronischer Stress stellt sich ein. Besonders schädlich ist dies, wenn Stress nicht mehr abgeleitet werden kann – auch nicht über den Körper – und der Kopf deshalb nicht mehr abschaltet.

Hier setzen unsere Programme an. Die geforderte Körperkonzentration bei der Übungsausführung legt den Schalter um: Die Außenwelt und damit verbundene Umwelteinflüsse werden ausgeblendet, weil man sich gedanklich voll und ganz auf den eigenen Körper und hier die jeweiligen Körperbereiche konzentrieren muss. Physisch hat dies zur Folge, dass die Muskelspannung während des Übens oder danach reduziert wird und Atmung, Puls und Blutdruck reguliert werden. Dadurch wird auch der Kopf frei: Es wird innere Einkehr gehalten, die Reizüberflutung für die Zeit des Übens gestoppt, psychische Belastungen werden relativiert, Aggressionen vermindert und Stress abgebaut.

Immer mehr Studien belegen, dass sich dieser Mechanismus auch hirnphysiologisch auswirkt. Bestimmte Hirnareale werden aktiviert, und bei dauerhaftem Training lassen sich positive Veränderungen der Hirnanatomie feststellen, wie etwa eine Zunahme an grauer und weißer Hirnsubstanz. Aus der Perspektive der Gerontologie könnte dies im Altersgang durchaus als Verjüngungseffekt interpretiert werden, denn es gehört zum normalen Alterungsprozess, dass die Hirnsubstanz abnimmt.

SeKA – Die Ziele

Ein entspannter Körper entspannt den Geist und fördert Achtsamkeitsprozesse. Selbstinstruktives Körper-Achtsamkeitstraining (SeKA) ist ein Achtsamkeitstraining, das aus der Körperperspektive heraus entwickelt wurde und selbst erlernbar ist.

Das SeKA-Trainingssystem orientiert sich an den Prinzipien des entspannten Bewegens und des bewegten Entspannens – ein wichtiges Alleinstellungsmerkmal. Grundsätzlich sollen unsere Programme über eine Konzentration auf körperliche Prozesse zu einer Verbesserung der Entspannungs- und Resilienzfähigkeit führen, also der Widerstandsfähigkeit gegenüber psychischen Belastungen. Damit leisten sie einen Beitrag zu Gelassenheit und besserem Stressmanagement. Die

> SeKA-Programme ermöglichen die tägliche kleine Auszeit, um Energie und Kraft zu tanken und Balance in den persönlichen Lebens- und Berufsalltag zu bringen.
> Die mit den Übungen einhergehenden Körpermeditationen helfen, sich zwischendurch Momente des Wohlfühlens zu gönnen und die persönliche Mitte zu finden. Denn ein harmonisch arbeitender Körper wirkt auf Person und Persönlichkeit.
> SeKA-Training leitet an, sich seiner selbst und der eigenen Lebensführung bewusster zu werden und über die erlernte Achtsamkeit die Beziehung zwischen Körper und Geist im Alltag selbsttätig regulieren zu können.

Stärkung der Physis, also die Förderung motorischer Fähigkeiten wie Beweglichkeit, Kraftausdauer oder Koordination, kombinieren wir zugleich mit der Entlastung der Psyche.

Physis stärken

Körperliche Praktiken sind bei Achtsamkeits- und Entspannungspraxen keineswegs nachrangig und auch nicht nur komplementär, um geistige Prozesse zu schulen. Ein einfacher Selbsttest zeigt Ihnen das: Versuchen Sie, ohne körperliche Vorübung die Augen zu schließen, und sich auf ihren Atem zu konzentrieren. In der Regel werden Sie sehr schnell feststellen, dass nicht nur die Gedanken Kreise ziehen und Sie wegtragen von der fokussierten Konzentration. Auch der Körper wird sich bemerkbar machen: Vielleicht zwickt es hier und da, die Schultern wollen nicht richtig entspannen, oder die verspannte Muskulatur im Bauch und Brustbereich verhindert einen fließenden Atem. Immer wieder werden Sie dadurch abgelenkt und aus der meditativen Versenkung gerissen.

Natürlich müssen wir nicht zuerst körperlich fit werden, um dann mit einem Achtsamkeitstraining beginnen zu können. Aber: Jede geistige Übung geht mit körperlichen Voraussetzungen einher, um den gewünschten Erfolg zu zeitigen. Kraft, angemessene Spannung und Körperstatik brauchen Sie, um über das kognitive Wissen vom richtigen Sitzen etwa das Ziel einer entspannten und aufrechten Sitzhaltung in der Praxis zu erreichen. Andernfalls sinken Sie immer wieder zusammen, oder die betroffenen Muskelgruppen benötigen zu viel Energie, und eine ungeteilte Aufmerksamkeit im mentalen Bereich wird schwierig bis unmöglich. Noch stärker werden die Störimpulse, wenn Sie körperliche Probleme und Schmerzen haben. Damit wird es für Sie noch schwieriger, sich geistig zu fokussieren. Deshalb gilt die alte Weisheit des Yoga gleichermaßen für alle SeKA-Programme: Die richtige Mischung aus einem kräftigen, beweglichen und entspannten Körper ist Ziel des Übungssystems.

SeKA bringt körperlich-funktionelle Wirkungen, wie etwa die Förderung von Ausdauer, Beweglichkeit oder Kraft, in Einklang mit geistigen Praktiken und verfolgt das Ziel, Menschen in verschiedenen Lebensaltern und Lebenssituationen für ein körperbasiertes Achtsamkeitstraining zu motivieren. Aus dieser Perspektive wirkt solch ein Training einem gesundheitlichen Grundproblem unserer Zeit entgegen: Die durch fehlende, falsche und einseitige Bewegung des Körpers verursachten muskulären Verspannungen oder Probleme mit inneren Organen, wie Verdauungsprobleme, werden nicht erst dann bemerkt, wenn es bereits zu spät ist, also ein fortgeschrittenes und akutes Stadium erreicht ist.

Psyche entlasten

Körperfunktionen wie etwa die Reduzierung der Muskelspannung oder auch die Senkung von Puls und Blutdruck regulieren zu können, bedeutet, auf die eigene Psyche Einfluss zu nehmen, etwa auf Gefühle oder psychisch belastende Stresssituationen. SeKA-Training verbessert nicht nur die Fähigkeit, auf physische Belastungen, etwa muskuläre Dysbalancen, unmittelbar und differenziell mit gezieltem körperbasiertem Üben zu reagieren, sondern auch die Fähigkeit, Emotionen zu regulieren und damit im weiteren Sinn mit persönlich kritischen Situationen besser umzugehen. Gut erforscht sind etwa die Auswirkungen von Angst. So befindet sich das Angstgedächtnis vor allem in der

Amygdala, einer zentral gelegenen Hirnregion. Sind wir einer akuten Angstsituation ausgesetzt, spüren wir die Folgen zunächst im Körper mit Symptomen wie einem erhöhten Herzschlag, hohem Muskeltonus oder gar verkrampften Muskeln. Ein Angstzustand kann deshalb nicht zugleich mit einem entspannten Körper und entspannten Muskeln einhergehen.
Werden nun bewusst die Muskeln entspannt, beispielsweise durch Übungen der Methode der 'Progressiven Muskel-Relaxation', dann signalisiert dies dem Körper, dass sich die Stresssituation vermindert. Über diesen Mechanismus verschaffen unsere Programme Entlastung, wenn ein durch Stress hervorgerufenes Angstgefühl zu entstehen droht: Das sich anbahnende 'Unheil' kann durch entspannte Muskeln mit dem nötigen Abstand betrachtet werden, die Angstsituation wird vielleicht nicht mehr als so bedrohlich empfunden wie zuerst gedacht. Denn der entspannte Muskel signalisiert den Hirnzellen, weniger zu feuern. Der gesamte Organismus reguliert die Spannung, und wir sehen wieder klarer. Die Spannungsspirale kann unterbrochen, das Angstgefühl relativiert werden.

Mit der Zeit wird es gelingen, bewusst und kontrolliert die eigenen Erregungszustände zu beeinflussen. Das ist ein wesentlicher Fortschritt auf dem Übungsweg und ein geradezu aufklärerischer Akt. Wir lernen, Stressreaktionen zu beeinflussen. Im Extremfall bedeutet dies, die Kontrolle über die eigenen Stressreaktionen, die durch ungünstige Verhaltensmuster verloren gegangen ist, wieder übernehmen zu können.

SeKA – Die Prinzipien

Unsere Programme integrieren das Wissen über die für die leibseelische Gesundheit förderlichen Aspekte der Achtsamkeit, die sich aus einem immer wieder geübten wertfreien und wohlwollenden Beobachten des gegenwärtigen Moments ergeben. Zugleich gehen sie ein gutes Stück über marktübliche Angebote hinaus. Neben der Körper-Achtsamkeit, also dem somatopsychischen Zugang, wirken weitere Aspekte zusammen, in denen wir uns von anderen Achtsamkeits-Schulungen unterscheiden: Selbstinstruktivität, Selbstbestimmung, Focusing und Progression.

Selbstinstruktivität

Unsere Programme sind speziell auf das eigenständige Lernen und Üben von Achtsamkeit ausgerichtet. Sie richten sich an Menschen, die gerne eigenverantwortlich etwas für sich selbst tun wollen, oder schlichtweg keine Zeit oder Lust haben, Kurse zu besuchen. Die Selbstinstruktivität unserer Programme haben wir in Implementierungsstudien mit verschiedenen Zielgruppen (z. B. Kinder, Erwachsene) in unterschiedlichen Settings (z. B. Kitas, berufliche Umgebungen) überprüft – vgl. hierzu das Kapitel 'Die Wissenschaft hinter SeKA' (S. 21 f.).

Unsere Selbstlernarchitekturen sind programmspezifisch und bestehen in der Regel aus mehreren Modulen: Wir setzen für unsere Übungen präzise Beschreibungen ein und achten darauf, dass diese dennoch verständlich sind. Zugleich werden die Schlüsselbewegungen wie auch die Haltungen, beispielsweise im Yoga, mit Bildmaterial verdeutlicht. Lesen und Sehen werden wiederum bei einfachen

Achtsamkeitsprogrammen durch angeleitetete Hör-CDs ergänzt. Bei komplexeren Achtsamkeitsthemen gehen wir noch einen Schritt weiter und vermitteln die Inhalte in Film und Ton, wobei unsere Filme in Echtzeit entwickelt werden, also 1:1 mitgeübt werden können. Nicht zuletzt können einzelne Übungen mit Unterstützung digitaler Technologien überall und jederzeit genutzt werden.

Selbstverantwortliches Üben ist die logische Konsequenz der Selbstinstruktivität unserer Programme. Sie können Ihren individuellen Bewegungsspielraum ausreizen und Ihre eigenen Grenzen erfahren, ohne allerdings über diese hinweg zu gehen. Deshalb sollten Sie Übungen auslassen, wenn sie nicht guttun, wenn dabei Unwohlsein entsteht oder gar Schmerzen auftreten! Gegebenenfalls konsultieren Sie einen Arzt. Liegen gesundheitliche Probleme vor, dann sollten Sie zuvor mit dem Arzt klären, ob und wie ein Training durchgeführt werden kann.

Auf keinen Fall sollte das Ausüben unserer Programme unter Leistungsdruck erfolgen. Maßgebend sind das individuelle Lerntempo und Ihr eigener Trainingsfortschritt. Auch wenn Sie in der Gruppe üben, ist ein Vergleich mit anderen unwichtig.

Selbstbestimmung

Selbstbestimmung steht deshalb im Zentrum der Programme, weil die Vielfältigkeit der Lebenssituationen, Fitnessgrade und Interessen ein differentes Üben erfordert. Bei uns haben Sie nicht nur die Möglichkeit, die einzelnen Übungen je nach aktueller körperlicher und geistiger Verfassung anzupassen. Es steht Ihnen auch eine große Fülle unterschiedlichster Programme und Techniken zur Verfügung (siehe hierzu das Kap. 'Trainingssystem im Überblick', S. 19). Die Möglichkeit, nach persönlicher Neigung und Interesse auszuwählen, erhöht die Motivation und damit die Wahrscheinlichkeit positiver Effekte.

Focusing

Focusing ist ein in der systemischen Körpertherapie geläufiger Begriff (vgl. Gendlin, 1981) und ein weiteres Merkmal unserer Achtsamkeitsprogramme. Focusing in unserem Trainingssystem bedeutet das Erlernen der uneingeschränkten Konzentration auf Körperteile, auf das innere Körpererleben, auf Bewegungsabläufe oder auch auf die Atmung. Wenn Sie Focusing lernen, werden Sie entdecken, dass Ihr Körper seinen eigenen Weg und seine eigene Antwort auf viele Probleme findet. Focusing liegen drei Aspekte zugrunde, die in allen unseren Programmen und Übungen berücksichtigt sind: Entschleunigung, geführte sowie bewusste Atmung. Sie unterstützen eine vertiefte Wahrnehmung von körperäußerlichen und -innerlichen Prozessen. Wenn im Übungsverlauf das Denken dann seine Macht verliert und die Bewegung sensorisch wahrgenommen und gefühlt wird, kommt der Übende in Fluss, und das führt zu körperlicher Ruhe und Entspannung, bis hin zu einer vollständigen inneren Entkrampfung.

- **Entschleunigung:** In den Sportwissenschaften wird vor allem die Beschleunigung des Körpers thematisiert. SeKA-Übungen hingegen werden immer bewusst, fließend und meist langsam durchgeführt. Dies hilft, sich verstärkt auf Körperprozesse im Gesamten oder auch auf die jeweilige Körperpartie im Detail zu konzentrieren, denn nur mit ruhigen Bewegungen entwickeln sich Körperwahrnehmung und Körper-Achtsamkeit: Läuft die Bewegungsausführung rund oder ist der Bewegungsspielraum eingeengt? Welche Übungen finde ich besonders angenehm? Aber auch: Wo sind meine Wohlfühlgrenzen bei einzelnen Übungen? Sind sie unangenehm, habe ich Beschwerden oder gar Schmerzen während der Bewegung? Dieselbe Übung, beschleunigt oder entschleunigt ausgeführt, kann deshalb unterschiedliche Bewegungsqualitäten und Zielsetzungen haben.

Ruhiges und bewusstes Üben konzentriert voll und ganz auf den Bewegungsablauf. Das Drumherum wird ausgeblendet, der Geist wird ruhig und das Bewusstsein hellwach.

- **Geführte Atmung** ist ein methodisches Grundprinzip in unseren Programmen. Ziel ist, das persönliche Atemtempo rhythmisch in Einklang mit den Bewegungen zu bringen. Ein ruhiger Atem fördert insbesondere bei komplexeren Übungen eine fließende Bewegungsabfolge. Den Atem anzuleiten führt auch dazu, verschiedene Körperteile intensiver erspüren zu können, etwa über Atembewegungen den Bauch, den Rücken oder die Flanken. Schließlich ist ein zu schneller oder gar stockender Atem ein deutliches Anzeichen dafür, dass das körperliche Training übertrieben wird und man sich selbst überfordert. So schützt Atem-Achtsamkeit auch vor Verletzungen.

- **Bewusste Atmung** ist die Implementierung einer weiteren Qualität von Atemprozessen in unseren Programmen. Bei der bewussten Atmung steht nicht die Rhythmisierung der Bewegung durch Atmungsvorgänge im Vordergrund, sondern das ruhige Beobachten des Einatem und Ausatem als eigenständiger Prozess. Dies fördert körpermeditative Prozesse und wirkt kontemplativ. Mit bewusstem Atmen fällt das Einfinden in das Übungsprogramm leichter, ebenso die Aufrechterhaltung einer hohen Konzentration beim Üben. Auch lassen sich innerhalb des Bewegungsflusses Atemvorgänge vergegenwärtigen, die energetisch spürbar sind.

Progression

Progression meint schließlich den stufenweisen Aufbau unserer Programmlinien. Sie bleiben nicht stehen, wenn Ihnen ein Programm in 'Fleisch und Blut' übergegangen ist, sondern Sie können weiter gehen. Entweder steigen Sie immer tiefer ein, indem Sie fortgeschrittenere Variationen derselben Übungsreihe praktizieren, oder Sie nehmen sich ein weiterführendes Programm vor. Dies unterstützt Sie darin, Ihre Körperwahrnehmungsgrenzen durch ein besser werdendes Körpererspüren zu verschieben und garantiert sowohl die Nachhaltigkeit des steten Übungsprozesses, als auch die Weiterentwicklung auf mentaler Ebene.

Trainingssystem im Überblick

Das SeKA-System differenziert sich in verschiedene Programmlinien, die in Abbildung 1 im Überblick dargestellt werden. Die Programmlinie *Basic* beinhaltet die SeKA-Basisprogramme, nämlich das Grundprogramm zur Körper-Achtsamkeit, sowie, vertiefend, das Atemtraining. Weiterhin finden Sie die Programmlinie *Relaxation* mit klassischen Entspannungstechniken wie 'Progressive Muskel-Relaxation' (PMR) nach Jacobson, 'Autogenes Training' (AT) nach

Schultz oder Yoga, die im Kontext SeKA neu interpretiert werden. Programme wie SeKA-Active, SeKA-Faszien oder SeKA-Cardio sind unter *Functional* zusammengefasst. Und schließlich die Kombination von SeKA-Techniken mit Sportarten in der Programmlinie *Exercise*. Sie sind mit Blick auf die Förderung motorischer Fähigkeiten und Fertigkeiten sportartspezifisch ausgerichtet. Jede dieser Programmgruppen beinhaltet eine Reihe von Einzelprogrammen, die je nach Thema von wenigen Minuten bis zu 30 Minuten dauern.

Jeder kann den Schwerpunkt innerhalb unseres Trainingssystems für sich wählen: Wer in hohem Maße körpermeditativ tätig werden will, konzentriert sich auf unser Basistraining zur Entwicklung von Körper-Achtsamkeit oder das Atemtraining. Wer auf intensives Entspannen Wert legt, wird nach den SeKA-Prinzipien in der 'Progressiven Muskel-Relaxation' oder im 'Autogenen Training' angeleitet. Wer den Körper im Gesamten im Fokus haben will, arbeitet mit unserem Yoga- oder Faszientraining. Und wer sich achtsam und zugleich intensiver bewegen will, führt beispielsweise das Cardio-Training durch oder wählt ein Programm, das einen Sportartbezug haben kann, etwa unser Tennis-Achtsamkeitstraining.

Mit diesen Wahlmöglichkeiten innerhalb unseres Trainingssystems gehen wir auch motivatorisch auf verschiedene Lebens-

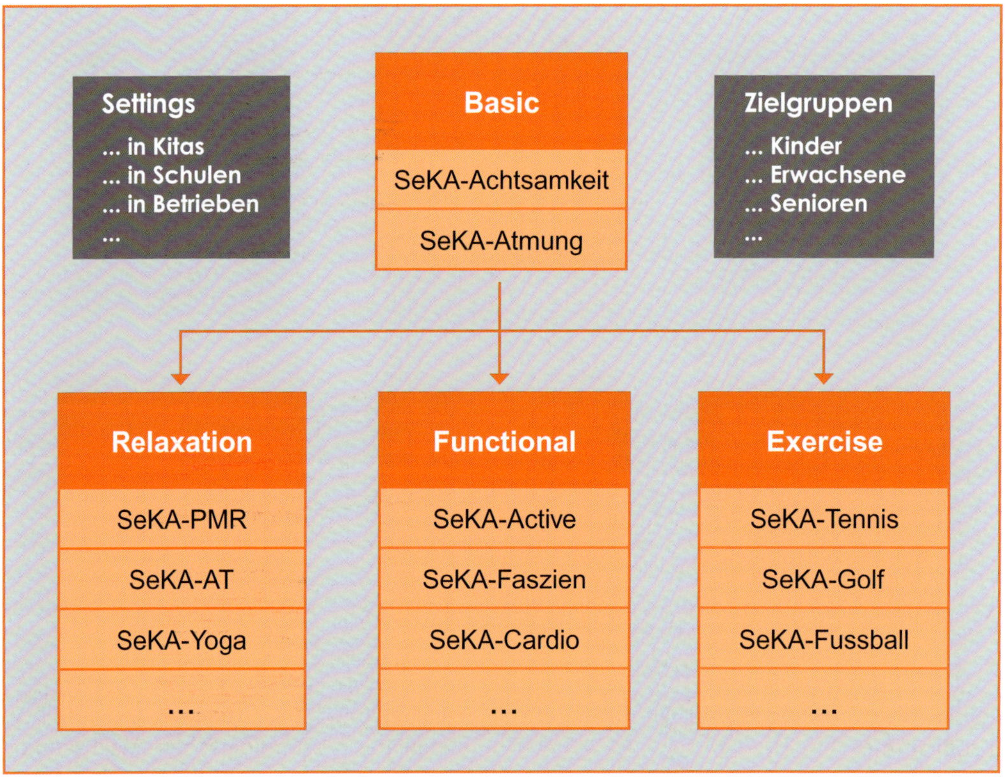

Abb. 1: SeKA-Welten – Programmlinien und Programmgruppen
(PMR: 'Progressive Muskel-Relaxation'; AT: 'Autogenes Training')

abschnitte ein: Ältere Erwachsene wollen sich vielleicht eher auf Körperfunktionen konzentrieren, beispielsweise Beweglichkeit und Gleichgewichtsfähigkeit bis ins hohe Alter erhalten oder die Kraft verbessern. Für jüngere Erwachsene mag körperfunktionell eher die allgemeine Fitness im Vordergrund stehen.

Die einzelnen Übungen aus den Programmen können aber auch individuell zusammengestellt werden, sodass das SeKA-System als ein modulares Personal-Trainingssystem ausgelegt ist, das aus hunderten Übungen eine individuell zugeschnittene Nutzung für Anfänger und Fortgeschrittene ermöglicht. Nicht zuletzt können aus diesem Fundus heraus jederzeit einzelne Übungen als persönliche Micro-Wellness-Einheiten ausgewählt und nach Bedarf in den individuellen Alltag eingebracht werden.

SeKA ist jedoch nicht nur für Erwachsene gedacht. Weitere Zielgruppen profitieren davon. So wurde das Basisprogramm zur Körperachtsamkeit auch für Kinder entwickelt (vgl. Fessler & Knoll, 2021), ebenso wurden Studien mit Hochaltrigen sowie Kindern und Jugendlichen mit einer Behinderung durchgeführt.

SeKA-Implementierungsstudien zeigen, dass die Programme in verschiedenen Settings wie Kindertagesstätten, Schulen, Betrieben oder Heimen einsetzbar sind. Selbstinstruktivität bedeutet hier, dass die Programme zunächst von den Lehrenden unterrichtet und anschließend von den Teilnehmenden zunehmend eigenständig durchgeführt werden können.

Einen Überblick zu den bisher öffentlich zugänglichen SeKA-Programmen finden Sie im Schlusskapitel dieses Bandes.

Die Wissenschaft hinter SeKA

SeKA ist multidisziplinär nach modernsten bewegungswissenschaftlichen, sportwissenschaftlichen, medizinischen und psychophysiologischen Erkenntnissen wie auch physiotherapeutischen Ansätzen entwickelt und verfolgt Ziele der 'evidence-based practice' für eine nachhaltigere und individuell verantwortete Gesundheitsförderung, wie sie von der Weltgesundheitsorganisation (WHO), der EU-Kommission und der International Union for Health Promotion and Education gefordert werden. Mehrstufige und in der Regel mehrjährige Prüfverfahren sichern die Qualität der Programme:

(1) Systematische Sichtung: Zu den jeweiligen SeKA-Themen werden wirksame Übungen auf Basis internationaler Recherchen gefiltert. Der resultierende Übungspool wird zunächst auf gesundheitliche Unbedenklichkeit geprüft. Ein weiteres wichtiges Kriterium für die Auswahl der Übungen ist deren Alltagstauglichkeit, etwa schnelle Erlernbarkeit, zeitliche Effizienz oder vielfältige Einsetzbarkeit auch in beengten Räumlichkeiten.

(2) Pilotstudien: In einem zweiten Schritt erfolgt die Entwicklung von Programmen mit Qualitätsprüfungen. Hierzu gehören Wirkungsprüfungen mit psychophysiologischer und hormoneller Diagnostik, Prüfung der psychologischen Wirksamkeit durch Befragungen und die Evaluation der Praktikabilität im individuellen Lebensalltag. Außerdem werden Implementierungsstudien bei unterschiedlichen Altersgruppen und in verschiedenen Settings, beispielsweise in der Schule oder im Betrieb, vorgenommen.

(3) Programmstudien: Schließlich erfolgt die Feinjustierung der Programme und abschließende Tests mit hunderten Probanden.

Die Programmentwicklung und -evaluation wird ergänzt durch Grundlagenforschung: Drei Dissertationen des SeKA-Forschungsteams haben sich mit Kernthemen der SeKA-Forschung befasst und aus verschiedenen methodischen Zugängen wie auch bei unterschiedlichen Zielgruppen nachgewiesen, dass sich die untersuchten Probanden bereits nach einem circa zehnminütigen Training nicht nur subjektiv wohler, frischer, entspannter und konzentrierter fühlten, sondern auch signifikante psychophysiologische Reaktionen mit Blick auf entspannungsinduzierende und stressreduzierende Wirkungen auf SeKA zeigten.

Marcus Müller (2016) hat für Kinder im Alter von 4-6 Jahren verschiedene Kurz-Entspannungsprogramme zu 'Autogenem Training', 'Progressiver Muskel-Relaxation', Qigong, Yoga und auch Massage entwickelt. Diese hat er dann mittels psychophysiologischer Parameter (z.B. elektrodermale und neuromuskuläre Aktivitäten, Herzratenvariabilität) auf Wirksamkeit getestet. Im Ergebnis zeigt sich, dass schon jüngeren Kindern verschiedene Entspannungstechniken nach dreiwöchiger Intervention nicht nur vermittelt werden können, sondern auch zu einer signifikant messbaren Spannungsreduktion führen.

Tobias Rathgeber (2017) kann an hormonellen Stressparametern wie Cortisol nachweisen, dass nach den SeKA-Konstruktionsprinzipien entwickelte moderat-intensive körperliche Aktivitäten aus der Programmgruppe SeKA-Cardio gegenüber Entspannungstechniken vergleichbar hohe spannungsreduzierende Effekte besitzen. Auch sind präventive Effekte nachweisbar hinsichtlich Herz-Kreislauf-Problematiken. Die Übungen sind niedrigschwellig im Sinn von 'low effort'-Aktivitäten und damit insbesondere für Menschen im Alter von 18 bis ca. 50 Jahren ohne Vorerkrankungen mit angemessenem Fitness-Level geeignet. In differenzierungstheoretischer Perspektive ist beachtenswert, dass die Prüfung der Wirksamkeit der SeKA-Cardio-Programme per Messung unterschiedlicher Intensitäten (Varianz: 10%) erfolgt, also SeKA-Cardio-Ausführungen von 60, 70, 80 und 90 Prozent der individuellen Ausbelastung. Dabei stellt sich heraus, dass je nach Intensität unterschiedliche stressreduzierend-anabole Effekte auftreten.

Alexia Kaiser (2017) überprüfte unter Einsatz einer Kontrollgruppe die kurz- und mittelfristige Wirksamkeit des SeKA-Basisprogramms zur Körper-Achtsamkeit in verschiedenen betrieblichen Settings, z.B. bei Büroarbeit oder der Arbeit in der manuellen Produktion. Sie kann unter anderem nachweisen, dass die regelmäßige Durchführung der Körper-Achtsamkeitsprogramme am Arbeitsplatz eine signifikante Reduktion des Beanspruchungsniveaus sowie eine Verbesserung des körperlichen Erholungszustandes hervorruft. Ebenso wurde eine Abnahme körperteilspezifischer Beschwerden festgestellt.

Cardio-Training

Theorie und Konzeption

Vor dem Einstieg in die Praxis bitte lesen

Lesenswertes zur Vertiefung

Cardio-Training im Überblick

- *9 Mini Workouts* mit *drei Übungen*, davon je eine aus den Bereichen *Mobilisation, Koordination und Kräftigung* sowie einer Nachspürphase bilden die Grundlage des Cardio-Trainingssystems. Sie wurden in drei Intensitäts-Levels für Einsteiger, Fortgeschrittene und Könner entwickelt und ermöglichen *Anpassungen an fitness-, alters- und konstitutionsbedingte Unterschiede.* Je nach Tagesform dauern sie *bis zu 4 Minuten* und sind optimal für ein individuelles Bewegungstraining am Arbeitsplatz geeignet.

- *9 Compact Workouts* mit *jeweils sechs Übungen*, davon je zwei zur *Mobilisation, Koordination und Kräftigung* sowie einer Nachspürphase sind ebenfalls drei Schwierigkeits-Levels zugeordnet. Sie dauern *bis zu 7 Minuten* und sind für die Bewegungspause im Betrieb geeignet oder individuell im persönlichen Alltag einsetzbar.

- 3 *Full Body Workouts* mit wiederum *3 Schwierigkeitsgraden* und *jeweils 13 Übungen* ermöglichen ein wirksames Cardio-Training im Homeoffice und in der Freizeit. Jedes Programm umfasst *5 Übungsmodule,* nämlich Warming-Up, Mobilisation, Koordination, Kräftigung sowie Cool-Down. Solch ein Ganzkörper-Programm beansprucht *ca. 20 Minuten Übungszeit.*

- Der modulare *Aufbau* der Übungen und Programme mit insgesamt 39 unterschiedlichen Übungsformen unterstützt das schnelle praktische Erlernen der Bewegungsabfolgen.

- *Bewegungsabläufe* mit vorgegebener *Atemrhythmik* fördern die konzentrationssteigernde Wirkung des Trainings.

- *Präventiv wirksam*: Durch die Übungen wird das Herz-Kreislauf-System moderat aber wirksam angeregt. Neben der Ausdauer werden insbesondere die motorischen Fähigkeiten *Beweglichkeit Koordination* und *Kraft* gefördert.

- *Anti-Stress-Wirkungen* der Programme wurden *physiologisch nachgewiesen.* Durch eine achtsame Übungspraxis in Verbindung mit dem rechten Maß an körperlicher Belastung in Kombination mit einer Nachspürphase werden Entspannungseffekte erzielt.

- Die *Entwicklung und Evaluation* des Trainingssystems erfolgten nach *wissenschaftlichen Vorgaben.*

- *Geprüfte Selbstinstruktivität* im Rahmen der Programm-Evaluation mit insgesamt 987 Probanden.

- Inhalte sind auch *audiovisuell* in modernen Lernarchitekturen verfügbar.

Dem Trainingssystem 'Cardio' liegen die im vorigen Kapitel aufgezeigten allgemeinen Ziele und Prinzipien von SeKA zugrunde. In den folgenden Abschnitten werden die spezifischen Ansätze des Cardio-Trainingssystems erläutert.

Cardio-Training – unser Ansatz

Cardio-Training kann als Oberbegriff für alle Arten von systematischer körperlicher Betätigung verstanden werden, bei der das Herz-Kreislauf-System trainiert wird. Ziel eines solchen Trainings ist die Erhaltung bzw. Verbesserung der körperlichen Leistungsfähigkeit, die aus gesundheitlicher Perspektive im mittleren und höheren Erwachsenenalter aufgrund der altersbedingten Rückgänge der körperlichen Leistungsfähigkeit immer bedeutsamer wird.
Ein wirksames Cardio-Training umfasst große Muskelgruppen, die gleichmäßig über einen gewissen Zeitraum belastet werden und so die Fähigkeit steigern, die körperliche Belastung im Sinne einer 'Widerstandsfähigkeit' aufrecht zu erhalten und sich in der anschließenden Regenerationsphase schneller wieder erholen zu können. Das systematische, d.h. wiederholte Training führt dazu, dass Stoffwechselprozesse optimiert werden und das Herz-Kreislauf-System ökonomischer arbeiten kann.

Ein Cardio-Training zielt in erster Linie auf die Verbesserung der Ausdauerleistungsfähigkeit ab, die die Herz- und Lungenfunktion verbessert und die Durchblutung steigert. Solch ein Training trägt ebenso dazu bei, dass mehr Sauerstoff vom Körper aufgenommen und der Stoffwechselumsatz erhöht werden kann – die wesentliche Voraussetzung für die Erhaltung und Steigerung der körperlichen Leistungsfähigkeit.
Im engeren Sinne werden unter einem solchen Cardio-Training alle Formen eines Ausdauertrainings verstanden, die häufig mit gängigen Bewegungsformen und Sportarten wie z.B. Wandern, Walking, Jogging, Radfahren oder Schwimmen verbunden sind. Selbstverständlich lässt sich ein solches Ausdauertraining auch 'Indoor', z.B. als Training auf dem Laufband oder Fahrradergometer, gestalten.

Unser Verständnis eines Cardio-Trainings geht über ein reines Ausdauertraining hinaus und bezieht motorische Fähigkeiten wie Beweglichkeit, Koordination und Kraft gezielt mit ein, die aus gesundheitlicher Perspektive im Prozess des Älterwerdens und des zunehmenden funktionellen Abbaus im Altersgang nicht vernachlässigt werden dürfen. Denn diese motorischen Fähigkeiten sind wichtige Elemente der neuromuskulären Aktivierung und helfen bei funktionellen Anpassungen insbesondere der Skelettmuskulatur und des passiven Bewegungsapparates. Diese sind nicht nur bei sportlichen Anforderungen, sondern auch bei Alltagsbewegungen schnell erfahrbar. So zeigt sich bereits nach kurzer Zeit, dass die regelmäßige Nutzung der Treppe – anstelle des Fahrstuhls – dazu führt, dass das Treppensteigen nicht mehr so anstrengend empfunden wird und man oben angekommen weniger außer Atem ist. Auch ist bei der Bewältigung von Alltagssituationen wie beim Anziehen ein entsprechendes Maß an Beweglichkeit, Kraft und Gleichgewicht gefordert. Und: Ein reines Ausdauertraining hilft wenig bei koordinativen Anforderungen.

Zusammenfassend ist unsere Idee zur Entwicklung eines Cardio-Trainingssystems darauf ausgerichtet, nicht nur die körperliche Leistungsfähigkeit zu erhöhen, sondern auch die Gesundheit zu erhalten und das Wohlbefinden zu verbessern. Außerdem wirkt unser Cardio-Training den heute üblichen langen

Sitzzeiten und Fehlhaltungen entgegen. So wurden Übungen entwickelt, die gezielt die zur Abschwächung neigende Muskulatur wie Rücken-, Schulter-, Bauch- und Gesäßmuskeln ansprechen.

Für die Verbesserung des Wohlbefindens nehmen wir insbesondere den Stressabbau in den Blick. In unseren Studien konnten wir nachweisen, dass unser Cardio-Training mit moderaten Bewegungsintensitäten dazu beiträgt, die hormonell wirksamen Stresslevel zu senken und damit zu einer Spannungsminderung im Sinne einer ganzheitlichen Entspannung beizutragen. Moderat steht im Gegensatz zu Formen eines leistungsorientierten Cardio-Trainings im sportlichen Leistungsprozess, etwa eines 'High-Intensity-Interval-Training' (HIIT), das an die individuelle Belastungsgrenze geht.
Moderat definieren wir als Beanspruchung zwischen 60 und 70% der individuellen maximalen Herzfrequenz. Diese verspricht für einen gezielten Stressabbau und allgemein in gesundheitlicher Perspektive eine höchstmögliche Trainingseffizienz. In Kombination mit den von uns entwickelten Übungsinhalten ist solch ein belastungsmoderates Training für Menschen unterschiedlichen Alters, mit unterschiedlichen Fitnessgraden und Bewegungserfahrungen gleichermaßen geeignet.

Mithilfe eines dauerhaften moderaten Cardio-Trainings und einem nachhaltigen Stressabbau gehen gesundheitlich wichtige Effekte einher. Anzuführen sind vor allem die Regulierung des Blutdrucks, dann die Stärkung des Immunsystems sowie die Vermeidung oder Verzögerung von Stoffwechselerkrankungen wie Diabetes mellitus oder Cholesterinwert-Erhöhungen, und schließlich die Verbesserung des Körperbilds und Körpergefühls.

Gemäß der Philosophie unserer SeKA-Trainingssysteme (vgl. S. 11ff.) haben wir bei der Entwicklung unseres Cardio-Trainings den Blick auf die Bedürfnisse von Erwachsenen gerichtet, die aufgrund etwa beruflicher Anforderungen Trainingsformen benötigen, die schnell erlernbar und selbstinstruktiv durchführbar sind, keine Geräte benötigen und jederzeit auch bei beengten räumlichen Umgebungen umsetzbar sind.
Der modulare Aufbau unseres Cardio-Trainingssystems kann schließlich optimal an zeitliche Bedingungen angepasst werden: Bei den Mini Workouts handelt es sich um kurze Bewegungskombinationen, die je nach Fitnessgrad bis zu 4 Minuten dauern und jederzeit individuell am Arbeitsplatz oder auch Zwischendurch im Alltag durchgeführt werden. Die Compact Workouts können bis zu 7 Minuten dauern und sind beispielsweise gemeinsam mit Kolleginnen und Kollegen für die Bewegungspause im Betrieb gedacht oder auch als spannungsmindernde Intervention im Homeoffice bei individuellem Stress. Schließlich die Full Body Workouts, für deren Durchführung ca. 20 Minuten benötigt werden. Sie sind technisch und konditionell anspruchsvoll und können als Ergebnis des Trainings von Mini Workouts und Compact Workouts mehrmals in der Woche als sportliches Training im Homeoffice als auch in der Freizeit durchgeführt werden. Aus allen 3 Bewegungsformaten, den 9 Mini Workouts, den 9 Compact Workouts und den 3 Full Body Workouts können je nach Fitnessgrad unterschiedliche Schwierigkeitslevels gewählt werden.

Bevor wir die Programmentwicklung, Evaluation und Konzeption unseres Cardio-Trainings vorstellen, wollen wir im folgenden Kapitel Möglichkeiten der Stress-Reduzierung durch ein Cardio-Training aufzeigen.

Cardio-Training – Stress reduzieren mit System

In diesem Kapitel erläutern wir, warum ein Cardio-Training in besonderer Weise geeignet ist, um Stress abzubauen. Dabei gehen wir zunächst darauf ein, was unter Stress zu verstehen ist, wie es zu einer Chronifizierung von Stress kommt und warum chronischer Stress ein bedeutsamer Risikofaktor für unsere Gesundheit darstellt.

Stress: Ein Überblick

Der menschliche Körper wurde von der Natur so gestaltet, dass er vielfältige Aufgaben bewältigen kann. In der Evolution waren allerdings nicht überwiegend sitzende Tätigkeiten oder monotone Bewegungsabläufe vorgesehen. Vielmehr ist unser Körper für ein Mindestmaß an moderater Belastung ausgelegt. Erfolgt keine regelmäßige Beanspruchung von Muskeln, Sehnen, Bändern und knöchernen Strukturen, werden diese vom Körper abgebaut. Aus evolutionärer Sicht ist dies durchaus nachvollziehbar, da jedes ungenutzte Gramm Muskulatur unnötig Energie verbraucht – in früheren Zeiten entschied dies bisweilen über Leben und Tod.

Da sich unsere Lebenssituation vom Jäger und Sammler hin zum chronisch gestressten Menschen mit geringem Bewegungsprofil gewandelt hat, ist diese historische Anpassung für uns eher ungünstig. Nahrungsknappheit findet sich in den Industrienationen nicht mehr, viele Menschen werden immer übergewichtiger. Verursacht durch ein Überangebot an hochkalorischen Nahrungsmitteln (vor allem Süßigkeiten), wenig Bewegung sowie einer immer stärker auf kognitive Leistungen ausgerichteten Arbeitswelt steigt das Risiko, lebensstilbedingte Erkrankungen auszubilden. Neben Stoffwechselerkrankungen (z.B. Diabetes mellitus) und orthopädischen Problemen als Folge einer zu gering ausgeprägten Muskulatur (z.B. Haltungsschwächen, Bandscheibenvorfälle) stellt die erhöhte Aktivierung unseres Nervensystems, nämlich des Sympathikus, eine Gefahr für den Körper dar. Der Sympathikus befindet sich in 'Dauerbereitschaft', denn der moderne Mensch ist heutzutage häufig angespannt, dem Körper werden notwendige Entspannungsphasen kaum gegönnt, der Organismus ist 'im Stress'.

Stress ist zunächst zu verstehen als ein subjektiv empfundener Zustand des Menschen, der durch eine Belastung, die über die alltägliche Routine hinausgeht, hervorgerufen wird und zu einer physischen und/oder psychischen Beanspruchung sowie einer Anpassungsreaktion führt. Dieser Stressbegriff ist auf den Mediziner Hans Selye (1946) zurückzuführen, der die physiologischen Auswirkungen von entsprechenden Reizen, später von Selye Stressoren genannt, auf Anpassungsmechanismen des Organismus untersuchte. Auslöser für Stress können physischer oder psychischer Natur sein. Physische Stressoren können z.B. Lärm oder Hitze sein, psychische Stressoren sind z.B. Leistungsdruck am Arbeitsplatz oder familiäre Auseinandersetzungen. Allerdings ist zu beachten, dass der Umgang mit Stressoren individuell verschieden ist. Ob ein Reiz tatsächlich als Stressor empfunden wird, hängt von der persönlichen Bewertung des Individuums ab. Sie ist verbunden mit der Abschätzung, welche Auswirkungen die Stressoren auf die eigene Person haben und welche Mittel zur Bewältigung der aus den Stressoren resultierenden Anforderungen zur Verfügung stehen.

Das von Lazarus und Folkman (1984) entwickelte 'transaktionale Stressmodell' geht bei Stress-Bewertungsphasen davon aus, dass Stress nicht als Ergebnis eines Einzelreizes anzusehen ist, sondern Folge der Einschätzung der Situation im Hinblick auf die erwartbaren Folgen und die Annahme einer entsprechenden Möglichkeit der Bewältigung. Die subjektive Bewertung wird vor allem von der Sinnhaftigkeit der Situation und des Bewältigungshandelns bestimmt und ist geprägt von der eigenen Lebenssituation und den bisherigen Erfahrungen. Im transaktionalen Stressmodell wird Stress somit als ein komplexer Wechselwirkungsprozess zwischen den an eine Person gestellten Anforderungen, deren Bewältigungsmöglichkeiten und der auf sie einwirkenden Umwelt verstanden.

Das transaktionale Stressmodell wurde von Levine und Ursin (1991), später dann von Ursin und Olff (1993) im Rahmen der 'kognitiven Stresstheorie' erweitert: endokrinologische und neurophysiologische Faktoren zur objektiven Bewertung von Stresssituationen wurden einbezogen. Die Autoren konnten nachweisen, dass die erfolgreiche Bewältigung eines psychisch bedingten Stimulus auf physiologischer Ebene zu einer gesteigerten Adrenalin-Sekretion, einer leichten Zunahme des Testosteronspiegels und einer erhöhten Pulsfrequenz führt. Kann der Stimulus vom Individuum situationsabhängig nicht erfolgreich bewältigt werden, führt dies über einen steigenden Cortisol-Spiegel sowie einem absinkenden Sexualhormon-Spiegel langfristig zu psychosomatischen Problemen bis hin zu manifesten Erkrankungen. Ursin und Eriksen (2004) haben in ihrem Modellansatz die Interaktion individueller psychologischer Bewertungsprozesse mit situationsabhängigen Faktoren wie auch individuell variierenden psychophysiologischen Auswirkungen bei der Stressreaktion – mit Blick auf die Modulation endokriner Sekretionswerte wie Cortisol als Folge von Alarmreaktionen – thematisiert und zum Verständnis solcher Interaktionsprozesse beigetragen.

Chronifizierung von Stress: Grundlagen

Die Beeinträchtigung unserer Gesundheit durch chronischen Stress ist so zu verstehen, dass dieser nicht als Auslöser, sondern wie ein Trigger funktioniert, durch den eine psycho-physiologische Beeinflussung des Organismus entsteht und pathogene, also krankmachende Faktoren begünstigt werden. Die Ursache liegt in der hormonellen Verschiebung als Folge der Stresschronifizierung und der damit bedingten stetigen Bereitschaft des Organismus, Energie bereitzustellen. Diese Energie wird durch das Stresshormon Cortisol aus den Speichern im Körper freigesetzt. Langanhaltender Stress sorgt also dafür, dass ständig Energie bereitgestellt wird, obwohl die Energie – dann als Zucker im Blut – nicht verbraucht wird. Dieser Zustand begünstigt die Entstehung von Stoffwechselerkrankungen (z.B. Reinehr & Andler, 2004; Cree, Paddon-Jones, Newcomer, Ronsen, Aarsland, Wolfe & Ferrando, 2010). Chronischer Stress hat aber noch weitere dramatische Effekte. Durch die bei Stress erhöhte Ausschüttung von Cortisol werden die Organe angegriffen. Denn die Energiebereitstellung erfolgt auch über den Abbau von Protein aus Muskeln und inneren Organen, welches dann in der Leber in Zucker umgewandelt wird (Prozess der Gluconeogenese).

Physiologisch ist ein weiterer Aspekt zu berücksichtigen: Nicht nur das katabole (abbauende) Stresshormon Cortisol wird beeinflusst, sondern auch die geschlechtsspezifischen Sexualhormone, nämlich Estradiol bei den Frauen und Testosteron bei den Männern, deren Spiegel durch Stress gesenkt werden. Die anabol, d.h. aufbauend wirkenden Sexualhormone vermindern die katabole Cortisol-Wirkung. Sie sind unter anderem bei dem Einbau von Proteinen in die Organe sowie bei der Einlagerung von Energieträgern (Glucose und Fette) in die Zellen beteiligt – solche regenerativen Prozesse finden in der Regel in Ruhezeiten, d.h. in einem entspannten Zustand, statt. Sind solche Ruhezeiten stressbedingt weniger vorhanden, sind auch die regenerativen Prozesse eingeschränkt.
Beide Hormone – Cortisol und das jeweilige Sexualhormon – werden aus Cholesterin gebildet. Das Problem: In stressigen Zeiten dominiert Cortisol bei der Synthese, denn der Organismus versucht, aus physiologischer Sicht die Stressbelastung best- und schnellstmöglich zu bewältigen und stellt hierfür unter Beteiligung von Cortisol die notwendige Energie – durch eine Erhöhung des Blutzuckerspiegels – bereit. Hingegen bleibt nur noch wenig Energie für die anabole Seite übrig. Chronifiziert sich der Stresszustand, führt dies langfristig zu einer Störung im katabol-anabolen Hormonhaushalt in Richtung kataboler Status.

Cortisol darf jedoch nicht pauschal negativ als Stresshormon eingestuft werden, denn es ist notwendig bei der Regulation des Blutdrucks. Wie bei fast allen Hormonen ist die Dosis entscheidend: ein sehr hoher Cortisol-Wert hebt den Blutzuckerspiegel deutlich an. Nicht nur in früheren Zeiten, auch heute ist dieser Effekt durchaus sinnvoll: Früher war das Aufkommen von Stress meist mit Flucht oder Kampfhandlungen verbunden, bei denen der Organismus viel Energie für die Bewältigung der Gefahrensituation benötigte, während gleichzeitig die Produktion der Sexualhormone gebremst wurde. Heutzutage wird der Blutzucker meist für geistige Arbeit benötigt. Auch hier gilt: keine Energie – keine Leistung. Allerdings wird aufgrund eines stressbedingt erhöhten Cortisolspiegels mehr Energie ins Blut freigesetzt, als verbraucht wird. Es fehlt beispielsweise das körperliche Ableiten von Energie durch Bewegung. Dies hat grundsätzlich zwei Folgen, die es zu beachten gilt: 1. Die Regeneration wird durch den anhaltend hohen Cortisol-Wert gestört. 2. Der erhöhte Blutzuckerspiegel kann – vor allem wenn der Stresszustand Tage oder Wochen anhält – zu einer nachhaltigen Störung des Stoffwechsels und zu einem erhöhten Risiko für Stoffwechselerkrankungen wie Diabetes oder Adipositas führen.

Zusammenfassend lässt sich festhalten: Stress in Form von psychischen und/oder physischen Belastungen führt zu einem erhöhten Energiebedarf, die der Organismus über die vermehrte Ausschüttung von Cortisol auszugleichen versucht. Gleichzeitig senkt der Organismus die Produktion der Sexualhormone. Dementsprechend wirkt ein nachhaltig durchgeführtes Cardio-Training stressreduzierend und hormonell regulierend.

Chronifizierter Stress als Risiko für die Gesundheit

Chronischer Stress und die damit zusammenhängenden hormonellen Veränderungen begünstigen insbesondere stoffwechselbedingte Störungen und langfristig Erkrankungen, wie sich dies am Beispiel von Diabetes mellitus zeigen lässt.

Chronischer Stress führt zu anhaltend erhöhten Blutzuckerwerten, die bedingt durch die meist passive und primär sitzende Arbeitswelt nicht verbraucht werden. Als Folge wird vermehrt Insulin ausgeschüttet, das die Körperzellen anregt, Glucose aus dem Blut aufzunehmen, um so den Blutzuckerspiegel zu senken. Da die Zellen keine Energie verbrauchen, bleibt der interne Energielevel hoch, und die Zelle kann keine weitere Energie mehr aufnehmen. Vereinfacht betrachtet könnte man dies als Zustand der Insulinresistenz bezeichnen (Wong, Wong, Ho, Torpy, McLean & Cheung, 2010; Cree, Paddon-Jones, Newcomer, Ronsen, Aarsland, Wolfe & Ferrando, 2010). Auch das Adipositas-Risiko nimmt zu, denn im Gegensatz zu den Muskelzellen nehmen die Fettzellen gerne den vorhandenen Zucker auf und lagern diesen ein (Dallman, Pecoraro & la Fleur, 2005; Hazlehurst, Gathercole, Nasiri, Armstrong, Borrows, Wagenmakers, Stewart & Tomlinson, 2013). Beide Erkrankungen spielen wiederum bei der Entstehung von Arteriosklerose eine entscheidende Rolle.

Ebenfalls gut untersucht ist die Wirkung von chronifiziertem Stress auf das Immunsystem. Untersuchungen zeigen, dass eine andauernde Aktivierung – wie sie bei chronischen Stresszuständen auftritt – zu einer massiven Beeinträchtigung des Immunsystems führen kann (Segerstrom & Miller, 2004; Nakata, 2012). Dies schließt nicht nur eine verringerte Abwehrfähigkeit gegen Viren und Bakterien ein, sondern kann auch zur Aktivierung des Immunsystems gegen den eigenen Körper und damit zur Entstehung von Autoimmunerkrankungen, wie z.B. Allergien oder Asthma, führen (Malarkey, Tafur, Rutledge & Mills, 2011).

Chronischer Stress steht auch in Zusammenhang mit psychischen Erkrankungen (z.B. Angstzustände, Depression) und kognitiven Beeinträchtigungen (Esch, Stefano, Fricchone & Benson, 2002). So lässt sich auf physiologischer Ebene ein negativer Einfluss von chronischem Stress auf die Gehirnstruktur nachweisen, der in enger Verbindung mit der Entstehung einer Demenz stehen könnte (Heffelfinger & Newcomer, 2001; Wright, Lightner, Harman, Meijer & Conrad, 2006; Saleem, Herrmann, Swardfager, Oh, Shammi, Koren, Van Uum, Kiss & Lanctôt, 2013).

Zusammenfassend ist festzuhalten, dass chronischer Stress ein ernst zu nehmender Risikofaktor für die Entstehung von verschiedenen Krankheitsbildern darstellt. Um dieses Risiko zu minimieren bzw. zu vermeiden, ist ein Gegensteuern durch geeignete Maßnahmen unumgänglich, die zu einer Spannungsminderung und damit zum Abbau von Stress beitragen können. Gefordert sind also Maßnahmen, die, bezogen auf den endokrinologischen Status, zur Senkung des Cortisolspiegels und damit zu einer Minderung kataboler Einflussfaktoren führt.

Umgang mit Stress

Techniken, die bei Stress zu einer Spannungsminderung und damit einer Regeneration förderlich sind, gibt es viele – die Bandbreite reicht von einfachen Entspannungsformen, wie z.B. Musik hören oder Spazierengehen, bis hin zu Entspannungstechniken, wie z.B. die 'Progressive Muskelrelaxation' oder das 'Autogene Training', oder komplexeren Körpertechniken wie Yoga. Allerdings kann nicht jede Person mit jeder Technik gleich gut entspannen. Mitunter kann der Effekt sogar gegenläufig sein: So kann Stress verstärkt werden, wenn etwa die Entspannungstechnik persönlich als unangenehm empfunden wird. Denn Desinteresse, Unbeha-

Cardio-Trainingssystem: Die Grundlagen

SeKA-Cardio ist ein Trainingssystem, das mit moderat-intensiven Workouts zur Spannungsminderung beiträgt.

Physiologisch ist die Wirkung solcher Programme darstellbar durch eine Senkung des Cortisol-Werts bei gleichzeitigem Erhalt bzw. Steigerung des Sexualhormon-Werts.

SeKA-Cardio ist jedoch keine Entspannungstechnik im eigentlichen Sinne. Vielmehr tritt der spannungsmindernde Effekt nach der Durchführung des Cardio-Trainings ein. Denn nach der körperlichen Belastung steigt zwar der Cortisol-Spiegel an, allerdings sinkt er nach einer der Intensität und Dauer der Belastung entsprechenden Nachlaufphase auf ein Niveau unterhalb des Ausgangswertes vor der körperlichen Belastung.

SeKA-Cardio ist somit eine spannungsmodulierende Maßnahme, die bei kurzer Dauer zur Senkung der vorhandenen Spannung führt. Damit können gezielt Entspannungsphasen herbeigeführt werden, die zum Stress-Abbau beitragen.

Zu den Inhalten des Cardio-Trainingssystems lesen Sie weiter auf den Seiten 44 bis 51.

gen oder gar Ablehnung können zu einem gesteigerten Cortisol-Wert führen (Wirth & Schultheiss, 2006; Kudielka, Hellhammer & Wüst, 2009).

Entsprechend ist die persönliche Motivation für die Wahl einer Technik zur Spannungsminderung ausschlaggebend. Motorische und konditionelle Fähigkeiten der Trainingswilligen sind dann zu berücksichtigen, wenn vor allem Männer und Frauen im jüngeren Alter sich als Mittel zur Stressreduktion eine Technik wünschen, bei der die körperliche Aktivität eine Rolle spielt. Im Hinblick auf die körperlich weitgehend inaktive Arbeitswelt ist ein körperlich aktives Gegensteuern durchaus verständlich. Allerdings ist die Dosis entscheidend. Zwar mag der Bewegungsdrang nach einem langen, durch wenig körperliche Aktivität geprägten Büro-Tag groß sein, jedoch führt eine Anstrengung bis zur Erschöpfung, das vielgenannte 'Auspowern', nicht zum Ziel. Vielmehr zeigen Studien, dass (hoch-) belastende körperliche Aktivitäten den Cortisol-Spiegel deutlich anheben und eine Spannungsminderung auf physiologischer Ebene verhindern (Rathgeber, 2017, 324ff.). Negative Effekte des 'Auspowerns' sind bis zu 24 Stunden später messbar (Daly, Seegers, Rubin, Dobridge & Hackney, 2005).

Hier setzt unsere Idee der Entwicklung eines körperlich-sportlichen Programms zur Spannungsminderung an – das SeKA-Cardio-Training. SeKA-Cardio ist ein Trainingssystem, das auf moderat-intensive Belastungen ausgerichtet ist und auf einen spannungsmindernden Effekt nach dem Training abzielt.

Programmentwicklung und Evaluation

Unser Cardio-Trainingssystem wurde in mehreren Projektphasen (siehe Infotafel) entwickelt und evaluiert. Die Projektphasen werden nachfolgend ausführlicher erläutert.

Entwicklung und Evaluation

2014: Aufbereitung des Forschungsstandes

2014: Entwicklung eines Übungspools

2014 – 2015: Entwicklung, Implementierung und Evaluation von Erstprogrammen

2015 – 2016: Diagnostische Prüfung der physiologischen Wirksamkeit der Programme

2016 – 2018: Optimierung der Programme

2019 – 2020: Anpassung der methodischen und didaktischen Konstruktion

2021 – 2022: Digitalisierung der Programme

2022 – 2023: Finale Konstruktion

2014: Aufbereitung des Forschungsstandes

Die Idee, körperlich-sportliche Programme zur Spannungsminderung zu entwickeln, wurde von unserer Forschungsgruppe 'Karlsruher EntspannungsTraining' 2014 aufgegriffen. Vor dem Start von Programmentwicklungen wurde eine Recherche wissenschaftlicher Publikationen durchgeführt, mit dem Ziel, den Forschungsstand zu den Wirkungen von körperlich-sportlicher Aktivität auf den Spannungszustand zu ermitteln. Innerhalb des Suchzeitraums von 1972-2015 fanden sich zu diesem Thema insgesamt 18 Publikationen (zur Übersicht vgl. Rathgeber, 2017, S. 106ff.). Diese konzentrierten sich meist auf angst- oder depressionsmindernde Effekte von körperlich-sportlicher Aktivität. Messtechnisch verwendeten nur drei Arbeiten Cortisol für die Analyse des Stress-Levels. Die wissenschaftliche Datenlage war zu diesem Zeitpunkt nur gering ausgeprägt, schlüssige Aussagen über die Wirksamkeit von körperlich-sportlicher Aktivität auf eine Spannungsmodulation – u.a. auf die Veränderung der Stress- und Sexualhormone – lagen nicht vor. Entsprechend sollte das von uns zu entwickelnde SeKA-Cardio-Training mit wissenschaftlich belastbaren Verfahren überprüft werden.

2014: Entwicklung eines Übungspools

Parallel zu den Recherchen zum Forschungsstand körperlich-sportlicher Programme zur Spannungsminderung wurden praxisbezogene Programmansätze für ein moderat-intensives Cardio-Training aus 21 relevanten Fachdatenbanken der Fachbereiche Sport, Medizin und Pädagogik unter Anwendung deutsch- und englischsprachiger Deskriptoren gefiltert. Nach Abzug der themenfeldfremden Treffer führt die Suche zu einem Ergebnis von 273 Literaturquellen – davon 111 in englischer und 162 in deutscher Sprache. Die meisten Ergebnisse lieferten erwartungsgemäß die Datenbanken aus dem Fachgebiet Sport. Bei einem Vergleich der nationalen mit den internationalen Ergebnissen fällt auf, dass im Fachgebiet Sport vor allem der deutschsprachige Raum eine gesundheitsorientierte Zielorientierung auswies, der sich international nicht widerspiegelte. Auf internationaler Ebene stand die Leistungsoptimierung und Körpermodulation im Vordergrund. Für die Generierung eines Ideenpools für unser Cardio-Trainingssystem dienten somit primär die nationalen Ergebnisse des Fachgebiets Sport.

Zusätzlich zu den Recherchen in wissenschaftlichen Datenbanken fand eine Sichtung von Sport- und Fitnessmagazinen ab dem Jahr 2000 statt. Da in diesen Zeitschriften viele Trainingsprogramme und Übungen vorgestellt werden, sollte die Sichtung weitere Bewegungsformen für den Ideenpool liefern. Das Fehlen einer wissenschaftlichen Überprüfung der Übungen in den Magazinen (z.B. Fit for Fun, Fit for Fun Women, Health und Fitness, Vital) hatte keine Relevanz, da diese nur als Anregung für die Entwicklung von Bausteinen unserer Cardio-Programme dienten. Bemerkenswert ist, dass keines der gefundenen Programme als Ziel eine Entspannung oder speziell eine Verringerung der hormonellen Parameter nach dem Training aufwies. Vielmehr zielten die Programme auf ein aus unserer Sicht physiologisch bedenkliches 'Auspowern'. Programme, die unserer [moderat-intensiven] Zielstellung entsprachen, waren nicht zu finden. Entsprechend konnte kein Programm komplett übernommen werden oder großteilig als Vorlage für die Entwicklung dienen.

Der SeKA-Philosophie entsprechend haben wir bei der Recherche von vornherein Übungen ausgewählt, die ohne Trainingsgeräte durchführbar waren. Es wurden demnach alle Hilfsmittel ausgeschlossen, die das Training in Form einer Bewegungsführung (z.B. Gerättraining), Belastungsmodulierung (z.B. Hanteln) oder Bewegungsgeschwindigkeitsausführung (z.B. Thera©-Band) unterstützen oder beeinflussen. Unterlagen, wie beispielsweise eine Matte oder ein Handtuch, wurden nicht als Trainingsgerät bewertet, solange sie nicht aktiv in die Bewegungsführung eingebunden sind. So konnten durch Sichtung der Magazine 34 geeignete Übungen bzw. Bewegungsformen in den Ideenpool übernommen werden.

Die Zuordnung der resultierenden Bewegungen und Übungen in unserem Ideenpool erfolgte unter morphologischer Betrachtungsweise und Funktionsgliederungen nach Basis-Bewegungsformen, die in 4 Hauptgruppen unterteilt wurden: Bodenübungen, Übungen im Stand, Sprungübungen sowie Schlag- und Trittübungen (vgl. Tab. 1, S. 34).

2014 – 2015: Entwicklung, Implementierung und Evaluation von Erstprogrammen

Die Erstentwicklung von Cardio-Programmen hatte zum Ziel, eine Herz-Kreislauf-Aktivierung im Sinne eines regenerativen Cardio-Trainings für Personen verschiedenen Alters und mit unterschiedlichem Fitnesszustand zu entwickeln. Es wurden zwei Studien durchgeführt, eine Basisstudie mit 267 Probanden und eine aufbauende Studie mit 52 Probanden.

Die Basisstudie wurde in Kooperation mit neun Sportvereinen im Kreis Karlsruhe durchgeführt. Um festzustellen, inwieweit die Programme auch von älteren Teilnehmerinnen und Teilnehmern bewältigt werden können, wurde auf eine ausreichende Zahl von Probanden der Altersgruppe 50+ geachtet. Die 267 Personen waren im Alter von 18 bis 86 Jahren (Durchschnittsalter 60,8 Jahre), davon 63,5% weibliche und 36,5% männliche Teilnehmer. Das Projektdesign war zweischrittig: Bevor die bis dahin entwickelten fünf Programme

Tab. 1: Basis-Bewegungsformen - unterteilt in 4 Hauptgruppen

Bodenübungen	Übungen im Stand	Sprungübungen	Schlag- und Trittübungen
sitzend mit Beinen gewinkelt	beidbeiniger Stand	beidbeiniger Sprung	Schlag/Tritt mit einer/m Hand/Fuß
sitzend mit Beinen gestreckt	einbeiniger Stand	einbeiniger Sprung	Schlag/Tritt diagonal mit beiden Händen/Füßen
Kniestand	Oberkörper starr	wechselseitiger Sprung	
Seitenlage	Oberkörper rotierend	Sprung mit ausgeprägter exzentrischer Phase bei der Landung	wechselseitige Schläge/Tritte
Rücken zum Boden	Oberkörper beugend		Kombination Schlag/Tritt
Bauch zum Boden			

mit einer repräsentativen Probandenzahl durchgeführt wurden, fand zu jedem Programm auf Basis des zuvor beschriebenen Übungspools jeweils eine Fallstudie mit einem ersten Programmentwurf und ausgewählten Probanden statt. Ziel dieser Fallstudien war es, einen Eindruck darüber zu erhalten, ob die ausgewählten Übungen hinsichtlich Umfang, Dauer, Anstrengungs- und Schwierigkeitsgrad gut durchführbar waren. Aus den Erfahrungen der Fallstudien heraus wurden dann die Programme für die Gruppenphase optimiert. Gemäß den Strukturierungsprinzipien (vgl. Tab. 5, S. 51) beinhalteten die fünf Programme jeweils 13 Übungen in der üblichen methodischen Strukturierung 'Warming-Up', 'Hauptteil' mit den eigentlichen Bewegungsmodulen und 'Cool-Down'. Resultierend wurden Programmlängen von ca. 15 Minuten realisiert, die auch für den später angedachten Einsatz in der betrieblichen Gesundheitsförderung praktikabel schienen. Diese erste Projektstudie führte zu der grundsätzlichen Erkenntnis, dass die Programme in angemessener Dosierung für alle Altersgruppen, insbesondere auch für Personen höheren Alters, durchführbar waren. Die Programme wurden von den Teilnehmern geschlechts- und altersübergreifend überwiegend positiv bewertet, hervorgehoben wurde die wohltuende Wirkung, die sich in Befragungsitems zeigte wie etwa, dass die Programme mehr Gelassenheit, Gelöstheit, Energie oder Frische bewirkten.

In der aufbauenden Studie wurde das methodische Profil der Programme geschärft. In Anlehnung an die parallel durchgeführten Arbeiten zur Dissertation von Rathgeber (vgl. hierzu auf S. 35ff. den Abschnitt '2015 – 2016: Diagnostische Prüfung der physiologischen Wirksamkeit der Programme') sollte jedes Programm aus 4 Bausteinen mit jeweils 3 Minuten Dauer bestehen. Der erste der vier Bausteine diente als Einstieg der Erwärmung des Organismus und der Anregung des Herz-Kreislauf-Systems, also der kardiovaskulären Aktivierung. Zweiter und dritter Baustein stellten den Hauptteil der Programme. Beide Module sollten zu einer höheren Reizdichte in den aktivierten Muskelgruppen führen. Während Baustein 2 die Kräftigung von Muskelpartien umfasste, war Baustein 3 dazu gedacht, mittels motivierender Folgeübungen die Belastung auf der in Baustein 2 erreichten Belastungsintensität zu halten. Der vierte Baustein sollte zwar die Wirkung eines Cool-Downs besitzen, aber dennoch aus Gründen der Effektoptimierung, nämlich die aerobe Leistungsfähigkeit zu fördern, die Herzfrequenz bis zum Ende der Übungen nur langsam absinken zu lassen. Weiterhin sollte die Belastungsregulierung bei der Durchführung der Programme zielgenauer und individualisierter erfolgen: Je nach Beweglichkeit und konditionellem Zustand der Übenden sollten Variationen in der Ausführung und Geschwindigkeit möglich sein, um im Verlauf des Trainings auf die Einhaltung der moderaten aeroben Belastung achten zu können. Um dies zu erreichen, wurde mit kleinen Gruppengrößen von maximal 10 Personen trainiert.

Im Unterschied zur Basisstudie waren in der zweiten Studie erstmalig Berufstätige die Zielgruppe, die in ihren jeweiligen beruflichen Umgebungen unterrichtet wurden. Die Programme konnten in acht Betrieben mit insgesamt 52 Probanden durchgeführt werden, die eine Altersrange von 18 bis 50 Jahren aufwiesen (MW = 41,1 Jahre). Da die Programmteilnahme freiwillig war, ergab sich das übliche Bild bei der Implementierung von Bewegungspausen im Kontext der betrieblichen Gesundheitsförderung, nämlich das des aktiveren weiblichen Geschlechts: 60% der Probanden waren weiblich und 40% männlich. Im Rahmen dieser Studie war von Interesse, in welchem Maß die Programme von den Erwerbstätigen als ihren Fähigkeiten angemessen beurteilt wurden. Zudem wurde geprüft, inwieweit die Programme selbstinstruktiv, also alleine ohne Anleitung durchführbar und gut in den Arbeitsalltag integrierbar waren. Die Ergebnisse: Bezüglich der Frage, ob die Beschäftigten die Programme als angemessen empfanden, waren bereits zu diesem Zeitpunkt hervorragende Werte zu verzeichnen, nämlich zwischen 90,0% und 96,3%. Auch die Werte zur Selbstinstruktivität der Programme können mit 90,6% bis 98,0% kaum noch optimiert werden. Nicht zufriedenstellend waren hingegen die Ergebnisse zur Implementierung der Programme in den Arbeitsalltag. Dass dies möglich sei, wurde je nach Programmangebot von nur 34,0% bis 45,4% der Probanden bestätigt, hingegen wurde dies von 54,6% bis 66% verneint. Vor allem wurde bei den Programmen bemängelt, dass Übungen mit Bodenberührung einbezogen waren. Demgemäß ergab sich die Aufgabe, bei der weiteren Entwicklung der Cardio-Programme im Hinblick auf den Einsatz in der betrieblichen Gesundheitsförderung, Bodenkontakte mit Händen und Knien zu vermeiden.

2015 – 2016: Diagnostische Prüfung der physiologischen Wirksamkeit der Programme

Die diagnostische Prüfung der physiologischen Wirksamkeit der Programme erfolgte im Rahmen der Dissertation von Rathgeber (2017). Die Studien umfassten als Zielgruppe Personen im Alter zwischen 18 und 50 Jahren mit einem angemessenen Fitness-Level, d.h. Zustand von guter Leistungsbereitschaft im psychischen und physischen Bereich. Die Auswahl der Altersgruppe ist bedingt durch die sich verändernden Hormonsituationen bei Frauen nach der Menopause wie auch absinkenden Testosteron-Spiegeln bei Männern.

Mit Blick auf die Zielsetzungen der Programme konzentrierten sich die Arbeiten auf die Stärkung physischer Gesundheitsressourcen unter Berücksichtigung des Faktors 'Entspannungsfähigkeit', der auch in sportwissenschaftlich führenden Ansätzen zur Gesundheitsförderung (vgl. Brehm & Bös, 2006; Brehm, Janke, Sygusch & Wagner, 2006; Fessler, 2006) als Gegenpol zu psychischem Stress und muskulären Verspannungen definiert wird.
Die Programminhalte wurden fokussiert auf die Stärkung von Ausdauer und Kraft, sowie Dehn-, Koordinations- und Entspannungsfähigkeit. Sie bildeten die Grundlage für die Projektphasen ab 2016, in denen das Trainingssystem mit mehreren Programmen weiterentwickelt und mit einer repräsentativen Anzahl von Probanden (N=585) durchgeführt werden konnte.
Im Mittelpunkt der Studie von Rathgeber stand die Frage, ob SeKA-Programme, die eine Kombination von Entspannungstechniken mit Bewegungstechniken auf Basis funktioneller Ansätze wie Mobilisation, Koordination, Kräftigung und Dehnung aufweisen, wirksam sind. Das wissenschaftliche Aushängeschild dieser Arbeit besteht darin, dass Rathgeber sich bei der Diagnostik physiologischer Stressauswirkungen auf die hormonelle Analyse konzentrierte.
Mit Blick auf das von ihm entwickelte Cardio-Basisprogramm sollte das Untersuchungsdesign die Frage klären, ob Bewegungsprogramme mit einer durchschnittlichen Dauer von ca. 15 Minuten wirksam zu einer physiologischen Spannungsminderung (dargestellt durch eine Modulation der Stress- und Sexualhormone – das verwendete Verfahren der Hormonmessung basierte auf der Analyse der Speichelhormone) führen können.

Die hormonellen Wirkungen der Treatments wurden in einer ersten Studie (n=20, im Alter von 19 bis 26 Jahren, MW=22,0 Jahre) über drei Messzeitpunkte (MZP) gemessen: MZP 1 (Stresslevel vor der Programmdurchführung) beinhaltete die Bildung der Baselines, um die individuelle Belastungssituation bewerten zu können. MZP 2 betraf die Überprüfung der Belastungsintensität mit Blick auf die Hormonmodulation. Aus MZP 3 (Stresslevel nach dem Programm) erschloss sich dann im Verhältnis zu MZP 1 der Programmeffekt.

Eine weitere Besonderheit der Studie von Rathgeber bestand darin, dass die Wirksamkeit des SeKA-Cardio-Programms per Messung von vier unterschiedlichen Intensitäten (Varianz: 10%) überprüft wurde, also SeKA-Cardio-Ausführungen von 60, 70, 80 und 90 Prozent der individuellen Ausbelastung (vgl. im Überblick Rathgeber, 2017, S. 356). Die Zuverlässigkeit der Daten und damit auch eine fundiertere Aussagekraft erreichte der Autor durch Messwiederholungen. Dabei wurde an unterschiedlichen Tagen gemessen, um eine mögliche Unterschiedlichkeit der Tagesform kontrollieren zu können.
Die Ergebnisse der Wirkungen des Treatments des Cardio-Programms – Wirkungsanalyse mittels unblutiger Speichelmessung – wurden entsprechend der vier Intensitäten referiert. Dass dieser neuartige Ansatz, nämlich die Festlegung optimaler Intensitäten bei Bewegungsprogrammen zwecks aktiver Stressreduzierung zielführend war, zeigt sich in den Ergebnissen. Hier konnte Rathgeber nicht nur zeigen, dass das SeKA-Cardio-Programm seine Wirkung bei verschiedenen Intensitäten erzeugen kann. Vielmehr wurde auch sichtbar, dass

Intensitäten über 80% der maximalen Herzfrequenz (maxHf) auf physiologischer Ebene nicht mehr zu einer Spannungsreduktion führen. Offensichtlich stellt das noch immer weithin gebräuchliche 'Auspowern' keine adäquate Methode dar, Stress zu reduzieren. Die Ergebnisse zeigen auf, dass Frauen körperlich-sportliche Aktivitäten mit ca. 60% maxHf und Männer mit 70% maxHf durchführen sollten, um eine Senkung des katabolen Hormons Cortisol bei gleichzeitiger Steigerung der anabolen Sexualhormone erzielen zu können. Somit besitzt ein Cardio-Training mit moderater Intensität die größtmögliche Wirksamkeit im Hinblick auf die Reduzierung physiologischer Stressparameter.

In einer nachgelagerten zweiten Studie wurde das Cardio-Programm nochmals mit ausschließlich 60-70% der maximalen Herzfrequenz getestet. Nun allerdings mit einer älteren Probandengruppe (n = 24 Personen im Alter von 35 bis 57 Jahren; Durchschnittsalter = 47,9 Jahre), um die Durchführung solcher Programme auch mit älteren Personen abzusichern. Auch hier fiel der Cortisolspiegel bei den Frauen (n=11) und Männern (n=13) signifikant ab.

2016 – 2018: Optimierung der Programme

Nachdem die physiologische Wirksamkeit der Programme im Hinblick auf die Spannungsminderung durch die Studien von Rathgeber nachgewiesen waren, wurden diese 2016 bis 2018 weiter inhaltlich optimiert.
Dazu wurden drei Studien in 19 Betrieben mit insgesamt 585 Probanden im Alter von 18 bis 65 Jahren (Durchschnittsalter 42,7 Jahre) durchgeführt. Geschlechtsspezifisch wurde eine Verteilung von 58,3% weiblichen und 41,7% männlichen Teilnehmern erreicht. Angesichts der angestrebten Optimierung insbesondere hinsichtlich der Einbindung der Programme und Übungen in die betriebliche Gesundheitsförderung waren vor allem die Werte der letzten Studie von 2018 (N = 212) entscheidend.

Mit Ausnahme des diagnostischen Ansatzes (vgl. S. 35ff.) wurden in den Probandenstudien Befragungsmethoden (siehe Infotafel) eingesetzt. Diese gelten in den Sozialwissenschaften nach wie vor als Standardinstrumente der empirisch geleiteten Forschung. Auch waren folgende Gründe maßgebend: In inhaltlicher Perspektive ist bei Themen wie Stress und Beanspruchung sowie der Bewertung von Erholungs- und Entspannungszustän-

Befragungsmethoden

Bei den Befragungsmethoden wurden drei Messinstrumente eingesetzt, nämlich ein Eingangs- und ein Abschlussfragebogen mit 46 und 60 Items für Pre-Post-Messungen, die Fragen zu mittelfristigen gesundheitlichen Auswirkungen der SeKA-Programme beantworten sollten. Hinzu kam ein Bewertungsbogen mit 25 Items, der von den Teilnehmenden nach der Durchführung eines SeKA-Cardio Trainings zu bearbeiten war. Die Entwicklung der Fragebogen auf Basis publizierter Erhebungsinstrumente (insbesondere Krampen, 1991, AT-EVA; Krampen, 2002, ET-ANAM; Krampen, 2006, ASS-SYM; Müller & Basler, 1993, KAB; Kuhnt, 2004, Eingangsfragebogen für die allgemeine, präventive Rückenschule) und Eigenentwicklungen (vgl. Weiler & Fessler, 2012) wird bei Kaiser 2017 (vgl. S. 146 -167) ausführlich referiert.

den die Selbstauskunft entscheidend, da nur die individuelle kognitive und emotionale Bewertung beispielsweise einer Stresssituation Auskunft darüber geben kann, ob ein Reiz als Stressor eingestuft wird. In ökonomischer Perspektive sind bei repräsentativen Stichproben auch Kostenfaktoren zu beachten. Biofeedback-Methoden oder endokrinologische Ansätze, etwa die Analyse von Stressparametern wie Cortisol, konnten aus Kostengründen nur bei kleineren Stichproben durchgeführt werden.

Im Folgenden beschränkt sich die Präsentation der Zahlen auf drei wichtige Themen, nämlich die Bewertung der Teilnehmenden bezüglich [1] der eigenen Befindlichkeit nach der Programmdurchführung, [2] der Selbstinstruktivität der Programme und [3] der Durchführungsbarrieren. Aus Platzgründen werden hier nur Wertungen zum Gesamtsystem aufgeführt. Eine Differenzierung nach Programmen, Geschlecht oder Alter, um ein paar Beispiele zu nennen, erfolgte zwar in den einzelnen Studien, allerdings waren hierbei keine statistisch relevanten Differenzen feststellbar.

Befindlichkeit nach Programmdurchführung: Gemäß dem Prinzip 'Entspanntes Bewegen – bewegtes Entspannen' überzeugt die geäußerte Zustimmung zu den Entspannungswirkungen der Cardio-Programme von 81,9% (vgl. Abb. 2, S. 39). Ebenso erwartbar waren die hohen Zustimmungswerte von 84,7% bei der Frage, ob die Cardio-Programme 'gelöster' machen. Ein weniger hohes Niveau weisen die Werte zu den Trainingswirkungen 'erfrischend' und 'energetisierend' mit 74,1% und 71,3% auf. Dies kann damit zusammenhängen, dass das Cardio-Training, auch wenn es moderat durchgeführt werden sollte, zum Teil als anstrengend und mit Beschwerden verbunden wahrgenommen wurde. Demnach wurde das Programm nach dem Training als weniger erfrischend und energetisierend beurteilt.

Erlernbarkeit und Praktikabilität der Programme: Dieser Auswertungsschritt veranschaulicht die Ergebnisse zur Selbstinstruktivität und Praktikabilität der Cardio-Programme. Abb. 3 (S. 40) zeigt die Ergebnisse von 4 aus insgesamt 25 Items, die hinsichtlich der Selbstinstruktivität und Praktikabilität der Cardio-Programme im Gesamten aussagekräftig sind. Das erste Item dokumentiert, inwiefern die Programme den eigenen motorischen Fähigkeiten entsprechen: Der hohe Wert von 96,3% zeigt auf, dass dies bis auf wenige Teilnehmer der Fall ist. Würde ein erheblicher Anteil der Probanden bei der Programmausführung körperlich überfordert, wären Möglichkeiten der Selbstinstruktion eingeschränkt. Gleiches gilt für die Verständlichkeit der Bewegungsinstruktionen. Hier ist der Wert von 100% nicht mehr zu steigern. Bei der direkten Frage nach der Selbstinstruktivität überrascht dann auch nicht der hohe Wert von 96,8% an Zustimmung. Bislang liegen noch keine Daten anderer Anbieter vor, inwieweit ein moderates Cardio-Training eine geeignete Technik zur Implementierung in den Arbeitsalltag im Rahmen von Bewegungspausen, aber auch direkt und individuell am Arbeitsplatz ist. Dass dies für unser neu entwickeltes Trainingssystem weitgehend der Fall ist, zeigt ein Zustimmungswert von 70,4%. Betrachtet man die im Projektzeitraum von 2014 bis 2015 erzielten Werte – hier wurde dies je nach Programm nur von 34,0% bis 45,4% bejaht (vgl. S. 35) – ist dies ein sichtbarer Optimierungserfolg hinsichtlich der angestrebten Zweckverwendung der Pro-

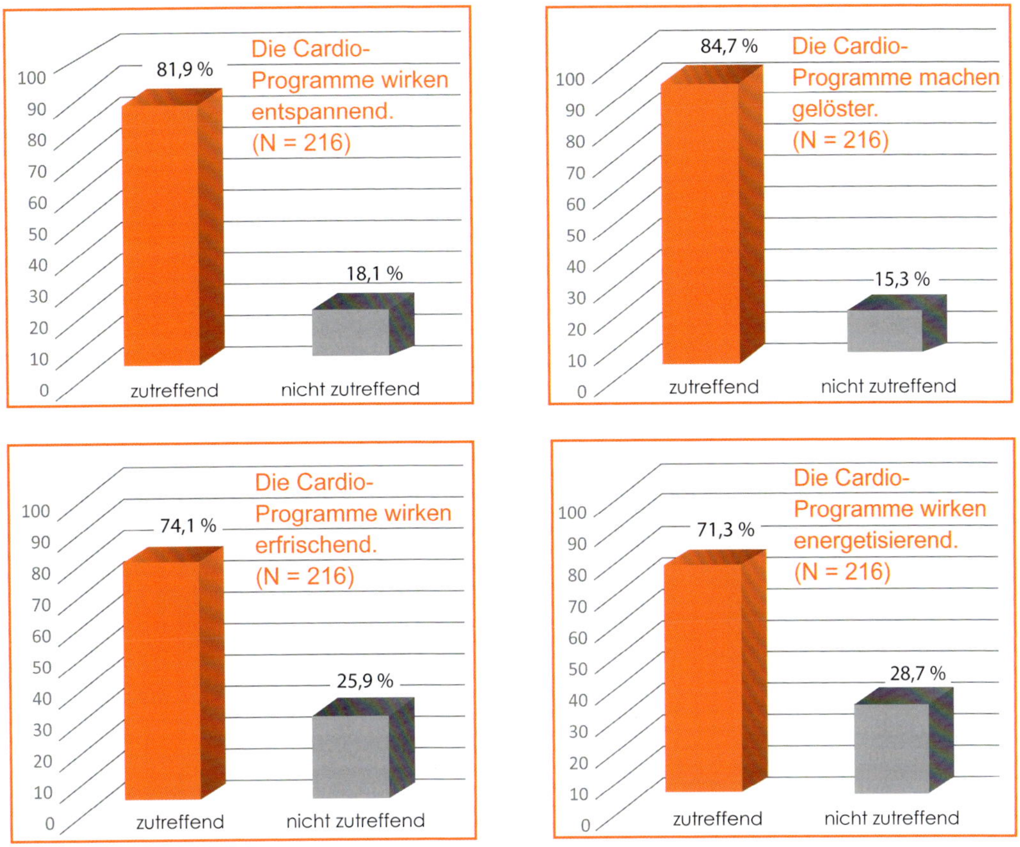

Abb. 2: Bewertungen der Cardio-Programme zur Befindlichkeit nach der Programmdurchführung

Die Items hatten die Antwortmöglichkeiten 'trifft zu' = 1, 'trifft eher zu' = 2, 'trifft eher nicht zu' = 3 und 'trifft nicht zu' = 4. Die Bewertungen 'trifft zu' und 'trifft eher zu' wurden kumuliert und prozentual berechnet, ebenso 'trifft nicht zu' und 'trifft eher nicht zu'.

gramme im Rahmen der betrieblichen Gesundheitsförderung. 70,4% Zustimmung sind auch insofern überzeugend, dass mehrere wichtige Gründe angeführt werden könnten, warum eine Einbindung in den persönlichen Arbeitsalltag erschwert wäre. Da wäre nicht nur das Problem des Schwitzens anzuführen, Trainierende könnten auch bezüglich koordinativer Fähigkeiten oder auch wegen der Belastung des Herz-Kreislauf-Systems selbst bei solchen Programmen an ihre Grenzen kommen.

Durchführungsbarrieren: Über den Gruppenunterricht hinaus wurden im Rahmen der betrieblichen Gesundheitsförderung die Teilnehmenden aufgefordert, die Übungen persönlich am Arbeitsplatz in ihren Arbeitsalltag zu integrieren. Deshalb wurden die Teilnehmer zum Abschluss befragt, welche Durchführungsbarrieren dies möglicherweise verhinderten. Die Ergebnisse sind in Tab. 2 (S. 41) aufgeführt.
Ersichtlich wird, dass 40,2% der Befragten angaben, im beruflichen und persönli-

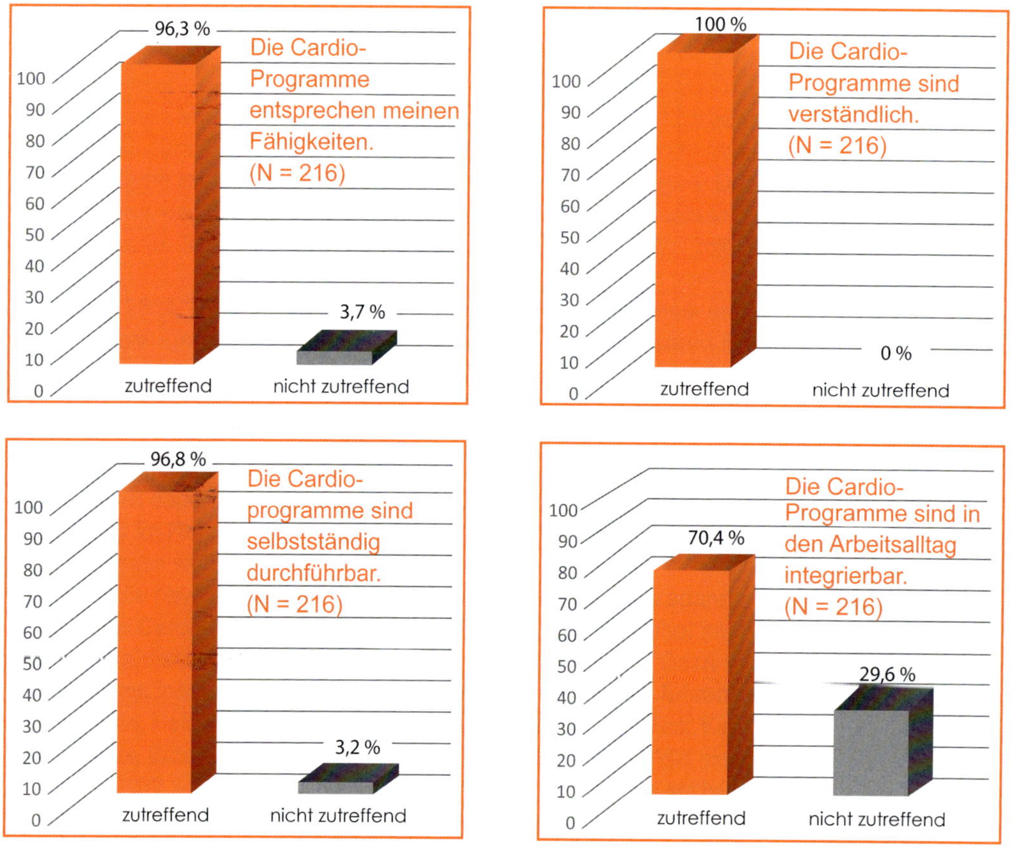

Abb. 3: Bewertungen der Cardio-Programme zur Erlernbarkeit und Praktikabilität

Die Items hatten die Antwortmöglichkeiten 'trifft zu' = 1, 'trifft eher zu' = 2, 'trifft eher nicht zu' = 3 und 'trifft nicht zu' = 4. Die Bewertungen 'trifft zu' und 'trifft eher zu' wurden kumuliert und prozentual berechnet, ebenso 'trifft nicht zu' und 'trifft eher nicht zu'.

chen Alltag keine Zeit dafür zu finden. Dies deckt sich mit den Erkenntnissen einer Befragung bei rund 20.000 bundesdeutschen Beschäftigten der Bundesanstalt für Arbeitsschutz und Arbeitsmedizin im Jahr 2012, die zeigt, dass ein Viertel der Befragten sogar die gesetzlich vorgeschriebenen Pausen am Büroarbeitsplatz (über das Verhalten im Homeoffice liegen keine Daten vor) ausfallen lässt – weil zu viel zu tun sei oder weil sie nicht in den Arbeitsablauf passen (vgl. Lohmann-Haislah, 2012, S. 164). Hier sind vor allem Führungskräfte gefragt, die Arbeitsabläufe so zu gestalten, dass die Mitarbeiter die Durchführung von Kurzprogrammen in ihren Tagesablauf integrieren können.

Beachtlich ist, dass nur 13% der Meinung sind, dass sie sich alleine und ohne professionelle Anleitung eine Durchführung der Programme nicht zutrauen. Da demnach 87% das Training alleine durchführen könnten, ist dies ein weiterer Wert, der von einer guten Selbstinstruktivität der Programme zeugt. Die Motivation für eine Durchführung des

Tab. 2: Prozentuale Häufigkeit der Nennung der erfragten Durchführungsbarrieren

Den einzelnen Durchführungsbarrieren wurden jeweils die Antwortmöglichkeiten 'trifft zu' = 1, 'trifft eher zu' = 2, 'trifft eher nicht zu' = 3 und 'trifft nicht zu' = 4 zugeordnet. Die Antworten 'trifft zu' und 'trifft eher zu' wurden kumuliert und prozentual berechnet. Mehrfachantworten waren möglich.

Durchführungsbarrieren	%
In meinem Alltag habe ich keine Zeit für die Durchführung.	40,2
Ich führe lieber andere Bewegungsübungen durch.	37,0
Ich habe Schmerzen oder Beschwerden.	28,6
Ich empfand die Übungen als anstrengend.	20,7
Ich glaube, dass ich mit den Programmen wenig für meine Gesundheit tun kann.	18,5
Ohne professionelle Anleitung traue ich mir eine Durchführung nicht zu.	13,0
Ich empfand die Übungen als unangenehm.	10,9

Cardio-Trainings ist hingegen weniger ausgeprägt. Immerhin würden 37% lieber andere Bewegungsübungen durchführen wollen. Dies kann damit zusammenhängen, dass 28,6% angaben, aufgrund von Schmerzen oder Beschwerden nicht häufiger üben zu können, dass die Übungen als anstrengend empfunden werden (20,7%) und einzelne Übungen unangenehm sind (10,9%). Möglicherweise deshalb sind 18,5% auch der Meinung, dass man mit Cardio-Programmen wenig für die eigene Gesundheit tun könne.

2019 – 2020: Anpassung der methodischen und didaktischen Konstruktion

Erfahrungen aus den Jahren 2016-2018 haben sichtbar gemacht, dass bei der bisherigen körperteilspezifischen Ausrichtung der Programme die muskulären Belastungen für einige Probanden zu hoch waren.

Entsprechend wurden die 30 Übungen des bislang auf fünf körperteilspezifischen Programmen (Fokus: Rumpf, Beine, Schulter, Oberkörper und Gesamtkörper) basierenden Cardio-Trainings auf drei Programme mit insgesamt 39 Übungen umgestellt. Aus funktioneller Sicht aktiviert jedes Programm mit seinen 13 Übungen gezielt Muskeln und Muskelketten von Kopf bis Fuß, die im Büro und Homeoffice-Alltag eher zur 'Verkümmerung' und zu funktionellen muskulären Verkürzungen neigen. Mit dieser Umgestaltung der Programme konnte zum Ersten eine Überbeanspruchung einzelner Muskulaturen vermieden werden. Zum Zweiten wurden die Übungen einem Leistungslevel zugeordnet: Das erste Programm entspricht Level 1 und ist für 'Bewegungseinsteiger' gedacht. Entsprechend sind Level 2 für 'Bewegungsgeübte/-fortgeschrittene' und Level 3 für 'Bewegungskönner/-liebhaber' geeignet.

Individuelle Anpassungen an fitness-, alters- und konstitutionsbedingte Unterschiede sind mit diesem Schritt möglich.

Im Unterschied zu den vorherigen fünf körperteilspezifischen Programmen, die jeweils ca. 16 Minuten dauerten, wurden die neu entwickelten Ganzkörper-Programme – Full Body Workouts genannt – auf eine Übungszeit von ca. 20 Minuten ausgerichtet.
Da im Zuge der Corona-Pandemie ein Paradigmenwechsel von ausschließlicher Büro-Arbeit im Betrieb zu mehr Homeoffice erfolgte, sind diese Programme bezüglich der Länge und Intensität (selbst trainiertere Personen kommen ins Schwitzen) für den Einsatz in Homeoffice und Freizeit geeignet.
Für das individuelle Bewegen am Arbeitsplatz und der Bewegungspause mit Kolleginnen und Kollegen im Betrieb wurden deshalb aus den Full Body Workouts heraus 9 Compact Workouts mit 7 Übungen und bis zu 7 Minuten Übungszeit sowie 9 Mini Workouts mit 4 Übungen und bis zu 4 Minuten Dauer zusammengestellt.

Insbesondere für Bewegungsungeübte ist in motivatorischer Perspektive eine Reduzierung der drei 20-minütigen Langprogramme zu Kurzprogrammen sinnvoll. Der Einstieg in das Cardio-Training gelingt über Kurzprogramme einfacher, und es erfolgt mit der Steigerung des Fitnessgrades eine sanfte Annäherung an die Langprogramme. Diese wurden im Rahmen der Corona-Pandemie 2021–2022 erstmals in ihrer finalen Form erprobt.

2021 – 2022: Digitalisierung der Programme

Vor dem Hintergrund der Corona-Pandemie erfolgte der Digitalisierungsprozess der Programme. Er basierte auf einer Studie, an denen sieben Sportvereine und zwei Physiotherapieeinrichtungen mit insgesamt 83 Probanden im Alter von 13 bis 82 Jahren (Durchschnittsalter 42,1 Jahre) teilnahmen. 61% der Teilnehmer waren weiblich und 39% männlich. Das Untersuchungsinventar beruhte erneut auf Befragungsmethoden, allerdings per Online-Version in digitalem Format. Die praktische Implementierung der Programme erfolgte ebenfalls digital mit Erklär-Videos zu den einzelnen Übungen und Videos zu den resultierenden Programmen in tatsächlicher Trainingslänge.

Die Erklär-Videos zu jeder Übung dauerten zwischen 30 und 60 Sekunden:

- Nach zuerst erfolgter Darstellung der Ausgangsposition der jeweiligen Übung wurde die Übung in Originalgeschwindigkeit für etwa 10 Sekunden abgespielt, um den dynamischen Bewegungsablauf nachvollziehbar zu machen. Dabei wurde auf Ein- und Ausatmungssequenzen zur rhythmisierenden Unterstützung der Übungsausführungen hingewiesen.

- Im Anschluss wurde die Gesamtbewegung in deren Bewegungsschritte untergliedert, wobei zur eindrücklichen Visualisierung Slowmotion-Aufnahmen zum Einsatz kamen. Die Slowmotion-Phasen dienten auch dazu, Tipps zu Bewegungsausführungen zu geben.

- Das Erklär-Video wurde mit einem Übungsstandbild beendet, indem nochmals alle Tipps und feinmotorischen Hinweise eingeblendet wurden.

Videos zu den Programmen wurden entsprechend der 3 Schwierigkeitslevels erstellt, somit 3 Programmvideos, die von den Probanden am Bildschirm in Echtzeit mitgemacht werden konnten. Das Storyboard hatte folgendes Design:

- Die ausführende (Trainer-)Person ist grundsätzlich in der Mitte des Videobildes positioniert.

- Die Übungsausführungen werden umrahmt von der Anzeige des Übungsnamens, sodass der Übende jederzeit über den Programmabschnitt informiert ist. Zudem ist ein Countdown eingeblendet, der anzeigt, wie lange der jeweilige Übungsabschnitt noch dauert – und ein 'Piepton', der die letzten drei Sekunden jeder Übung ankündigt.

Die Ergebnisse der Evaluation dieser Entwicklungsphase konzentrieren sich aus Platzgründen auf drei wichtige Themen, nämlich die Bewertung der Teilnehmenden in ihrer Gesamtheit (also ohne Geschlechts- und Altersdifferenzierung) bezüglich [1] der Integration der Programme in den Alltag, [2] des eigenen Anstrengungsempfindens bei der Programmdurchführung und [3] der Akzeptanz der Videoformate.

Integration der Programme in den Arbeitsalltag: Die Ergebnisse zeigen, dass sich zwei Drittel (66,3%) der Befragten eine Integration der Cardio-Programme in ihren vom Arbeitgeber gestellten Arbeitsumgebungen und im Homeoffice vorstellen kann (vergleichbare Ergebnisse in den Vorstudien von 2016–2018, vgl. Abb. 3, S. 40). Dabei handelte es sich um die sportlich aktiveren Probanden, die aufgrund ihres Bewegungshabitus eher motiviert sind, bewegungsorientierte Inhalte im Alltag bewusst einzuplanen.

Anstrengungsempfinden: Die Bewertung der individuell empfundenen Anstrengung der Cardio-Programme erfolgte mit der Borg-Skala, da Anstrengungsempfinden und Herzfrequenz linear zusammenhängen (vgl. z.B. Borg, 2004; Löllgen, & Ulmer, 2004.). Die Borg-Skala beginnt bei einem Ruhepuls von 60 Schlägen pro Minute, entsprechend in der Skala die Belastungsstufe 6. Die maximale Herzschlagfrequenz liegt bei jungen gesunden Menschen meist bei ca. 200 Schlägen pro Minute – daher endet die Skala mit dem Skalenwert 20. Da der optimale Trainingseffekt bei den Cardio-Programmen bei 60 bis 70% der maximalen Herzfrequenz erreicht wird (entspricht Pulswerten zwischen 120 und 140 Schlägen), war zu erwarten, dass die meisten Probanden einen Wert von 12 – 14 auf der Borg-Skala angeben. Im Ergebnis zeigte sich, dass 61,1% der Befragten innerhalb der optimalen Belastungsrange lagen. 22,5% stuften ihr subjektives Belastungsempfinden bei den Cardio-Workouts als geringer, 16,4% als höher ein. Bemerkenswert war, dass im Vergleich zu den Probanden aus den Physiotherapieeinrichtungen (n=7) die Sportvereinsmitglieder (n=76) ihre Anstrengungsgrade als eher geringer einschätzten. Möglicherweise sind letztere 'kardiovaskulär' ausgerichtete Bewegungsprogramme eher gewohnt. Anzumerken bleibt, dass die Verwendung der Borg-Skala dem digitalen Ansatz geschuldet war. Zur langfristigen und präziseren Trainingssteuerung empfiehlt sich eher die Nutzung einer Pulsuhr.

Bewertung der Videoformate: Erfreulich war, dass die Befragten mit den Erklär-Videos (72,6%) als auch den Programm-Videos (76,7%) sehr zufrieden waren. Mehrheitlich wurde die gute Verständlichkeit der Übungsbeschreibungen hervorgehoben und die Präsentation der Übungen in den drei Programmen als 'gelungen' bezeichnet. Gelobt wurden vor allem die Erklär-Videos, durch die es möglich war, sich auf Übungsebene selbst zu korrigieren.

2022 – 2023: Finale Konstruktion

Aus den Erfahrungen der jahrelangen Studien erfolgte schließlich die finale methodische und didaktische Konstruktion des Cardio-Trainingssystems, die in den beiden folgenden Kapiteln dargestellt wird.

Konzeption des Cardio-Trainingssystems

In diesem Kapitel werden zunächst die Zielsetzungen des Cardio-Trainings aufgeführt, dann werden auf Übungsebene daraus resultierende methodische Konsequenzen vorgestellt. Schließlich werden die Strukturen des Trainingssystems in didaktischer Perspektive erläutert.

Zielsetzungen

Das Trainingssystem ist nach den Prinzipien des SeKA-Systems konzipiert (vgl. S. 17-19) und wird demgemäß als SeKA-Cardio-Trainingssystem bezeichnet. Es unterscheidet sich von den anderen SeKA-Programmen (vgl. S. 20) durch eine höhere körperliche Aktivität sowie eine entsprechende Intensitätssteuerung.

Das Trainingssystem verbindet eine gesteuerte körperliche Aktivität mit einem im Anschluss an die Durchführung eintretenden stressmindernden Effekt. Damit sind zwei Ziele verbunden: Die körperliche Aktivität sorgt dafür, dass der Stoffwechsel intakt bleibt, während die gesteuerte Belastung zu einer physischen und psychischen Spannungsreduktion nach der Aktivität führt.

Das Cardio-Training richtet sich gezielt an Personen im erwerbsfähigen Alter, die eine aktiv-dynamische Entspannungstechnik mit einer Intensität oberhalb der normalen Alltagsbelastung – mehr als 50% der maximalen Herzfrequenz (maxHf) – präferieren und keine Vorerkrankungen insbesondere mit Blick auf das Herz-Kreislauf-System aufweisen.

Der Unterschied der SeKA-Cardio-Programme zu Programmen, die ein 'Auspowern' als Mittel der Wahl zur Erlangung eines entspannten Zustands propagieren, liegt in der moderaten aeroben Belastung während der gesamten Durchführungszeit (vgl. Abb. 4, S. 45). Die Herzfrequenz (Hf) soll einen gleichbleibenden Wert aufweisen. In der Praxis ist dies dann gegeben, wenn die Herzfrequenz über die Zeitdauer des Trainings nur eine Schwankungsbreite von ± 5 Pulsschlägen aufweist. Allerdings können zu Beginn des Trainings Übungen wie etwa der Body Twist (S. 79) oder der Soldier (S. 91) zu höheren Herzfrequenzen führen. Entsprechend sind hier die Ausführungsgeschwindigkeiten zu verringern.

Auf Basis unserer Studien (vor allem Rathgeber, 2017) liegt das Optimum für eine Reduzierung der Stresswerte bei gleichzeitiger gesundheitsförderlicher Anregung des Stoffwechsels bei Programmen, die 60% bei Untrainierten und bis zu 70% der maximalen Herzfrequenz bei trainierten Personen ansteuern, also eine moderate Intensität vorgeben.

Die Cardio-Programme sind so ausgerichtet, dass es nach der Durchführung der Programme zu einem Absinken des physiologischen Spannungszustandes kommt. Bei den ca. 20 Minuten dauernden Full

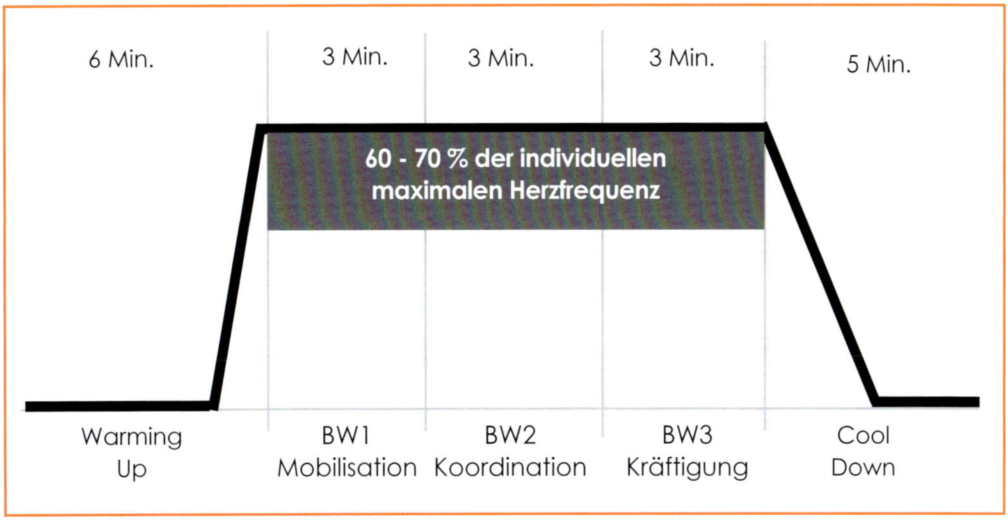

Abb. 4: Intensitätsverlauf der Full Body Workouts [BW = Bewegungsmodule]

Body Workouts konnte ein signifikantes Absinken der Cortisol-Werte im Anschluss an das Training auch empirisch nachgewiesen werden (vgl. Rathgeber, 2017). Der Effekt zeigt sich geschlechts- und leistungsunabhängig, was die Übungen für alle Leistungsstufen effektiv macht.

Methodische Ansätze

Für die Gestaltung des Cardio-Trainings ergeben sich folgende methodische Konsequenzen:

Die Übungsauswahl wurde auf eine Kompensation des 'sitzenden Alltags' ausgerichtet und mit abwechslungsreichen, motivierenden Übungen ergänzt, die den gesamten 'Bürokörper' mobilisieren, koordinativ beanspruchen und kräftigen sowie Nervensystem und Bewegungsgedächtnis fordern.

Grundsätzlich wurden die einzelnen Übungen so entwickelt, dass der Übungsablauf keine extremen Kraft-, Koordinations-, Flexibilitäts- oder Dehnungsfähigkeiten voraussetzt. Ebenso wurde auf eine Verwendung von Bewegungsformen geachtet, die im Organismus nicht zu Pressbelastungen führen.

Ideal für den Büro-Arbeitsplatz ist das Cardio-Programm ‚Level 1' und für fittere Personen auch ‚Level 2'. Beide Programme beinhalten nämlich keine Boden-Übungen. Diese finden sich im Level-3-Programm, das für das Homeoffice und die Freizeit gedacht ist.

Vor allem die Bodenübungen besitzen höhere Schwierigkeitsgrade und sind deshalb Level 3 zugeordnet. Denn bei ihnen ist der gesamte Körper mit vielfältigen Muskelgruppen involviert. Gefordert sind dabei insbesondere Bauch-, Gesäß-, Brust- und Rückenmuskeln, auf Englisch auch 'Core' genannt. Zwar ist der Anteil der kontrahierten Muskelgruppen bei den Bodenübungen relativ hoch, die kardiovaskuläre Belastungsintensität hingegen eher mäßig. Dieses Manko lässt sich durch eine Intensivierung der Bewegungsausführung (höhere Dynamik) erreichen. Exemplarisch hierfür steht die Übung 'Mountainclimber' (siehe Abb. 5). Sie verbindet einen Liegestütz, bei der neben der Rumpf- auch die Arm- und Beinmuskulatur gefordert werden. Durch die dynamische Ausführung mit den Beinen wird eine verstärkte kardiovaskuläre Beanspruchung erzielt.

Betrachtet man die Konstruktion der Cardio-Programme, wird ersichtlich, dass bei einer täglichen Anwendung das von Wen et al. (2011) beschriebene Minimum an körperlich-sportlicher Betätigung von 15min/Tag für eine effektive Gesunderhaltung erreicht wird. Kumuliert über eine Woche kann eine Mischung aus Kurz- und Langprogrammen wesentlich zur Umsetzung der nationalen Empfehlung für Bewegung und Bewegungsförderung in Deutschland (Rütten & Pfeifer, 2016) beitragen. Diese Richtlinie empfiehlt allen Erwachsenen von 18 bis 65 Jahren, jede Woche mindestens 150 Minuten aktiv zu sein. Gemeint sind damit aerobe Aktivitäten von mindestens moderater Intensität. Zusätzlich sollten muskelkräftigende Aktivitäten an zwei Tagen pro Woche durchgeführt werden.

Die für ein ganzheitliches Gesundheitskonzept notwendige Spannungsreduzierung ergibt sich zum einen aus der Konstruktion der Einzelübungen, die grundsätzlich eine Lenkung der Achtsamkeit auf die Bewegungsausführung unter Einbezug der Atmung vorsieht. Zum anderen wird dies erreicht durch die Gesamtkonstruktion der Programme, die eingerahmt werden durch eine Wahrnehmungsübung zu Beginn und eine Nachspürübung am Ende der Programme. Weiterhin werden für ein ganzheitliches Bewegungskonzept neben dem Einbezug des ganzen Körpers mit seinen großen Muskelgruppen auch verschiedene motorische Fähigkeiten zusammengeführt: neben der programmgemäßen Ausdauerleistungsfähigkeit werden auch Beweglichkeits-, Koordinations- und Kraftfähigkeiten gefordert und gefördert.

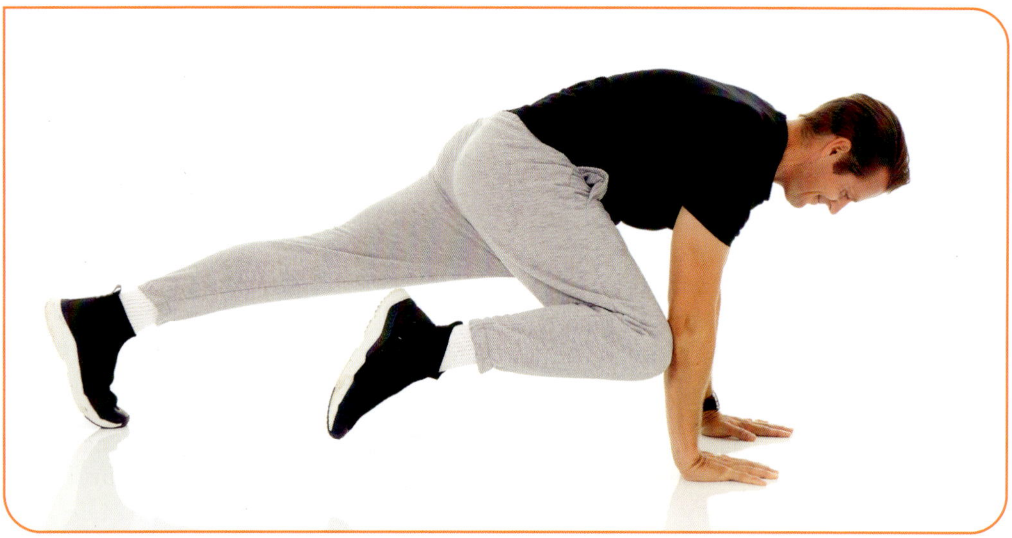

Abb. 5: Mountainclimber

Der motivatorische Charakter solcher Programme ist maßgeblich, wenn es um die Sicherung eines nachhaltigen Trainings geht. Dies wurde einerseits erreicht mit unterschiedlich ausgerichteten Bewegungsmodulen, nämlich Mobilisation, Koordination und Kräftigung. Andererseits sind in jedem Modul drei jeweils einminütige Bewegungssequenzen eingearbeitet. Diese sollten, so das Konstruktionsprinzip, nicht nur vor körperlichen Überlastungen schützen, sondern auch Abwechslung bieten, ohne in der Abfolge zu komplex zu werden.

Zudem wurde bei den Full Body Workouts aus physiologischer Sicht darauf geachtet, dass die Übungen - auch innerhalb der Bewegungsmodule - so aufeinander abgestimmt sind, dass die großen Muskelgruppen immer im Wechsel beansprucht werden, das heißt nach einer Bein- folgt eine Oberkörperbelastung und nach einer Brust- eine Rückenbelastung.

Schließlich sind die Übungen hinsichtlich der Leistungslevels und auch innerhalb der Module nach ihrem Komplexitätsgrad gestaffelt.

Programmstrukturen in didaktischer Perspektive

Das Cardio-Trainingssystem startet mit Mini Workouts, aus denen sich aufbauend Compact Workouts und Full Body Workouts ergeben. Eine Übersicht zu diesem Trainingsmodell gibt Abb. 6 auf Seite 48.

Durch einheitliche Programmstrukturen in den einzelnen Übungsebenen (Mini Workouts, Compact Workouts, Full Body Workouts) fällt es leicht, sich weitere Programme anzueignen. Ebenso kann der Einstieg individuell nach Fitnesslevel erfolgen. Je nach Bewegungskontext, etwa während der Arbeit im Büro, in der betrieblichen Bewegungspause, vor oder nach dem Arbeitstag, aber auch in Freizeitumgebungen kann der Einstieg insbesondere bezüglich der Dauer des Trainings unterschiedlich gewählt werden. Hinzu kommt, dass die Cardio-Programme überall ausgeführt werden können, wo etwas Platz vorhanden ist. Bei der Konzeption wurde besonders darauf geachtet, dass die Inhalte der Bausteine so gestaltet sind, dass maximal zwei Platzwechsel erforderlich sind.

Das modulare System ermöglicht unterschiedliche Einstiegs- und Anwendungsoptionen. 9 Mini Workouts spielen in Büroumgebungen, also arbeitgeberseitig zur Verfügung gestellten Arbeitsplätzen, eine wichtige Rolle. Denn sie ermöglichen mit ihren 4 Übungen und wahlweise 2 bis 4 Minuten Übungsdauer (vgl. Tab. 3, S. 49) eine Bewegungsintervention im Arbeitsalltag, die in mehrerlei Hinsicht wirkungsvoll ist. Grundsätzlich sollen die Übungen zur Stressminderung beitragen bzw. einen Stressausgleich bewirken. Sie machen den Kopf frei für weitere anstehende Tätigkeiten: Man spricht in diesem Zusammenhang von Katharsis, also einem 'reinigenden' Prozess. Verstärkend wirken hier die in den Mini Workouts im Bewegungsmodul 'Koordination' eingearbeiteten Schlag- und Trittkombinationen. Sie unterstützen den kontrollierten Umgang mit Aggression und dienen als Vehikel zum kontrollierten 'Dampf ablassen'. Mit den Mini Workouts gehen weitere Wirkungen einher. Sie sind als aktive Gesundheitsförderung am Arbeitsplatz zu bewerten, dienen dort als Konzentrationsförderung und Erfrischung nach monotonen Arbeiten. Grundsätzlich führen sie zu einer Aktivierung des Herz-Kreislauf-Systems, erhöhen den Energieumsatz und sorgen durch die Bewegung für eine Versorgung von Bandscheiben und Gelenken mit nährstoffreichen Flüssigkeiten. Zusätzlich kann nach der Aktivierung

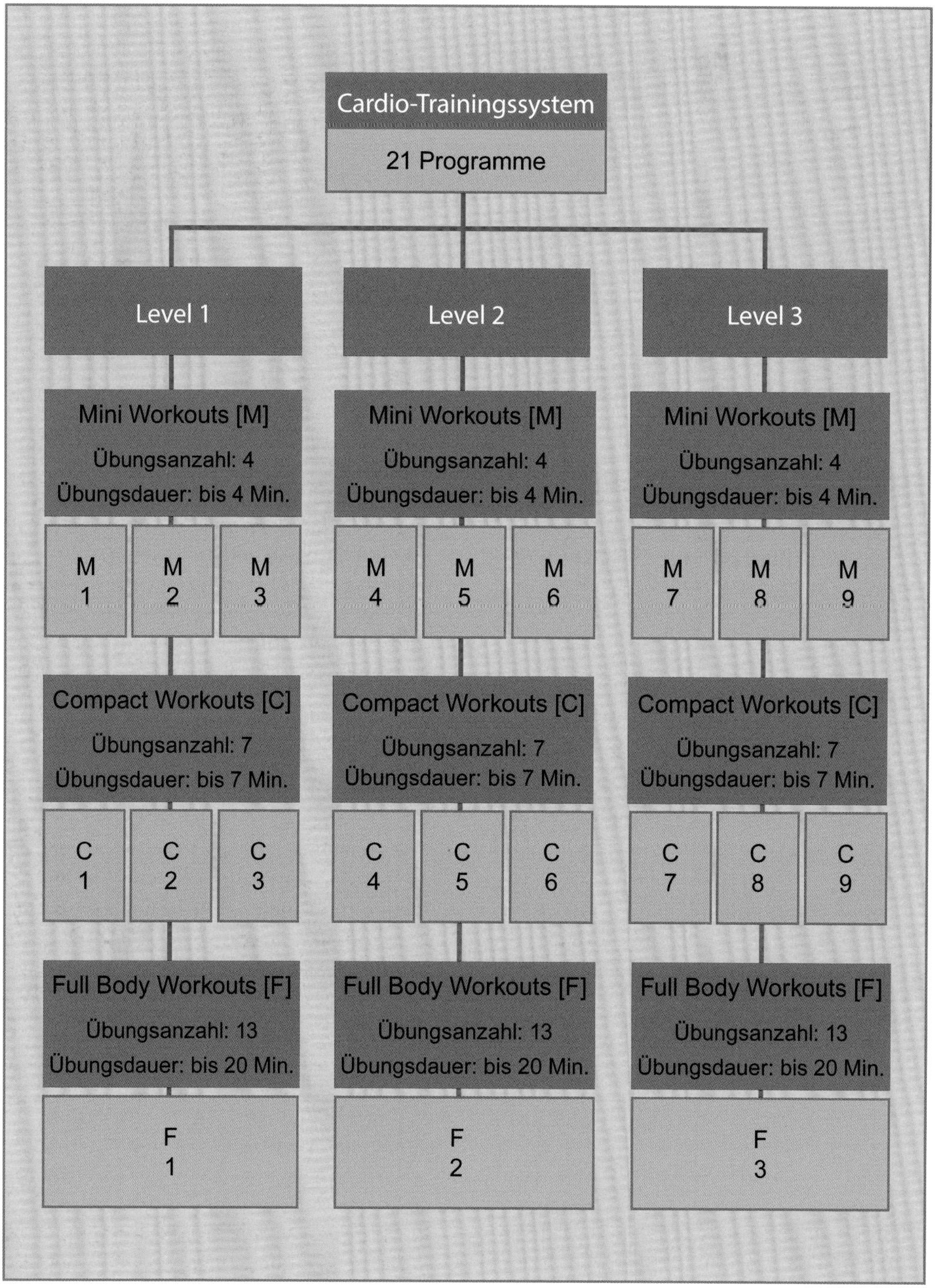

Abb. 6: Das SeKA-Trainingssystem 'Cardio'

Tab. 3: Das Bausteinprinzip der 9 Mini Workouts des Cardio-Trainingssystems

Mini Workouts Level 1/2/3	4 Übungen pro Programm	Übungszeit: bis 4 Min.
Mobilisation	1. Übung 1	½ bis 1 Min.
Koordination	2. Übung 2	½ bis 1 Min.
Kräftigung	3. Übung 3	½ bis 1 Min.
Cool-Down	4. Nachspüren	½ bis 1 Min.

ein überreizter Sympathikus beruhigt werden. Neun verschiedene Mini Workouts bieten schließlich viel Abwechslung und sind auch für Bewegungsungeübte geeignet, da bereits hier unterschiedliche Schwierigkeitslevels angeboten werden.

9 Compact Workouts mit 7 Übungsteilen und bis zu 7 Minuten dauernden Übungszeiten (vgl. Tab. 4, S. 50) können beispielsweise für die Bewegungspause genutzt werden, in denen der Betrieb seinen Beschäftigten zu festen Zeiten ermöglicht, Bewegungsformen in der Gruppe wahrzunehmen. Auch hier bieten neun Programme Abwechslung. Natürlich sind diese Programme auch im Freizeitbereich einsetzbar, etwa im Vereinstraining als Warming-Up für diverse Sportarten, als Zwischensequenz in Trainingseinheiten oder Ausklingübungen am Ende. Im Gesundheitssport, z.B. bei Herzsportgruppen, oder im Seniorensport können die Mini-Workouts dazu dienen, den Teilnehmenden einfache und zu Hause gut durchführbare Workouts zu vermitteln.

3 Full Body Workouts mit 13 Übungsteilen und bis zu 20 Minuten dauernden Übungszeiten vollenden das Trainingssystem. Wie die Mini Workouts und Compact Workouts haben sie einen didaktisch einheitlichen Aufbau (vgl. Tab. 5, S. 51). Jedes Programm besteht aus den drei Bewegungsfolgen 'Mobilisation', 'Koordination' und 'Kräftigung', denen wiederum jeweils drei Übungen zugrundeliegen. Da jede der Übungen mit ca. einminütiger Dauer angesetzt wird, hat jedes Bewegungsmodul eine Zeitdauer von 3 Minuten, was zu einer Dauer von 9 Minuten führt. Ziel ist es, dass kontinuierlich mit 60 bis 70% der individuellen maximalen Herzfrequenz [maxHF] trainiert wird.
'Mobilisation' als erstes Bewegungsmodul zielt darauf ab, möglichst viele Gelenke, die im Büroalltag eher inaktiv sind, multidirektional in verschiedene Bewegungs- bzw. Gelenkwinkel zu führen. Damit wird einerseits Gelenkschmiere produziert, andererseits die Beweglichkeit innerhalb des Gelenks verbessert. In erster Linie werden Sprung-, Knie-, Hüft- und Schultergelenke angesprochen. Zudem gilt es auch, die Wirbelsäule in vielfältige Richtungen zu bewegen. So sind Übungen in der Frontal-, Sagittal-, aber vor allem

Tab. 4: Das Bausteinprinzip der 9 Compact Workouts des Cardio-Trainingssystems

Compact Workouts Level 1/2/3	7 Übungen pro Programm	Übungszeit: bis 7 Min.
Mobilisation Bewegungsmodul 1	1. Übung 1	½ bis 1 Min.
	2. Übung 2	½ bis 1 Min.
Koordination Bewegungsmodul 2	3. Übung 3	½ bis 1 Min.
	4. Übung 4	½ bis 1 Min.
Kräftigung Bewegungsmodul 3	5. Übung 5	½ bis 1 Min.
	6. Übung 6	½ bis 1 Min.
Cool-Down	7. Nachspüren	½ bis 1 Min.

auch in der Transversalebene unabdingbar, um einseitigen Bewegungsmustern und Bewegungseinschränkungen entgegenzuwirken.

'Koordination' als zweites Bewegungsmodul fokussiert sich auf Schlag- und Trittkombinationen, die aus dem Fitnessboxen bekannt sind. Dabei werden gezielt Muskelketten des Körpers angesprochen und die Ausdauerfähigkeit verbessert. Bei den 'Kicks' stehen koordinative Fähigkeiten wie Kopplungs- und Gleichgewichtsfähigkeit im Vordergrund, bei den ‚Punches' eher Differenzierungs- und Rhythmisierungsfähigkeiten. Die explosivartig ausgeführten Schläge und Tritte erfordern konzentrative Anstrengung, deshalb sind hier Muskeln und Nervensystem gefordert. In psychischer Perspektive wird der Büroalltag kurzzeitig ausgeblendet.

'Kräftigung' als drittes Bewegungsmodul spricht vor allem die Belastbarkeit des muskulären Systems an. Aktiviert werden Muskeln bzw. Muskelgruppen, die im sitzenden Alltag eher zur Abschwächung neigen, wie zum Beispiel der untere Trapezmuskel oder die Rumpfmuskulatur. Um durch Kraftleistungen mögliche Einschränkungen der Durchblutung so gering wie möglich zu halten, ist vor allem hier die in unserem Trainingssystem vorgesehene durchgängige moderat-aerobe Belastung zu beachten.

Die Reihenfolge der drei Bewegungsmodule ist bewusst gewählt und sollte nicht geändert werden, da die Übungsabfolgen aufeinander aufbauen. So werden bei der Mobilisation die Muskeln erwärmt und deren neuronale Ansteuerung verbessert. Dann werden Muskeln und Muskelgruppen koordinativ angesprochen und schließlich funktionell gekräftigt. Dies führt zu einer verbesserten Motorik sowie einem günstig beeinflussten Energieverbrauch.

Tab. 5: Das Bausteinprinzip der 3 Full Body Workouts des Cardio-Trainingssystems

Full Body Workouts Level 1/2/3	13 Übungen pro Programm	Übungszeit: bis 20 Min.
Warming-Up	1. Wahrnehmen	bis 5 Min.
	2. Aktivieren	bis 1 Min.
Mobilisation Bewegungsmodul 1	3. Übung 1	bis 1 Min.
	4. Übung 2	bis 1 Min.
	5. Übung 3	bis 1 Min.
Koordination Bewegungsmodul 2	6. Übung 1	bis 1 Min.
	7. Übung 2	bis 1 Min.
	8. Übung 3	bis 1 Min.
Kräftigung Bewegungsmodul 3	9. Übung 1	bis 1 Min.
	10. Übung 2	bis 1 Min.
	11. Übung 3	bis 1 Min.
Cool-Down	12. Entschleunigen	bis 2 Min.
	13. Nachspüren	bis 3 Min.

Eingerahmt wird der Bewegungskern der Programme durch das Warming-Up und das Cool-Down mit jeweils zwei Übungen. Beim Warming-Up beinhaltet die erste Übung die körperliche Introspektion, also ein Gesamtkörperscan zur Förderung der Körperwahrnehmung. Dieser dauert bis zu 5 Minuten und kann im Laufe eines nachhaltigen Trainings auf 1 bis 2 Minuten reduziert werden. Die zweite Übung dient dazu, vom Ruhezustand aus den Körper physiologisch zu erwärmen und auf 'Betriebstemperatur' zu bringen, also die kontrollierte Hinführung zu 60-70% der maximalen Herzfrequenz.

Beim Cool-Down geht es wiederum darum, den Körper von der 'Betriebstemperatur' in den Ruhezustand zu bringen. Dies erfolgt mit dem 'Entschleunigen' in 2 Minuten. Dem folgt mit dem Erreichen des Ruhezustandes das 'Nachspüren', das bis 3 Minuten dauern kann. Dieses hat zum Ziel, die zuvor aktivierten Muskeln per Bodyscan nochmals bewusst wahrzunehmen.

Trainingsprinzipien

Allgemeine Prinzipien zum Training

Die folgend angeführten Trainingsprinzipien helfen Ihnen dabei, Ihr Training optimal zu gestalten:

- **Körperscan:** Die Full Body Workouts beginnen immer mit einer Übung zur Körperwahrnehmung. Sie hilft Ihnen, Ihren Körper als gefühltes Bild im Kopf visualisieren zu können. Dies führt dazu, dass Sie mit zunehmendem Training im Alltag schnell wissen, was dem Körper gerade guttut. Spüren Sie deshalb vor dem Üben in sich hinein, und beachten Sie Signale, die Sie aus der Selbstbeobachtung gewinnen.

- **Atemfluss:** Bewusstes, ruhiges Atmen bildet eine Grundlage des SeKA-Systems (vgl. hierzu Seite 19). Es gilt für alle Programmgruppen und somit auch für das Cardio-Trainingssystem. Denn bewusstes Atmen erleichtert das konzentrierte Einfinden in die Übungen und die Aufrechterhaltung einer hohen Konzentration über ein Programm hinweg. Deshalb ist in unseren Programmen die Atmung gezielt in die Übungen integriert. Die Atmung steht im Einklang mit der Bewegung. So können Sie sich vertieft auf Vorgänge im Inneren des Körpers konzentrieren, was wiederum die Voraussetzung für ein differenziertes Erspüren und Wahrnehmen momentan ablaufender Körpervorgänge auch bei dynamischen Bewegungsausführungen ist. Nicht zuletzt beeinflusst eine bewusste Atmung das vegetative Nervensystem positiv: Es bringt den Körper in die richtige Balance und regt Vitalfunktionen wie Verdauung, Stoffwechsel oder Herzschlag an.

- **Rhythmus:** Achten Sie darauf, die Übungen und Übungsabfolgen dynamisch im Fluss auszuführen. Gegebenenfalls können Sie beschleunigen oder entschleunigen, um im Rahmen der vorgegebenen Intensitäten von 60-70% Ihrer maximalen Herzfrequenz zu bleiben. Sie verinnerlichen dann von selbst, worauf es bei den einzelnen Übungen ankommt.

- **Reflexion:** Vor allem zu Beginn des Trainings erleichtert Ihnen ein Innehalten zwischen den Übungen, sich Fragen zu beantworten: Läuft die Ausführung der Bewegung rund? Ist der Spielraum der Bewegung eingeengt? Ist die Übung unangenehm? Habe ich Beschwerden oder gar Schmerzen während der Bewegung? Wo genau tut eine Bewegung besonders gut? Wenn Sie also bedacht üben, verstärkt dies die Konzentration auf sich selbst. Denn erst das aufmerksame, spürende und sensorisch wahrnehmende Üben verleiht dem Training seine Wirkung, indem der Geist ruhig und das Bewusstsein hellwach wird. Die Übungen fordern und fördern deshalb ein hohes Maß an mentaler und körperlicher Präsenz. Gleichzeitig entwickelt sich Ihre Wahrnehmung für deren Wirkungen. Dies hilft Ihnen, Ihr Cardio-Training als Körper-Achtsamkeits-Praxis in Ihren Alltag zu integrieren.

- **Trainingsfläche:** Achten Sie in jedem Fall auf eine Trainingsfläche, die multidirektional-dynamische Übungen berücksichtigt, d.h. in verschiedene Richtungen, ermöglicht.

- **Trainingsquantität:** Versuchen Sie tagtäglich, die Mini Workouts und Compact Workouts in Ihren Alltag zu integrieren. Darüber hinaus können Sie bei entsprechender Fitness mit unseren Full Body Workouts idealerweise zwei bis drei Mal pro Woche trainieren.

■ **Trainingskontinuität:** Grundsätzlich gilt, konstant und regelmäßig zu trainieren. Weiterhin gilt, dass es allemal besser ist, nur ein bisschen oder immer mal wieder zu trainieren, als wegen eines schlechten Gewissens dauerhaft inaktiv zu bleiben.

■ **Trainingsunterbrechung:** Wenn Sie mehrere Tage oder auch Wochen nichts mehr getan haben, brauchen Sie kein schlechtes Gewissen zu haben. Machen Sie da weiter, wo Sie aufgehört haben.

■ **Alleine üben:** Die Konzentration nach innen gelingt besser, wenn Sie Programme und Übungen anfangs in einer für Sie angenehmen Umgebung allein durchführen, auch wenn es vielleicht in einer Bürogruppe oder im Freundeskreis anfangs mehr Spaß macht.

■ **Kleidung:** Generell sollten Sie beim Üben keine beengende Kleidung tragen – vor allem sollten Bauch und Leistengegend nicht eingeschnürt sein. Auch ein enger Gürtel beeinträchtigt. Bei Frauen können zu kurze oder lange Kleider bei springenden oder schwingenden Übungen stören. Bei dem Level-3-Cardio-Programm und grundsätzlich im Homeoffice sollten Sie mit Sportkleidung trainieren, da Sie ins Schwitzen kommen.

■ **Essen vor dem Training:** Das Cardio-Training ist dynamisch ausgelegt. Obwohl die Durchführung eines Programms nur wenig Zeit in Anspruch nimmt, sollten Sie keinesfalls mit vollem Magen trainieren. Gegen ein Training nach Zwischenmahlzeiten spricht nichts, wenn Sie sich dabei wohl fühlen. Sie werden aber merken, dass ein leerer Magen die Praxis erleichtert, indem Sie sich schneller in Achtsamkeitsprozesse einfinden und Ihnen auch die körperlichen Übungen leichter fallen. Andererseits sollten Sie es vermeiden, mit einem knurrenden Magen in die Übungen zu starten.

■ **Hören Sie auf Ihren Körper:** An manchen Tagen ist man einfach nicht fit. Sollten Sie das Gefühl haben, dass die Durchführung belastet, verzichten Sie auf das Training, und versuchen Sie es einfach am nächsten Tag wieder. Kein Tag ist dem anderen gleich. Erzwingen steht nachhaltigem Tun entgegen.

Spezielle Trainingsprinzipien

■ **Zeitvorgaben:** Wir empfehlen Ihnen, sich zu Beginn des Trainings an unseren Zeitangaben zu orientieren. Mit der Zeit können Sie dann Übungen, die für Sie besonders wohltuend sind, ausdehnen. So können Sie bei Bedarf die Übungsdauer individuell regulieren, indem Sie die Wiederholungszahl entsprechend anpassen. Allerdings sollten Sie darauf achten, im Rahmen Ihrer individuellen Leistungsfähigkeit zu bleiben und sich nicht zu überlasten.

■ **Auf den Puls achten:** Der optimale Trainingseffekt basiert primär auf der Erreichung und Einhaltung des Trainingspulses von 60-70% der maximalen Herzfrequenz über die komplette Zeit. Mit den Formeln der Info-Tafel (S. 54) können Sie diese berechnen.
Es ist schwierig, den Puls genau zu halten. Sie sollten allerdings darauf achten, dass der Wert nicht um ±5 Schläge über- bzw. unterschritten wird. Bei einem zu hohen Puls führen Sie die Bewegungsfolge einfach langsamer aus. Es geht nicht um die Anzahl der erreichten Bewegungsfolgen,

Trainingseinschränkungen

Unsere Übungen sind für Personen ohne Vorerkrankungen gesundheitsfördernd. Aus diesem Grunde haben wir den Programmen und Übungen keinen Warnkatalog beigefügt. Wir setzen auf Sie als mündige Übende!

Grundsätzlich kann mit unseren Programmen trainiert werden, ohne die Gefahr einer Hypoglycämie (Unterzuckerung) oder eine Überbelastung des Herz-Kreislauf-Systems aufkommen zu lassen. Dies ist der moderaten Belastung von 60 bis 70% der individuellen maximalen Herzfrequenz in Verbindung mit der geringen zeitlichen Dauer der Cardio-Programme geschuldet. Entsprechend sind bei Personen ohne gesundheitliche Einschränkung und einem altersüblichen Fitness-Level, gerade auch in Bezug auf die Ausführungszeit, keine negativen Folgen zu erwarten.
Personen, die Vorerkankungen aufweisen, wird vor der Durchführung eine ärztliche Untersuchung empfohlen.

sondern um den Puls! Führen Sie sich dies beim Training immer vor Augen! Bei einem zu niedrigen Puls wird ebenfalls über die Geschwindigkeit der Bewegungsausführung gegengesteuert – versuchen Sie, die Bewegungsfolge schneller durchzuführen. Aber vergessen Sie bitte nicht, immer mal wieder den Puls zu kontrollieren. Am einfachsten ist die Pulsmessung durch Palpation, also das Ertasten und Messen des Pulsschlages einer Arterie mit der Hand. Am sichersten gelingt dies an einer Stelle, wo eine Arterie dicht unter der Haut verläuft, etwa am Handgelenk oder am seitlichen vorderen Hals unterhalb des Unterkiefers. Eine Messung mittels Palpation bedingt jedoch eine Unterbrechung der Bewegungsausführung und stört damit eine durchgängige Herzfrequenzansteuerung. Sie sollte jedoch zu Beginn des Trainingsprozesses erfolgen, um ein Gefühl für die eigene Herzfrequenz zu bekommen. Falls Sie eine Pulsuhr zur Verfügung haben, verwenden Sie diese.

- **Bewegungen kontrolliert ausführen:** Im Laufe der Programmausführung kann es durch Ermüdungserscheinungen zu unkonzentrierten Bewegungsausführungen kommen. Dies ist nicht schlimm, versuchen Sie aber, sich auf die Bewegungsausführung zu konzentrieren und diese bewusst durchzuführen. Durchgängig fehlerhaft ausgeführte Bewegungen können Probleme (z.B. Verspannungen) verursachen.

- **Auf die Gelenke achten:** Die Bewegungsfolgen beinhalten teilweise Schlagelemente oder auch Trittelemente, die je nach Puls in einer entsprechenden Ge-

Trainingspuls von 60% und 70% berechnen

einfach - aber ungenau:
60% = [200 - Alter] * 0,6
70% = [200 - Alter] * 0,7
nach Fox, Haskell, 1970

komplexer - aber präzise:
Frauen 60% = [206 - [0,88 x Alter]] * 0,6
Frauen 70% = [206 - [0,88 x Alter]] * 0,7
Männer 60% = [207 - [0,7 x Alter]] * 0,6
Männer 70% = [207 - [0,7 x Alter]] * 0,7

Berechnung für Frauen nach Gulati et al., 2010; Such & Meyer, 2010 – für Männer nach Tanaka, Monahan & Seals, 2001

schwindigkeit ausgeführt werden. Hierbei ist unbedingt darauf zu achten, dass die Gelenke nicht vollständig gestreckt werden. Wenn Sie also z.B. einen Faustschlag machen, achten Sie darauf, dass Sie den Arm nicht vollständig strecken und das Ellenbogengelenk noch leicht gewinkelt ist. Hierdurch wird die erzeugte Kraft über die Muskulatur kompensiert und belastet nicht das Gelenk. Probieren Sie es zu Beginn aus - Sie werden den Unterschied spüren.

Trainingsprozess

Der Zugang zu unserem Cardio-Trainingssystem hängt von Ihrer körperlichen Fitness und Ihren emotionalen Bedürfnissen ab. Deshalb gibt es keinen einheitlichen Einstieg in unser Trainingsangebot, sondern verschiedene gleichwertige Zugänge. Wählen Sie den für Sie angemessenen Weg, dann können Sie sicher sein, dass Sie die positiven Auswirkungen der Übungen auf Körper und Geist von Beginn an erfahren. Folgend geben wir Ihnen Hilfen zur Orientierung und Optimierung Ihres Trainings.

Mini Workouts am Arbeitsplatz

Um ein Gefühl für ein moderates Cardio-Training mit Pulskontrolle zu entwickeln, sollten Sie zunächst die Mini Workouts durchführen. Fangen Sie mit denjenigen Kurzprogrammen an, die Ihnen leicht fallen, weil sie Ihrem derzeitigen Fitnessgrad entsprechen. Beginnen Sie innerhalb der Mini Workouts zunächst mit den drei Level-1-Programmen und einer ½ Minute pro Übung, sodass Sie bei 4 Übungen je Workout 2 Minuten in Bewegung sind. Danach stehen Ihnen weitere drei Programme in Level 2 und drei Programme in Level 3 zur Verfügung.

Compact Workouts in der Bewegungspause

Nachdem Sie erste Erfahrungen mit den Mini Workouts gesammelt haben, können Sie zu den Compact Workouts übergehen. Dies bietet sich insbesondere dann an, wenn Sie mehr Zeit für Ihr Training haben und die Aktivpause ausdehnen können.

Full Body Workouts im Homeoffice und in der Freizeit

Die Full Body Workouts sind für das Homeoffice und die Freizeit gedacht. Starten Sie mit dem Level-1-Programm: Lassen Sie bei den ersten Trainings die Übungen weg, die Ihnen augenscheinlich Schwierigkeiten bereiten oder zu anspruchsvoll sind. Üben Sie mit Bedacht, und geben Sie Ihrem Körper die Möglichkeit, sich den anfangs ungewohnten Anforderungen anzupassen. Wie schon bei den Mini Workouts und Compact Workouts werden Sie merken, dass Ihnen einzelne Übungen im Trainingsfluss schnell leichter fallen und sich dann auch die für Sie anfänglich etwas schwieriger anmutenden Übungen in tegrieren lassen. Nach kurzer Zeit werden Sie auch feststellen, dass sich Bewegungsabläufe in Ihrem Körpergedächtnis zunehmend einprägen und Sie die Wirkungsvielfalt einzelner Übungen differenzierter wahrnehmen können.

Ihre Bewegungen innerhalb der Übungen werden Sie immer feiner koordinieren können, und auch die Übergänge werden fließender. Dies steigert die Lust auf ein nachhaltiges Training und darauf, die

Übungen in den persönlichen Alltag zu integrieren, sooft es geht.

Personalisiertes Training

Wenn Sie Erfahrungen mit unseren Programmformaten gesammelt haben, können Sie jederzeit eigene Programme zusammenstellen. Denkbar wäre vor allem eine Kombination von Übungen, die Ihnen besonders wohltun. Sie könnten sich auch Übungen herauspicken, mit denen Sie gezielt eigenen Schwächen entgegenwirken können: also Beweglichkeitsübungen, wenn Sie etwa zu steif sind, oder Kraftübungen zur Stärkung von Körper-Muskulaturen. Ideen hierzu geben wir Ihnen im Abschnitt 'Specials' auf den Seiten 133 bis 137.

Nachhaltiges Training

Sie können auf Dauer bei den täglichen Mini Workouts sowie den Compact Workouts und ergänzend dazu beim Full Body Workout Level 1 bleiben. Gegebenenfalls erhöhen Sie die Bewegungssequenzen bei den einzelnen Übungen oder aber Sie verlängern die Übungen zeitlich. Aber nur dann, wenn Sie den Intensitätsrahmen von 60-70% Ihrer maximalen Herzfrequenz einhalten.

Wenn die Aneignung des Level-1-Programms gelungen ist, und das ist schon nach wenigen Durchgängen der Fall, können Sie sich je nach Fitnessgrad an Level 2 und Level 3 wagen. Auch hier gilt wiederum, auf die vorgegebenen Herzfrequenzen zu achten.

Wenn Sie fit genug sind und genügend Zeit haben, können Sie die Programme in ihrer Gesamtheit abwechselnd über die Woche hinweg verteilen. Damit festigen Sie Bewegungsabläufe, wodurch Sie bewusster die wohltuende und vitalisierende Wirkung des Cardio-Trainings spüren können.

Das hat auch zur Folge, dass eine vielleicht vorhandene Trägheit leichter überwunden wird und der sprichwörtliche innere Schweinehund mehr und mehr in den Hintergrund tritt.

Cardio-Training mit System

Mini Workouts

Mini Workout 1 – Level 1

Das Mini Workout dauert 2 bis 4 Minuten, wenn jede Übung ½ Minute bis 1 Minute durchgeführt wird:

X-Swing	Mobilisation
Jab frontal	Koordination
Squat	Kräftigung
Nachspüren	Cool-Down

Beim *X-Swing* – Arme überkreuzen – werden die oberen und unteren Extremitäten mobilisiert. Dabei stehen Schultergürtel und Brustwirbelsäule im Fokus. Der Zehenstand aktiviert zudem Füße und Beine.

Der *Jab frontal* – gerader Faustschlag – beinhaltet eine einfache, dynamisch ausgeführte Schlagtechnik. Es ist eine Basisübung zur Einführung in die Schlagtechniken. Die Arme als auch der Rumpf werden gekräftigt. Ebenso wird die Koordination geschult, denn diese Übung erfordert einen kombinierten Arm- und Schultereinsatz.

Der *Squat* – Kniebeuge – ist eine grundlegende Übung für eine Ganzkörperkräftigung. Sie beansprucht vor allem den Unterkörper, also die Oberschenkel- und Gesäßmuskulatur. Zudem wird der Rücken aktiviert, da dieser stets leicht nach vorne geneigt und unter Spannung aufrecht gehalten wird.

Nachspüren
Stehen Sie entspannt, und spüren Sie den Übungen des Mini Workouts nach! Dies dient dazu, bewusst zum Ruhepuls zurückzukehren. Und: Wenn Sie den körperlichen Wirkungen des Mini Workouts vor Ihrem geistigen Auge nachspüren, wird Ihr Training aus neurophysiologischer Sicht auf Dauer wirksamer.

X-Swing

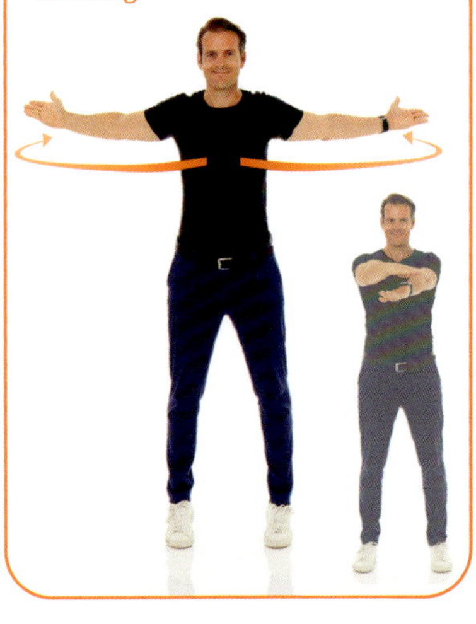

Jab frontal

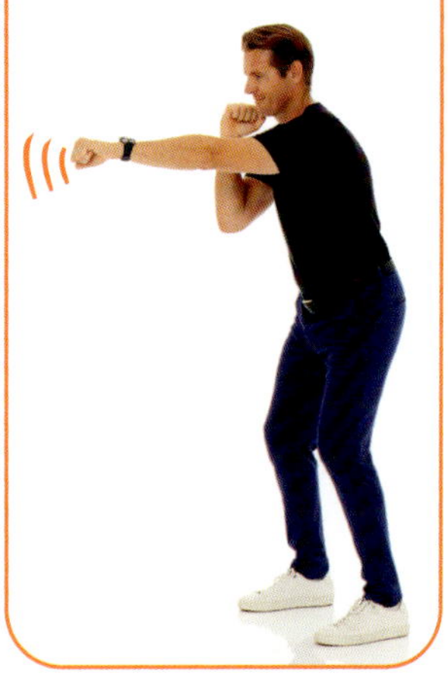

Squat

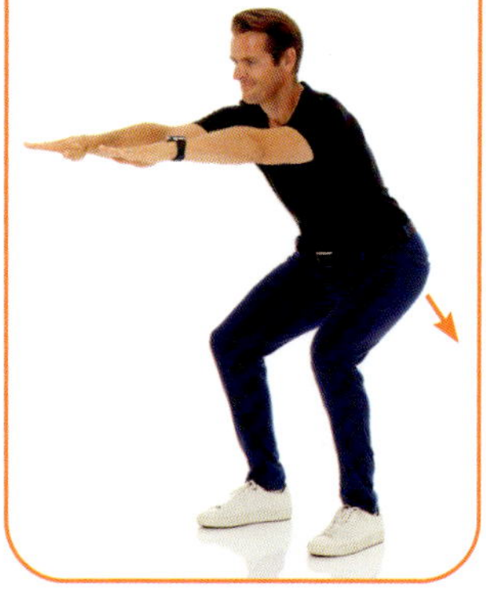

X-Swing | Mobilisation |

Der X-Swing – Arme überkreuzen – mobilisiert Schultergürtel sowie Brustwirbelsäule. Der Zehenstand aktiviert zudem Füße und Beine.

■ Stehen Sie schulterbreit, Ihre Knie sind leicht gebeugt. Strecken Sie beide Arme schulterhoch nach vorne aus. Die Handflächen zeigen nach unten. [Bild 1] Schultern tief. Arme bis in die Fingerspitzen unter Spannung.

■ Einatmend schwingen Sie beide Arme dynamisch seitlich bis leicht hinter Ihren Körper. Gleichzeitig drücken Sie sich auf die Zehenspitzen ab. [Bild 2] Schulterblätter aktiv beim 'Nach-hinten-Schwingen' zusammenziehen. Arme und Fingerspitzen unter Spannung. Bauchmuskeln anspannen.

■ Ausatmend schwingen Sie Ihre Arme über die Ausgangsstellung hinaus zurück, sodass sich die Arme vor der Körpermitte überkreuzen und ein horizontales X bilden. Dabei wippen Sie von Ihren Zehenspitzen zurück auf die gesamte Fußsohle. [Bild 3] Oberkörper dynamisch mitschwingen. Bauchmuskeln anspannen.

■ Wiederholen Sie den X-Swing. Im vorgegebenen Atemrhythmus schwingen.

Intensivieren
Geschwindigkeit und Dynamik erhöhen.

Reduzieren
Geschwindigkeit und Dynamik verringern.

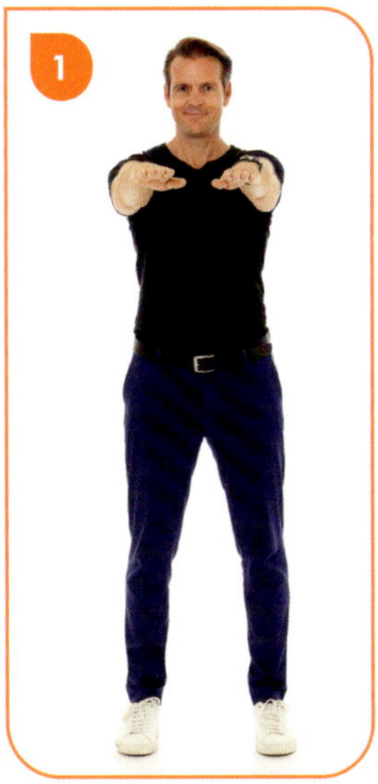

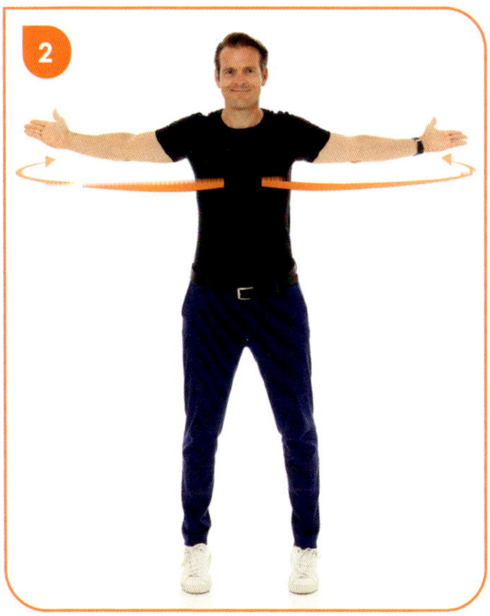

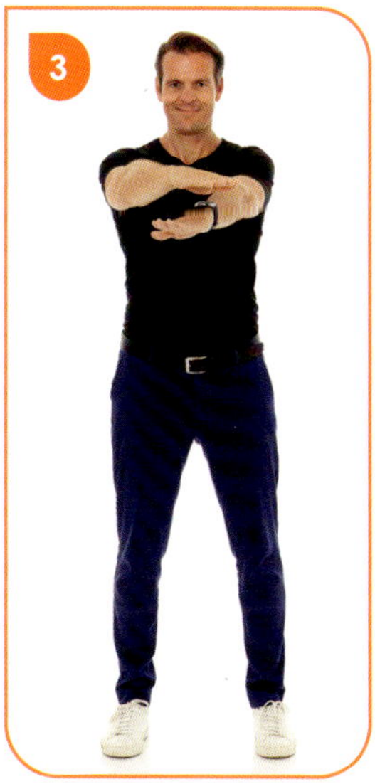

Jab frontal | Koordination |

Der Jab frontal – gerader Faustschlag – kräftigt die Arme als auch den Rumpf und erfordert einen kombinierten Arm- und Schultereinsatz.

■ Stehen Sie schulterbreit in der Boxerhaltung. Die Ellenbogen sind gebeugt und nah am Körper, Ihre Fäuste vor Ihrem Gesicht auf Kinnhöhe. Die Daumen sind außerhalb der geballten Fäuste und zeigen zueinander. [Bild 1]

■ Ausatmend führen Sie mit der linken Faust einen geraden Schlag nach vorne etwa auf Kinnhöhe aus. Dabei dreht der linke Unterarm nach innen, sodass der Handrücken nach oben zeigt. Die linke Schulter rotiert mit der Schlagbewegung leicht mit. [Bild 2] Explosiv und hörbar ausatmen. Schlagarm leicht gebeugt lassen und nicht durchstrecken. Handrücken und Unterarm bilden eine Linie. Beine und Hüfte bleiben weitgehend fixiert.

Intensivieren
Geschwindigkeit erhöhen und sich dabei tänzelnd durch den Raum bewegen. Oberkörper und Hüfte rotieren beim Jab mit. [Bild 3]

Reduzieren
Geschwindigkeit verringern.

■ Einatmend ziehen Sie Ihren Schlagarm in die Boxerhaltung zurück.

■ Dann führen Sie die Bewegung sofort mit der anderen Seite durch.

■ Wiederholen Sie die Jabs im Wechsel. Vorgegebenen Atemrhythmus einhalten.

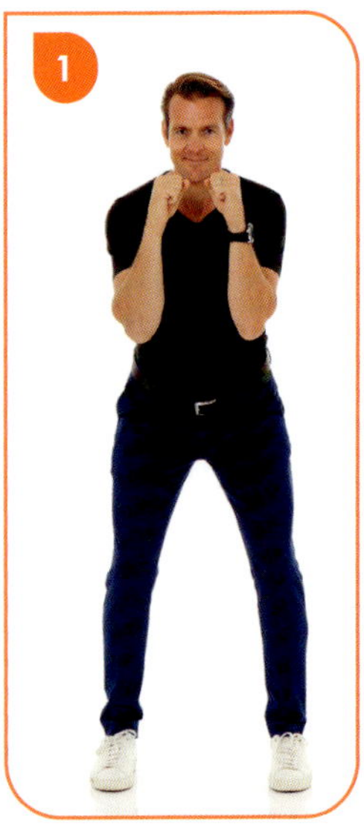

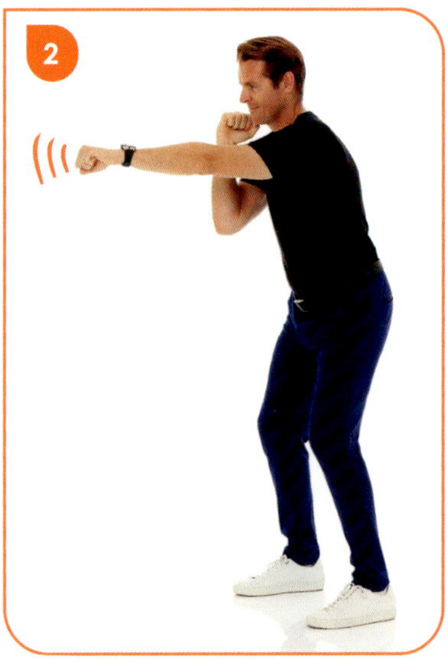

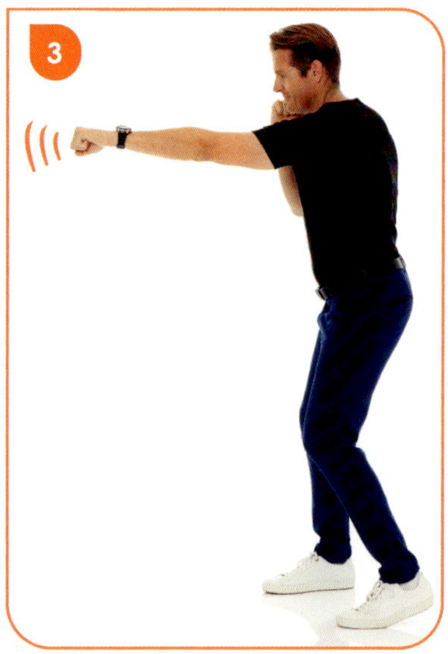

Squat | Kräftigung |

Der Squat – Kniebeuge – kräftigt die Oberschenkel- und Gesäßmuskulatur, durch die Halteposition aber auch den Rumpf.

■ Stehen Sie schulterbreit, Ihre Fußspitzen zeigen leicht nach außen. Ihre Arme sind seitlich neben dem Körper, berühren diesen aber nicht. [Bild 1]

■ Einatmend gehen Sie in eine halbe Kniebeuge, indem Sie Ihr Gesäß nach hinten-unten schieben. Gleichzeitig führen Sie Ihre Hände gestreckt vor Ihren Körper auf Schulterhöhe. Die Handflächen zeigen nach unten. Ihr Gewicht liegt jetzt auf den Fersen, Ihr Rücken bleibt gerade. [Bild 2] Knie nach außen drehen. Bauchmuskeln und unteren Rücken anspannen. Hohlkreuz vermeiden. Knie nicht über Fußspitzen führen. Kopf in Verlängerung der Wirbelsäule.

Intensivieren
Tiefere Kniebeuge bis unterhalb der Knie. Langsam tief-, schnell hochgehen.

Reduzieren
Höhe der Kniebeuge verringern.

■ Ausatmend kehren Sie zurück in die Ausgangsposition. Schultern, Hüfte, Knie und Fersen bilden eine Linie.

■ Fangen Sie mit dem Squat zunächst langsam an, dann werden Sie schwungvoller. Rumpf- und Armspannung beibehalten. Atemrhythmus wie vorgegeben.

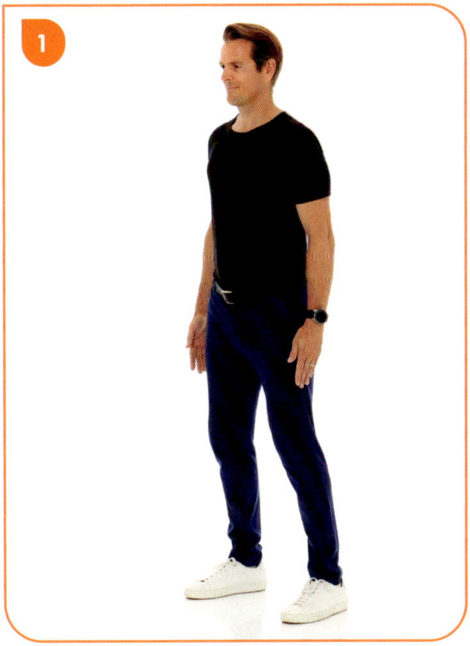

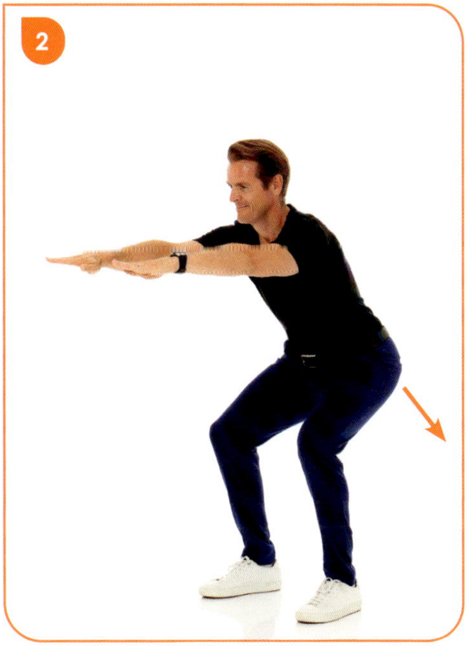

Mini Workout 2 – Level 1

Das Mini Workout dauert 2 bis 4 Minuten, wenn jede Übung ½ Minute bis 1 Minute durchgeführt wird:

Upper Body Twist	Mobilisation
Frontkick low	Koordination
Rotating Arms	Kräftigung
Nachspüren	Cool-Down

Beim *Upper Body Twist* – Oberkörperdrehung – wird der Rumpf durch dynamisch-rotierende Bewegungen mobilisiert. Dabei wird der Oberkörper verdreht, gedehnt und erwärmt.

Der *Frontkick low* – tiefer Fußtritt – schult das Gleichgewicht durch den Einbeinstand. Ebenso werden durch die Kicks die Hüften mobilisiert sowie Gesäß und Rumpf gestärkt.

Die *Rotating Arms* – rotierende Arme – kräftigen den Schultergürtel und den Rumpf. Die Arme werden auf Schulterhöhe hoch gehalten und damit auch die Armmuskulatur gestärkt.

Nachspüren
Stehen Sie entspannt, und spüren Sie den Übungen des Mini Workouts nach! Dies dient dazu, bewusst zum Ruhepuls zurückzukehren. Und: Wenn Sie den körperlichen Wirkungen des Mini Workouts vor Ihrem geistigen Auge nachspüren, wird Ihr Training aus neurophysiologischer Sicht auf Dauer wirksamer.

Upper Body Twist

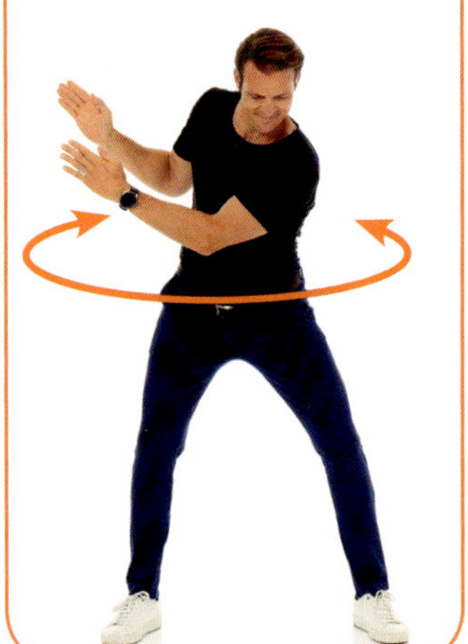

Frontkick low

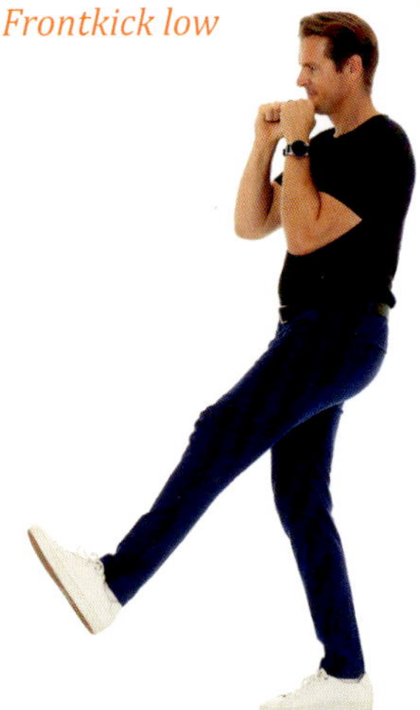

Rotating Arms

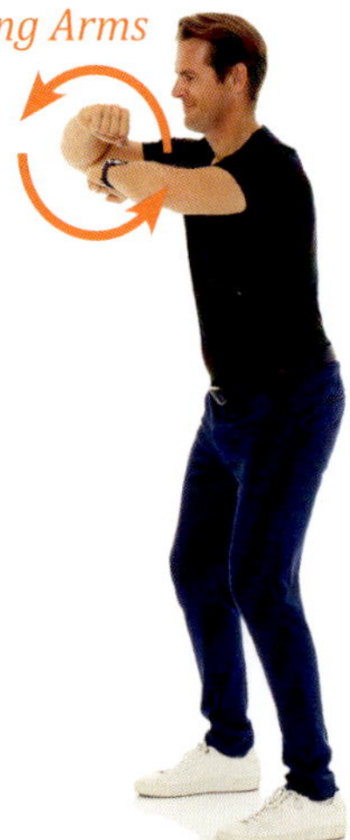

Upper Body Twist | Mobilisation |

Der Upper Body Twist – Oberkörperdrehung – mobilisiert den Rumpf durch dynamisch-rotierende Bewegungen.

■ Stehen Sie aufrecht in einer leichten Grätsche. Die Fußspitzen können dabei leicht nach außen zeigen. Gehen Sie nun in die halbe Kniebeuge. Winkeln Sie Ihre Arme im 90°-Winkel auf Bauchnabelhöhe vor Ihrem Körper an. Die Handflächen zeigen zueinander, die Fingerspitzen sind gestreckt. [Bild 1] Gesäß nach hinten-unten schieben. Arme bis in die Fingerspitzen unter Spannung.

■ Führen Sie nun dynamisch-rotierende Oberkörperdrehungen nach links und rechts durch. Die Arm- und Handhaltung wird beibehalten. Ihre Beine bleiben verwurzelt im Boden und bewegen sich nicht mit. Ihr Blick bleibt während der Übungsausführung nach vorne-unten gerichtet. Atmen Sie fließend ein und aus. [Bild 2] Bauchmuskeln anspannen. Rücken gerade. Arme bis in die Fingerspitzen unter Spannung. Abstand zwischen den Händen beibehalten.

Intensivieren
Rotationsgeschwindigkeit erhöhen.
Tiefere Grätsche und Kniebeuge.

Reduzieren
Geschwindigkeit verringern.

1
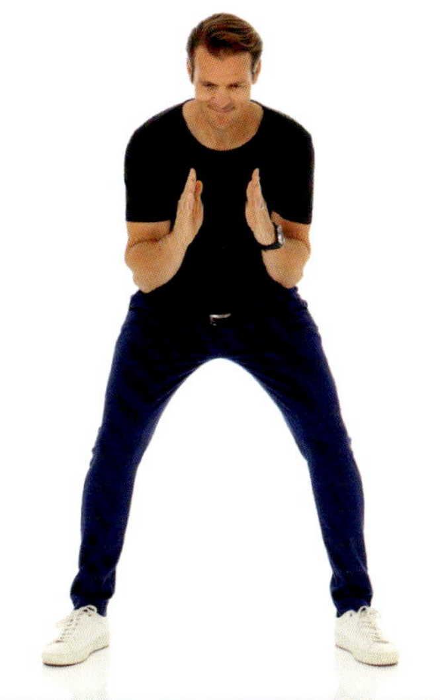

2
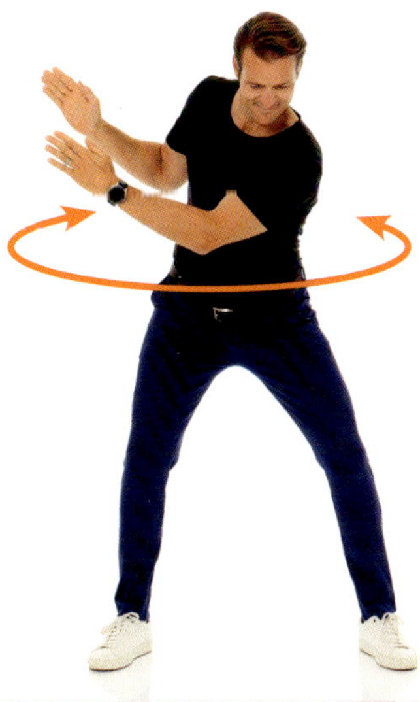

Frontkick low | Koordination |

Der Frontkick low – tiefer Fußtritt – schult das Gleichgewicht. Ebenso werden durch die Kicks die Hüften mobilisiert sowie Gesäß und Rumpf gestärkt.

- Stehen Sie schulterbreit in Boxerhaltung. Dann verlagern Sie Ihr Gleichgewicht auf das rechte, leicht gebeugte Standbein.
- Einatmend heben Sie das linke Knie hüfthoch an. [Bild 1] Ausatmend führen Sie mit dem linken Bein schnell und explosivartig einen Tritt nach vorne-unten aus. Ihre Fußspitzen sind dabei angezogen, die Hüfte bleibt fixiert. Strecken Sie das Bein ganz durch. [Bild 2] Arme während der gesamten Kickbewegung in Boxerhaltung halten. Bauchmuskeln anspannen. Sprunggelenk beim Tritt fixieren.

Intensivieren
Geschwindigkeit erhöhen.

Reduzieren
Geschwindigkeit verringern.

- Einatmend führen Sie das Knie des tretenden Beins dynamisch auf Hüfthöhe zurück und kommen ausatmend wieder in die schulterbreite Boxerhaltung.
- Dann führen Sie die Bewegung sofort mit der anderen Seite durch.
- Wiederholen Sie die Kicks im Wechsel.

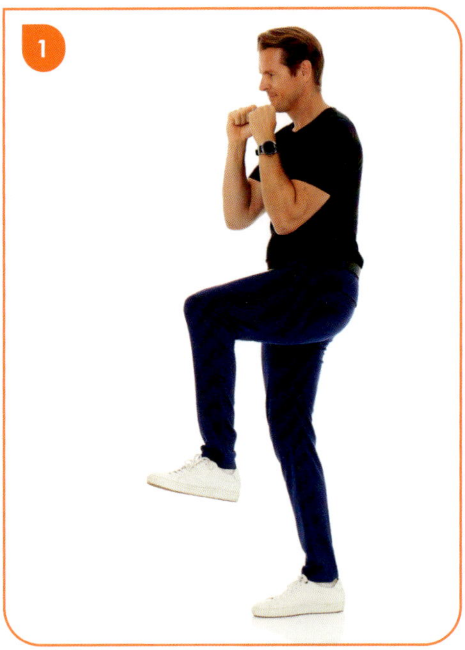

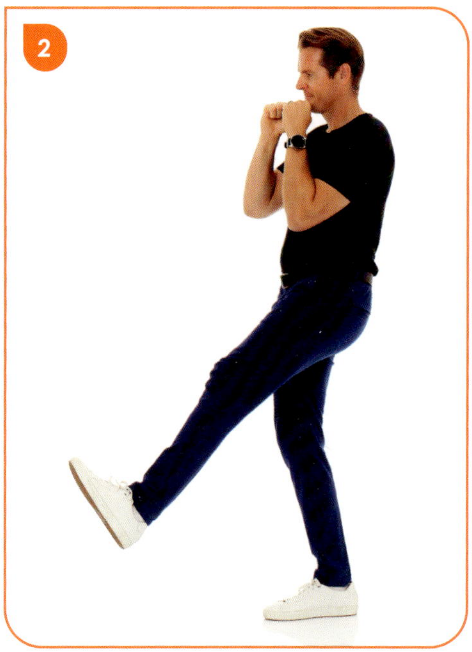

Rotating Arms | Kräftigung |

Die Rotating Arms – rotierende Arme – kräftigen den Schultergürtel, aber auch den Rumpf. Zudem wird die Armmuskulatur gestärkt.

- Stehen Sie schulterbreit mit leicht gebeugten Beinen in der Boxerhaltung. Die Ellenbogen sind gebeugt und Ihre Fäuste sind vor Ihrem Gesicht auf Kinnhöhe. Die Daumen sind außerhalb der geballten Fäuste.

- Führen Sie Ihre Ellenbogen zur Seite nach oben auf etwa Schulterhöhe. [Bild 1] Ellenbogen, Arme und Schultern bilden eine Linie. Fäuste und Kinn circa 30 Zentimeter voneinander entfernt.

- In dieser Haltung führen Sie rotierende Unterarmbewegungen im Uhrzeigersinn durch. Achten Sie darauf, dass sich Ihre Fäuste nicht berühren und diese fließend rotieren. Atmen Sie während der Bewegungsausführung bewusst ein und aus. [Bild 2] Schultern tief. Fließend atmen.

- Wiederholen Sie die Rotating Arms gegen den Uhrzeigersinn. Schultern tief. Fließend atmen.

Intensivieren
Geschwindigkeit erhöhen.

Reduzieren
Geschwindigkeit verringern.

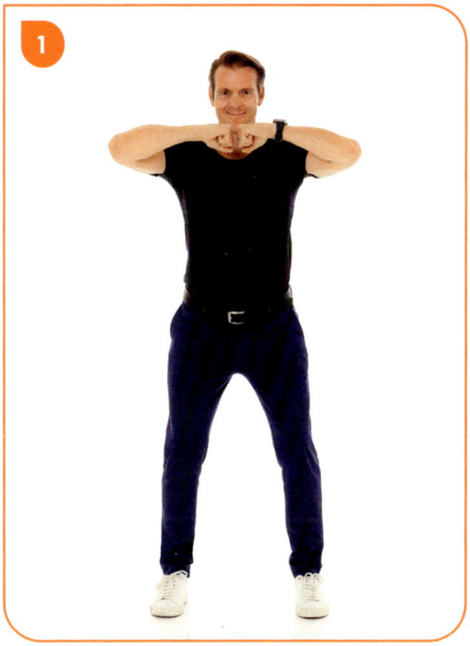

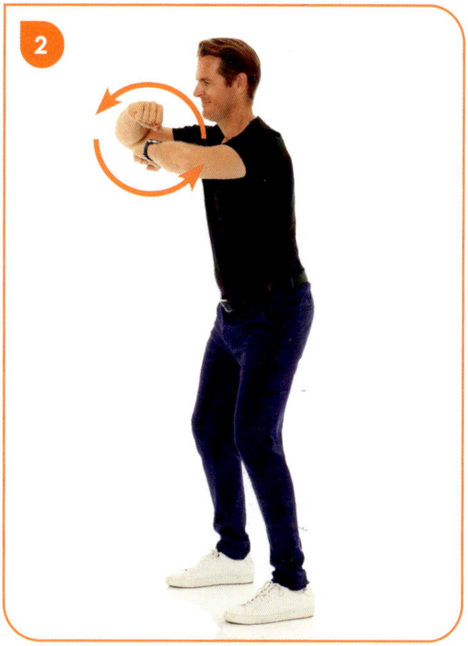

Mini Workout 3 – Level 1

Das Mini Workout dauert 2 bis 4 Minuten, wenn jede Übung ½ Minute bis 1 Minute durchgeführt wird:

High Knee	Mobilisation
Side Swing	Koordination
Lunge	Kräftigung
Nachspüren	Cool-Down

Die *High Knees* – Knieaufzüge – mobilisieren und erwärmen den Hüft- und Schulterapparat. Sie kontrahieren auch die gerade und schräge Bauchmuskulatur. Zusätzlich wird die Hüfte mobilisiert und die Rückenmuskulatur gedehnt.

Der *Side Swing* – seitlicher Schwinger oder auch langer Haken – fördert ein harmonisches Zusammenspiel von Hüfte, Oberkörper und Schulter. Er ist eine weitere Schlagtechnik, die einen koordinativ aufeinander abgestimmten Bein-Hüft-Arm-Einsatz erfordert.

Die *Lunges* – Ausfallschritte – kräftigen vor allem die Beine, aber auch das Gesäß. Ebenso werden Rückenmuskulatur und Hüftbeuger gedehnt.

Nachspüren
Stehen Sie entspannt, und spüren Sie den Übungen des Mini Workouts nach! Dies dient dazu, bewusst zum Ruhepuls zurückzukehren. Und: Wenn Sie den körperlichen Wirkungen des Mini Workouts vor Ihrem geistigen Auge nachspüren, wird Ihr Training aus neurophysiologischer Sicht auf Dauer wirksamer.

High Knee

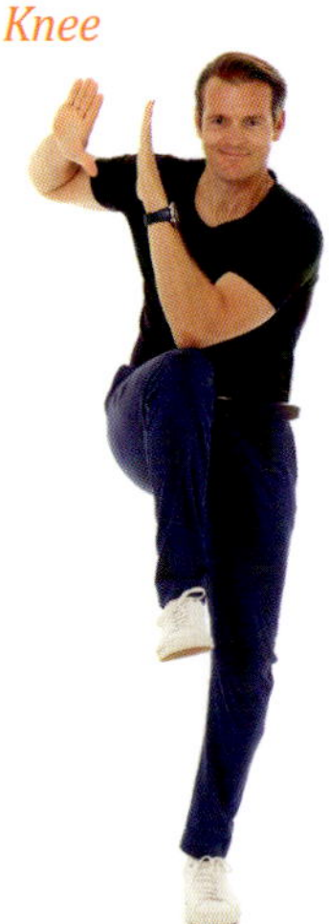

Side Swing

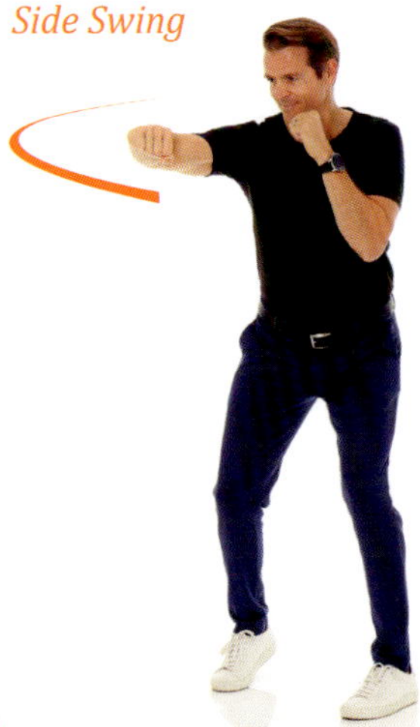

Lunge

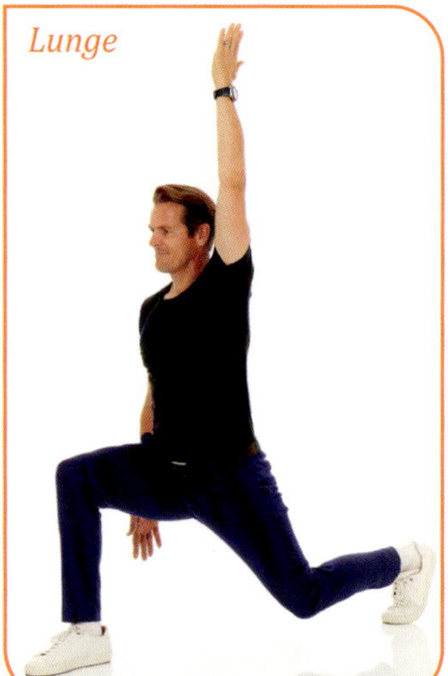

High Knee | Mobilisation |

Die High Knees – Knieaufzüge – mobilisieren den Hüft- und Schulterapparat und beanspruchen die Bauch- und Rückenmuskulatur.

■ Stehen Sie schulterbreit. Die Arme sind so angewinkelt, dass die Hände vor Ihrem Gesicht eine Raute bilden. Die Beine sind leicht gebeugt. [Bild 1]

■ Ausatmend bewegen Sie Ihren linken Ellenbogen und Ihr rechtes Knie etwa auf Bauchnabelhöhe dynamisch diagonal zueinander. [Bild 2] Standbein beugen. Fußzehen nicht in den Boden krallen. Bauchmuskeln anspannen. Rücken flexibel halten und mit der Bewegung mitgehen. Leichten Rundrücken bilden. Arme unter Spannung halten.

■ Einatmend kehren Sie in die Ausgangsstellung zurück.

Intensivieren
Geschwindigkeit erhöhen und zum diagonalen 'Crunch' erweitern. Dabei auf die Zehenspitzen gehen. [Bild 3]

Reduzieren
Geschwindigkeit verringern.

■ Im direkten Anschluss führen Sie die Bewegung mit der anderen Seite durch.

■ Wiederholen Sie die High Knees im Wechsel. Vorgegebenen Atemrhythmus beachten.

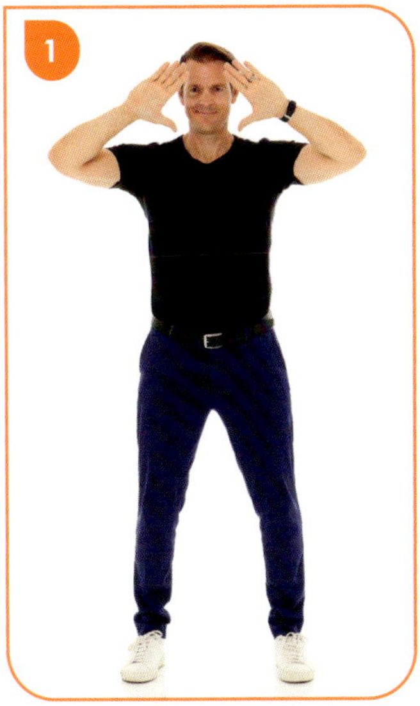

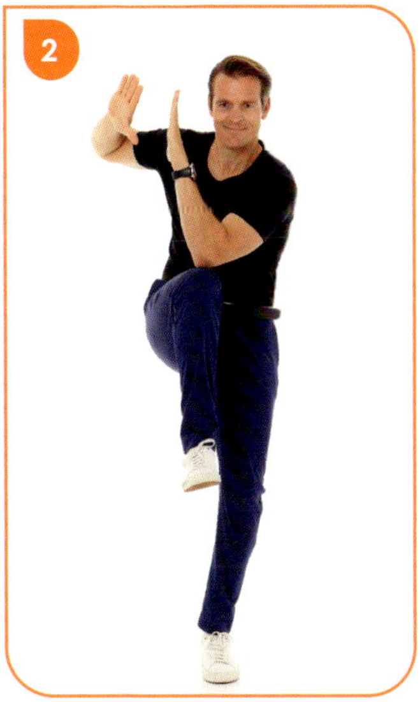

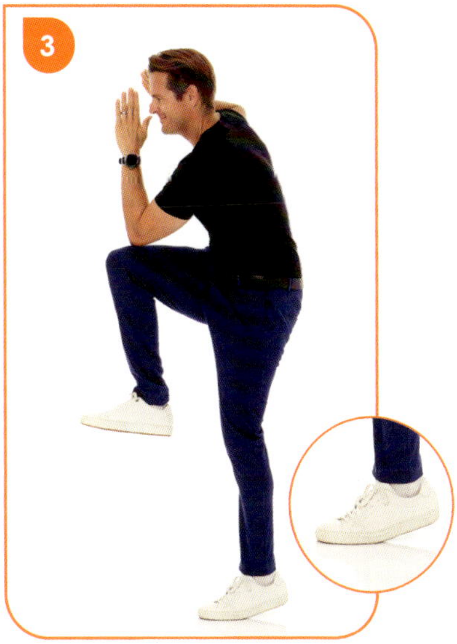

Side Swing | Koordination |

Der Side Swing – seitlicher Schwinger oder auch langer Haken – fördert ein harmonisches Zusammenspiel von Hüfte, Oberkörper und Schulter.

■ Stehen Sie schulterbreit in der Boxerhaltung. Die Ellenbogen sind gebeugt, Ihre Fäuste vor Ihrem Gesicht auf Kinnhöhe. Die Daumen sind außerhalb der geballten Fäuste und zeigen zueinander. [Bild 1] Dann gehen Sie leicht in die Knie und verlagern dabei Ihr Gewicht auf das rechte Bein.

■ Einatmend führen Sie Ihren angewinkelten rechten Arm zur Seite, und drücken Sie sich vom rechten Fußballen ab. Dann führen Sie ausatmend einen bogenförmigen Schlag nach vorne auf Schulterhöhe aus. Gleichzeitig werden rechte Schulter, Oberkörper und Hüfte miteingedreht. [Bild 2] Rechte Ferse dynamisch vom Boden abheben und leicht nach innen eindrehen.

■ Einatmend ziehen Sie Ihren Schlagarm in die Boxerhaltung zurück.

■ Dann führen Sie die Bewegung sofort mit der anderen Seite durch.

■ Side Swing im Wechsel wiederholen.

Intensivieren
Geschwindigkeit erhöhen.

Reduzieren
Geschwindigkeit verringern.

1

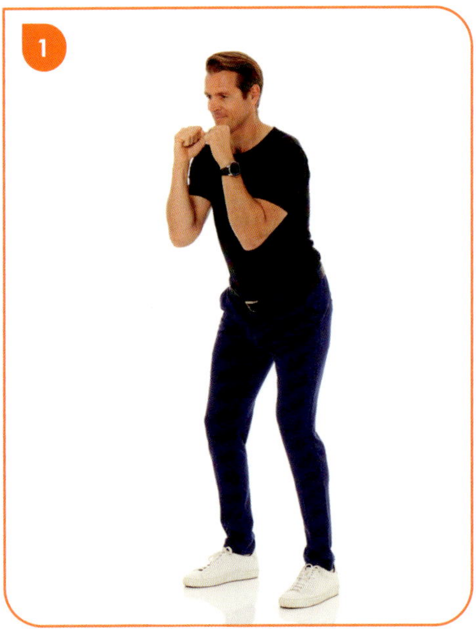

2

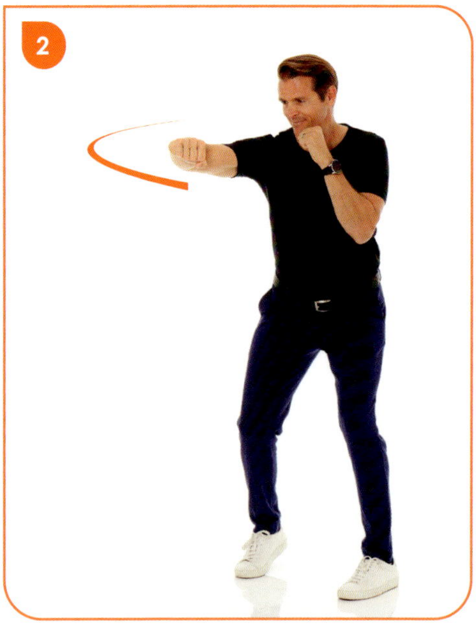

Lunge | Kräftigung |

Die Lunges – Ausfallschritte – kräftigen vor allem die Beine, aber auch das Gesäß. Ebenso werden Rückenmuskulatur und Hüftbeuger gedehnt.

■ Stehen Sie schulterbreit, Ihre Füße sind parallel zueinander. Die Arme sind so angewinkelt, dass die Hände vor Ihrem Gesicht eine Raute bilden. [Bild 1]

■ Einatmend führen Sie Ihr linkes Bein nach hinten auf den Fußballen und senken dabei Ihr hinteres Knie Richtung Boden. Gleichzeitig bewegen Sie Ihren linken Arm fast ganz gestreckt vor Ihrem Oberkörper nach oben, während Sie Ihren rechten Arm mit Spannung neben den rechten Oberschenkel nach unten strecken. [Bild 2] Bauch- und Gesäßmuskeln anspannen. Rechtes Knie in einem 90°-Winkel beugen. Rechtes Knie nicht über Fußspitze führen. Knie und Fußspitzen zeigen nach vorne. Schulterbreiter Abstand zwischen beiden Beinen im Ausfallschritt. 'Breite Brust': Brustbein nach oben schieben. Fingerspitzen beider Hände unter Spannung.

Intensivieren
Lunges im Wechselsprung ausführen.

Reduzieren
Die Knietiefe des hinteren Knies reduzieren. [Bild 3] Armbewegung auslassen.

■ Ausatmend kehren Sie in die Ausgangsstellung zurück.

■ Dann führen Sie die Bewegung sofort mit der anderen Seite durch.

■ Wiederholen Sie die Lunges im Wechsel.

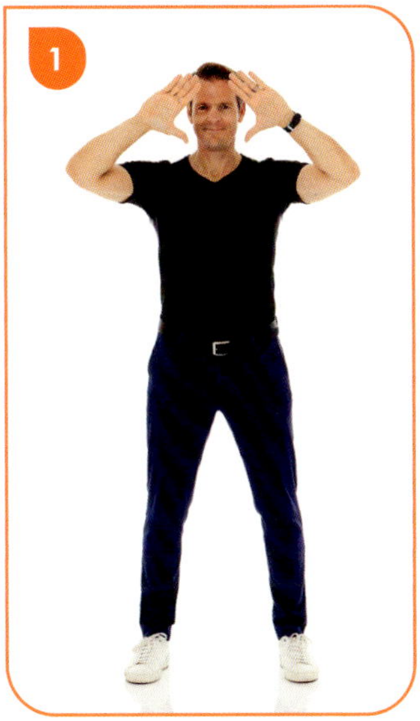

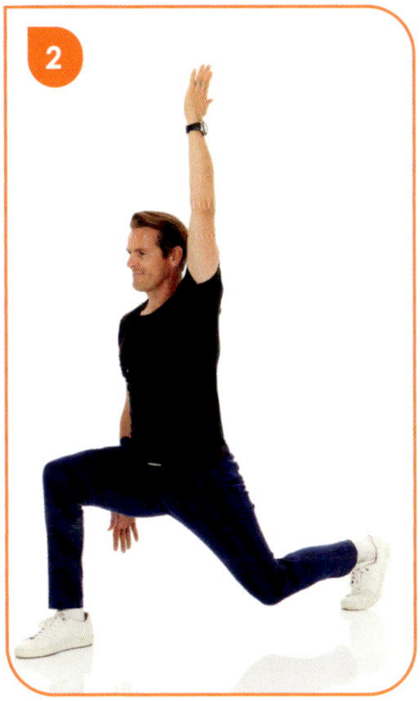

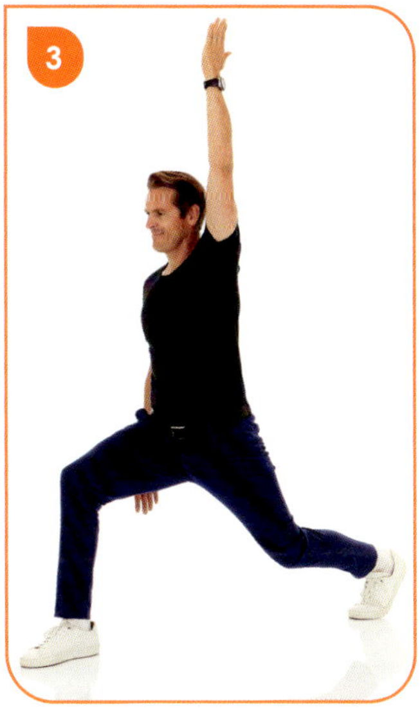

Mini Workout 4 – Level 2

Das Mini Workout dauert 2 bis 4 Minuten, wenn jede Übung ½ Minute bis 1 Minute durchgeführt wird:

Rope Skipping	Mobilisation
Jab high	Koordination
Side Lunge	Kräftigung
Nachspüren	Cool-Down

Das *Rope Skipping* – Seilspringen – mobilisiert fast alle Gelenke des Körpers, vor allem aber Sprung-, Knie- und Handgelenke. Diese werden 'geölt' und mit Synovialflüssigkeit versorgt, die als natürliches Schmiermittel in Gelenken, Schleimbeuteln und Sehnenscheiden dient.

Beim *Jab high* – Faustschlag nach oben – werden gerade Schläge nach schräg-oben ausgeführt, um neben der Kraft auch die Gleichgewichtsfähigkeit zu schulen. Außerdem aktiviert diese Übung Arme und Rumpf sowie intensiv den Schultergürtel.

Der *Side Lunge* – seitlicher Ausfallschritt – verlagert das Gewicht aus der Grätsche zur Seite. Er beansprucht primär den Unterkörper, also Oberschenkel- und Gesäßmuskulatur, und dehnt die Adduktoren. Zudem wird die Balance geschult.

Nachspüren
Stehen Sie entspannt, und spüren Sie den Übungen des Mini Workouts nach! Dies dient dazu, bewusst zum Ruhepuls zurückzukehren. Und: Wenn Sie den körperlichen Wirkungen des Mini Workouts vor Ihrem geistigen Auge nachspüren, wird Ihr Training aus neurophysiologischer Sicht auf Dauer wirksamer.

Rope Skipping

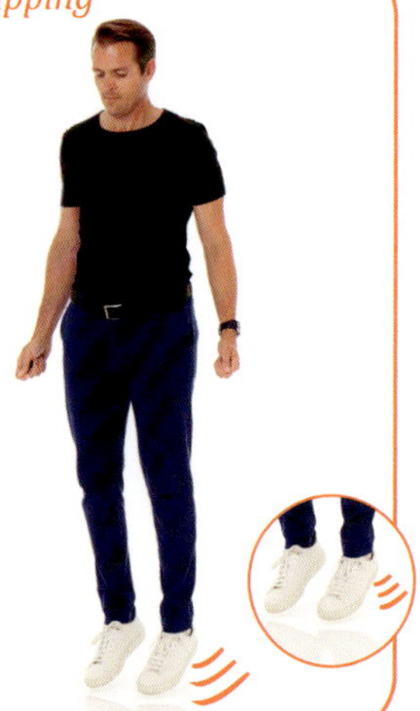

Jab high

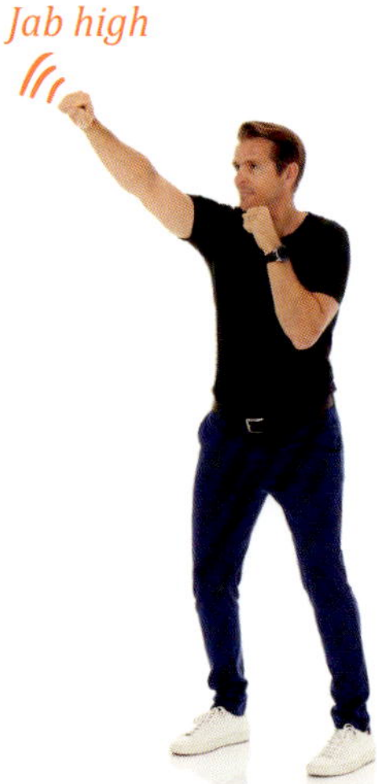

Side Lunge

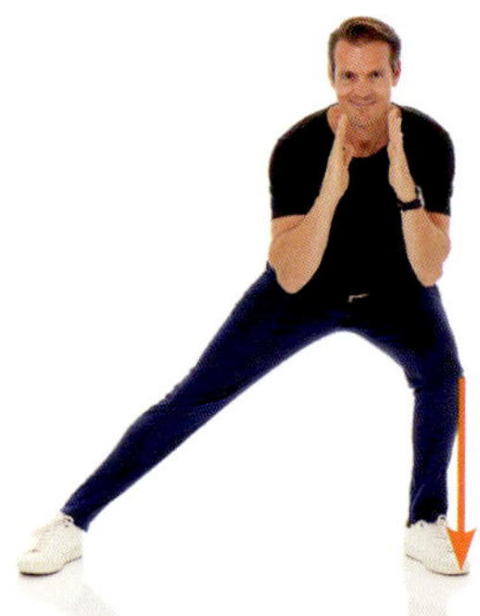

Rope Skipping | Mobilisation |

Das 'imaginäre' Rope Skipping – Seilspringen – mobilisiert fast alle Gelenke des Körpers, vor allem aber Sprung-, Knie- und Handgelenke.

- Stellen Sie sich aufrecht mit nahezu geschlossenen Beinen hin. Ihre Arme sind leicht gebeugt neben Ihrem Körper. Stellen Sie sich vor, dass Sie ein Sprungseil in den Händen halten. [Bild 1] Schultern sind tief.

- Schwingen Sie das 'imaginäre' Seil von hinten über Ihren Kopf hinweg nach vorne, indem Sie die Handgelenke dynamisch nach vorne kreisen. Drücken Sie sich nun mit beiden Fußballen vom Boden ab, kurz bevor das 'Seil' an Ihren Füßen ist. Wenn das 'Seil' unter den Füßen durchgeschwungen ist, landen Sie weich auf den Fußballen. Federn Sie das Körpergewicht mit den Knien ab. [Bild 2] Knie und Füße parallel zueinander und nach vorne ausrichten. Knie beim Sprung nahezu gestreckt lassen. Bauchmuskeln anspannen. Oberkörper aufrecht halten.

- Führen Sie das Rope Skipping rhythmisch durch. Dabei fließend atmen.

Intensivieren
Geschwindigkeit erhöhen. Zur Seite, nach vorne und hinten springen. Einbeinige Sprünge.

Reduzieren
Geschwindigkeit reduzieren.

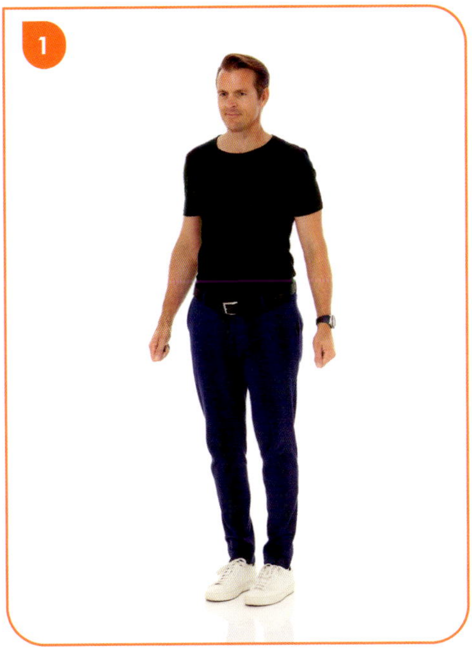

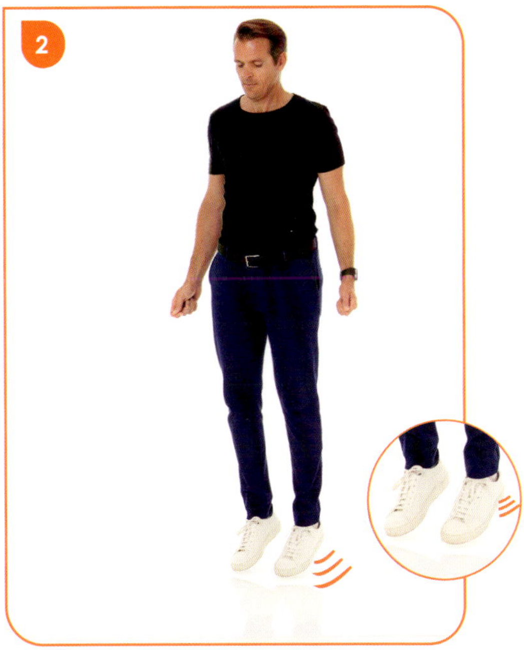

Jab high | Koordination |

Der Jab high – Faustschlag nach oben – fördert die Gleichgewichtsfähigkeit und aktiviert Arme, Schultern und Rumpf.

- Stehen Sie schulterbreit in der Boxerhaltung. Die Ellenbogen sind gebeugt und nah am Körper, Ihre Fäuste vor Ihrem Gesicht auf Kinnhöhe. Die Daumen sind außerhalb der geballten Fäuste. [Bild 1]

- Ausatmend führen Sie mit der rechten Faust einen geraden Schlag nach vorne-oben aus. Dabei dreht der rechte Unterarm nach innen, sodass der Handrücken nach oben zeigt. Die rechte Schulter rotiert mit der Schlagbewegung leicht mit. [Bild 2] Explosiv und hörbar ausatmen. Schlagarm immer leicht gebeugt. Handrücken und Unterarm auf einer Linie. Schultern tief. Beine und Hüfte weitgehend fixiert.

Intensivieren
Geschwindigkeit erhöhen und sich gleichzeitig durch den Raum bewegen.

Reduzieren
Geschwindigkeit verringern.

- Einatmend ziehen Sie Ihren Schlagarm in die Boxerhaltung zurück.

- Dann führen Sie die Bewegung sofort mit der anderen Seite durch.

- Wiederholen Sie die Jabs im Wechsel. Vorgegebenen Atemrhythmus beachten.

1

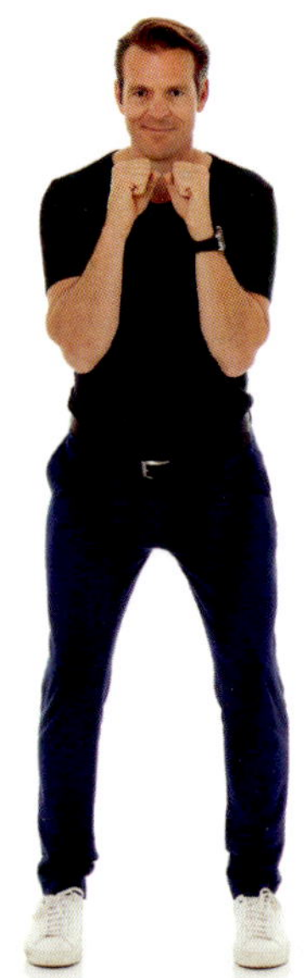

2

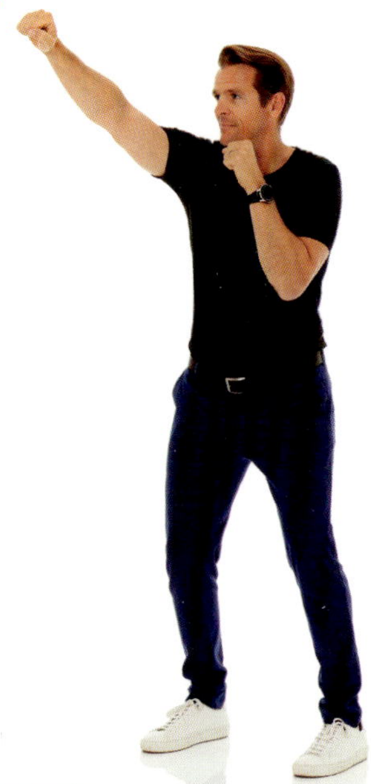

Side Lunge | Kräftigung |

Der Side Lunge – seitlicher Ausfallschritt – kräftigt die Oberschenkel- und Gesäßmuskulatur und dehnt die Adduktoren. Zudem wird die Balance geschult.

■ Stehen Sie in einer Grätschhaltung. Die Fußspitzen zeigen leicht nach außen. Ihre Ellenbogen sind auf Brusthöhe und bilden einen 90°-Winkel, Ihre Handflächen zeigen zueinander. [Bild 1]

■ Führen Sie Ihr Becken nach hinten-unten. Dann verlagern Sie einatmend Ihr Körpergewicht auf Ihr linkes Bein. Das rechte Bein bleibt gestreckt. Ihr Rücken bleibt gerade. [Bild 2] Füße flach auf dem Boden lassen. Linkes Knie und linke Fußspitze auf gleicher Höhe. Gewicht auf Mittelfuß und Ferse halten. Arme und Fingerspitzen unter Spannung.

■ Ausatmend drücken Sie sich mit der Ferse des linken Beins wieder in die Ausgangsstellung zurück.

Intensivieren
Tiefere Grätsche. Gesäß mehr nach hinten-unten schieben. [Bild 3]

Reduzieren
Grätschhaltung und Tiefe verringern.

■ Dann führen Sie die Bewegung sofort auf der rechten Seite durch.

■ Führen Sie die Side Lunges im Wechsel aus. Vorgegebenen Atemrhythmus beachten.

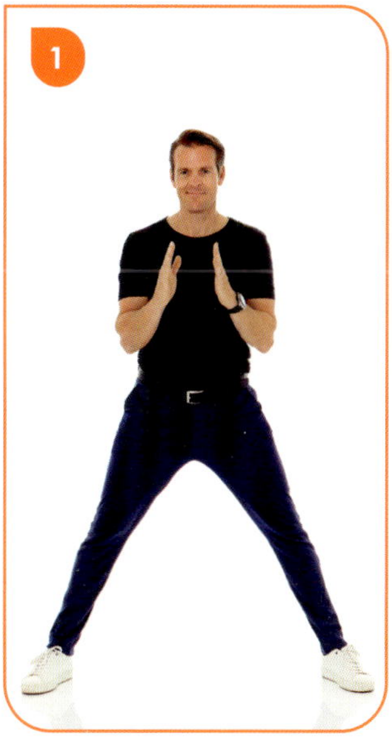

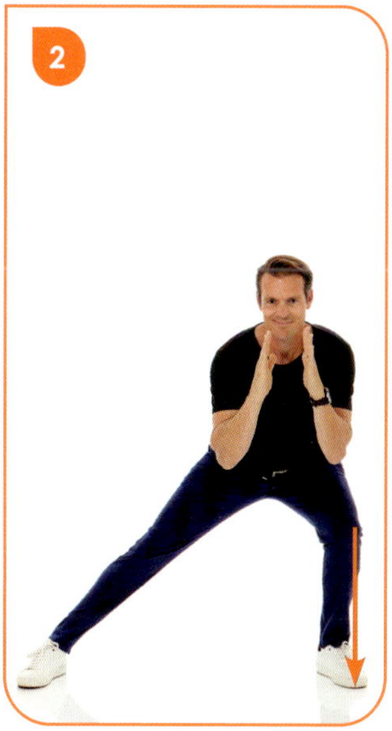

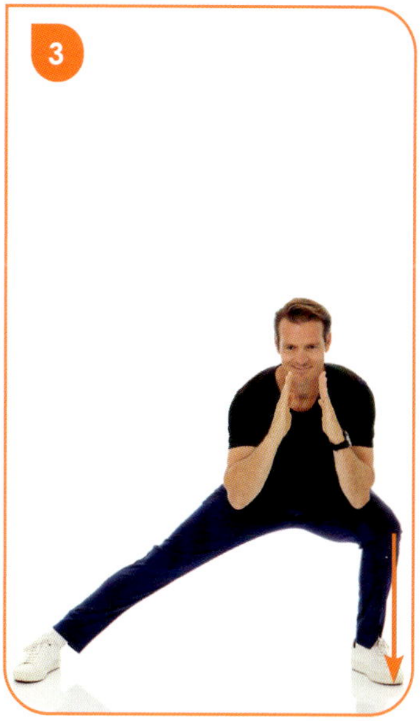

Mini Workout 5 – Level 2

Lateral Knee	Mobilisation
Sidekick low	Koordination
Reverse Fly	Kräftigung
Nachspüren	Cool-Down

Das Mini Workout dauert 2 bis 4 Minuten, wenn jede Übung ½ Minute bis 1 Minute durchgeführt wird:

Bei den *Lateral Knees* – Ellenbogen-Knie-Kontakt – werden Ellenbogen und gleichseitiges Knie auf Bauchnabelhöhe dynamisch zusammengeführt. Die Übung aktiviert gezielt Sprunggelenke, Knie, Hüfte und Rumpf bis hin zu Schultern und Armen.

Der *Sidekick low* – seitlicher Fußtritt – schult durch den Tritt zur Seite das Gleichgewicht. Durch den Einbeinstand werden Rumpf- und Beinmuskulatur gekräftigt. Ebenso wird die Hüfte mobilisiert und gezielt die Gesäßmuskulatur aktiviert.

Beim *Reverse Fly* – nach hinten fliegende Hände – werden die Arme in einer halben Kniebeuge angewinkelt zur Seite nach oben-hinten gezogen. Ziel ist, den oberen Rücken zu kräftigen.

Nachspüren
Stehen Sie entspannt, und spüren Sie den Übungen des Mini Workouts nach! Dies dient dazu, bewusst zum Ruhepuls zurückzukehren. Und: Wenn Sie den körperlichen Wirkungen des Mini Workouts vor Ihrem geistigen Auge nachspüren, wird Ihr Training aus neurophysiologischer Sicht auf Dauer wirksamer.

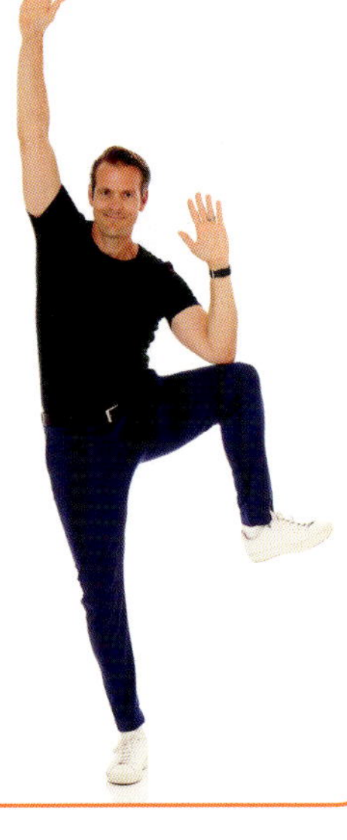

Lateral Knee

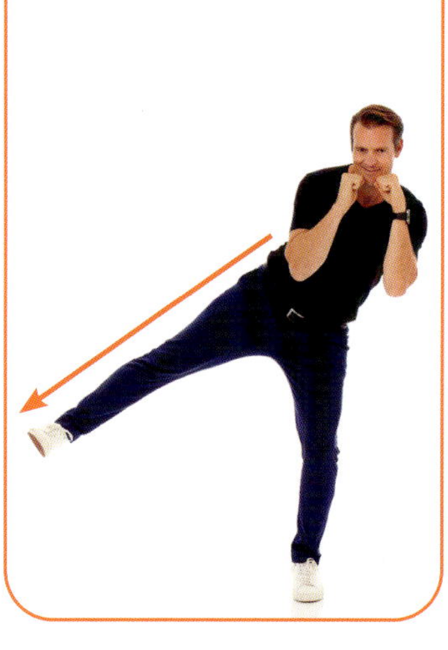

Sidekick low

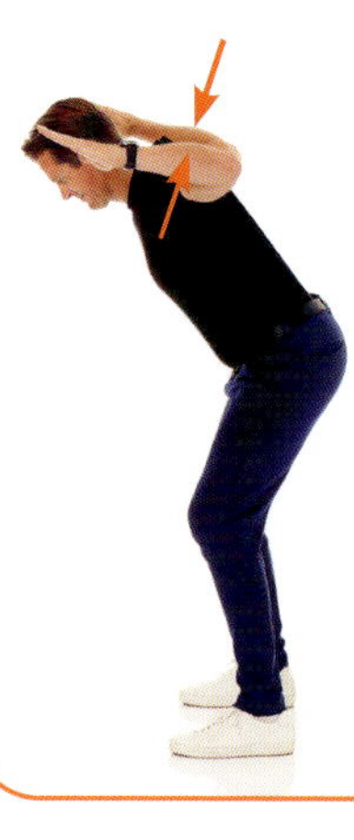

Reverse Fly

Lateral Knee | Mobilisation |

Die Lateral Knees – Ellenbogen-Knie-Kontakt – mobilisieren in erster Linie Hüfte und Rumpf, durch den Einbeinstand zusätzlich noch die Sprunggelenke.

■ Stehen Sie mit leicht gebeugten Knien aufrecht und schulterbreit. Strecken Sie Ihre Arme gerade nach oben über Ihren Kopf aus. Die Handflächen zeigen nach vorne, die Daumen zueinander. [Bild 1]

■ Einatmend bewegen Sie Ihren linken Ellenbogen und Ihr linkes Knie seitlich neben Ihrem Oberkörper dynamisch aufeinander zu. Ellenbogen und Knie berühren sich kurz auf Bauchnabelhöhe, der Oberkörper bewegt sich leicht zur Seite mit. [Bild 2] Standbein leicht beugen. Fußzehen des Standbeines nicht in den Boden krallen. Fußspitze des linken Beines zeigt nach außen. Bauchmuskeln anspannen. Leichten Rundrücken bilden. Beide Arme sind bis in die Fingerspitzen unter Spannung.

Intensivieren
Geschwindigkeit erhöhen. Beim seitlichen ‚Crunch' gleichzeitig auf die Fußballen kommen. [Bild 3]

Reduzieren
Geschwindigkeit verringern. Knie und Ellenbogen berühren sich nicht.

■ Ausatmend kehren Sie in die Ausgangsstellung zurück.

■ Im direkten Anschluss führen Sie die Bewegung mit der anderen Seite durch.

■ Wiederholen Sie die Lateral Knees im Wechsel.

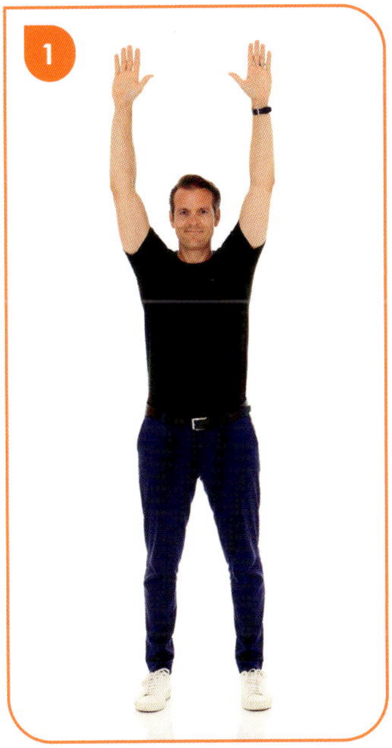

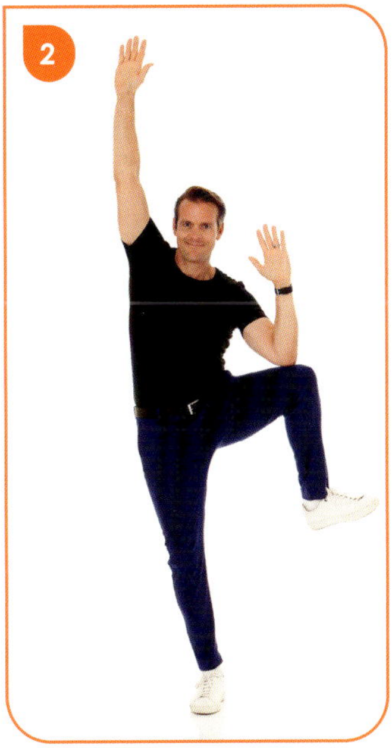

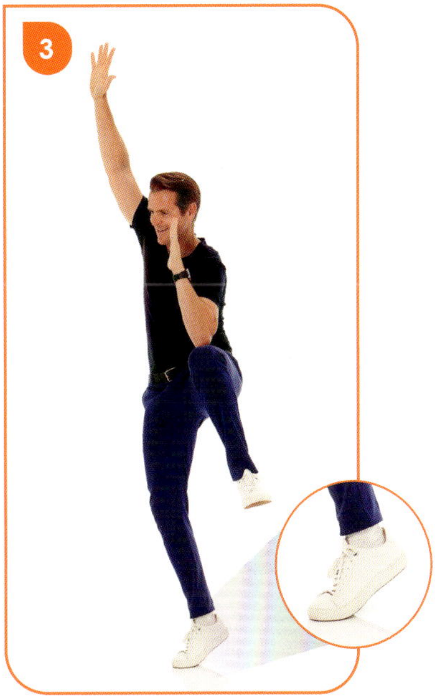

Sidekick low | Koordination |

Der Sidekick low – seitlicher Fußtritt – schult das Gleichgewicht. Zudem werden der Rumpf gestärkt, die Hüfte mobilisiert und die Gesäß- sowie Beinmuskulatur aktiviert.

- Stehen Sie mit leicht gebeugten Knien aufrecht und hüftbreit in der Boxerhaltung. Ihre Arme sind angewinkelt und Ihre Hände auf Kinnhöhe zu Fäusten geballt.

- Einatmend verlagern Sie Ihr Körpergewicht auf das linke Standbein. Ihr Oberkörper ist nun leicht zur linken Seite geneigt. Ziehen Sie nun Ihr rechtes Knie hüfthoch an. [Bild 1] Fußzehen des Standbeines nicht in den Boden krallen.

- Ausatmend führen Sie einen dynamischen seitlichen Tritt mit Ihrem rechten Bein nach rechts unten aus. Die Fußspitze zeigt in Blickrichtung und Ihr Oberkörper ist zur linken Seite geneigt. [Bild 2] Standbein leicht gebeugt. Kopf senkrecht. Oberkörper, Hüfte und Bein auf nahezu einer Linie. Bauchmuskeln anspannen. Trittbein durchstrecken.

Intensivieren
Geschwindigkeit erhöhen.

Reduzieren
Geschwindigkeit verringern.

- Einatmend ziehen Sie Ihr rechtes tretendes Knie dynamisch auf Hüfthöhe und dann ausatmend in den aufrechten, hüftbreiten Stand zurück.

- Dann führen Sie die Bewegung sofort mit der anderen Seite durch.

- Führen Sie die Kicks im Wechsel durch.

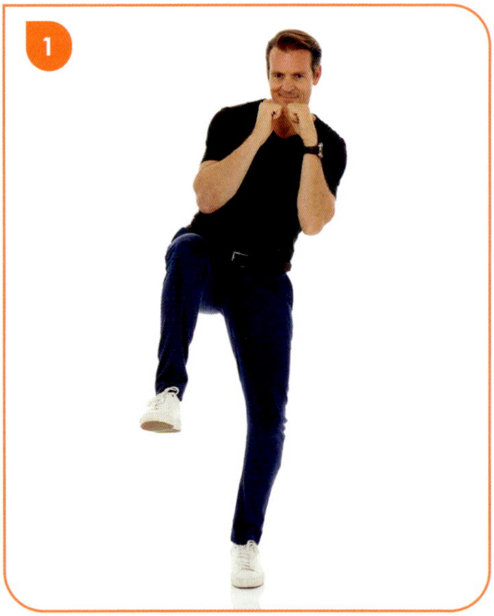

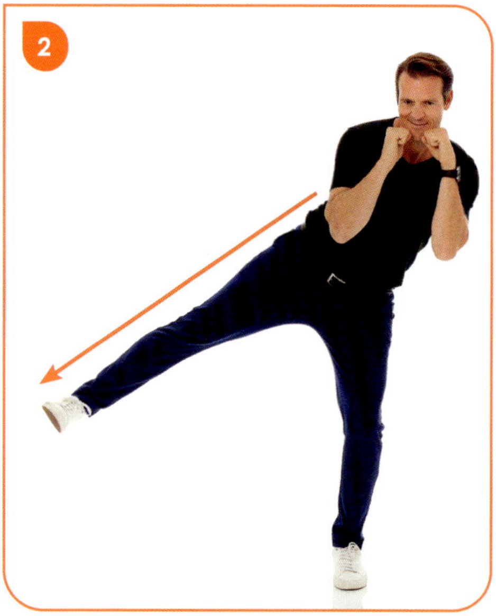

Reverse Fly | Kräftigung |

Der Reverse Fly – nach hinten fliegende Hände – kräftigt Schultern, Nacken sowie Rücken und auch die Armmuskulatur.

- Stehen Sie hüftbreit, die Knie sind leicht gebeugt. Neigen Sie Ihren Oberkörper etwa um 45°-Grad nach vorne. Der Rücken bleibt dabei gerade, um die Belastung der Bandscheiben zu reduzieren. Winkeln Sie Ihre Arme vor Ihrem Körper im 90°-Winkel an, sodass die Handflächen zueinander zeigen. [Bild 1] Leichtes Hohlkreuz im unteren Rücken bilden. Gesäß nach hinten-unten schieben. Arme und Finger unter Spannung.

- Einatmend ziehen Sie die Schulterblätter zusammen und heben dann erst Ihre angewinkelten Ellenbogen nach oben über Schulterhöhe. [Bild 2] Rücken gerade halten.

Intensivieren
Geschwindigkeit erhöhen. Ellenbogen beim 'Nach-oben-führen' höher ziehen.

Reduzieren
Geschwindigkeit verringern. Höhe der Ellenbogen beim 'Nach-oben-führen' verringern.

- Ausatmend kommen Sie wieder in die Ausgangslage zurück.

- Wiederholen Sie den Reverse Fly im Atemrhythmus. Schultern tief lassen.

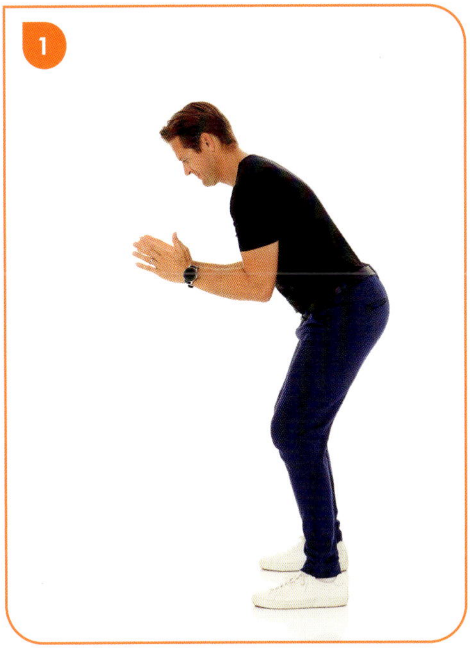

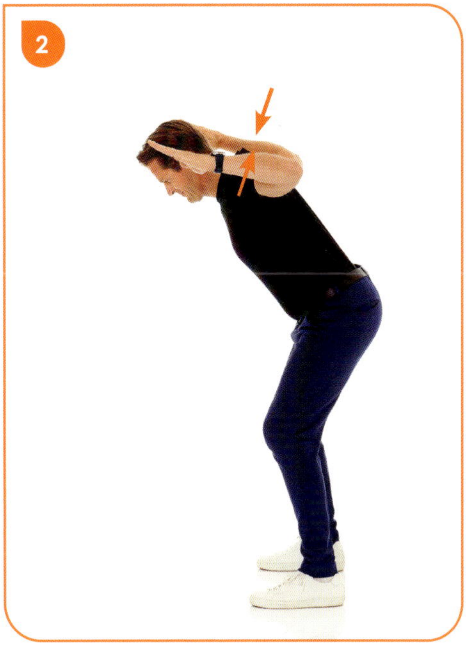

Mini Workout 6 – Level 2

Body Twist	Mobilisation
Elbow Strike	Koordination
Jump	Kräftigung
Nachspüren	Cool-Down

Das Mini Workout dauert 2 bis 4 Minuten, wenn jede Übung ½ Minute bis 1 Minute durchgeführt wird:

Beim *Body Twist* – Körperdrehung – wird der Rumpf durch dynamisch-rotierende Sprünge verdreht, gedehnt und mobilisiert. Ebenso werden die Schultern mobilisiert und die Sprunggelenke aktiviert.

Der *Elbow Strike* – Ellenbogenstoß – ist eine Schlagtechnik, die insbesondere die Kopplungsfähigkeit zwischen dem Ober- und Unterkörper fördert.

Der *Jump* – Strecksprung – wirkt beim Absprung konzentrisch und bei der Landung exzentrisch auf die Muskulatur und beansprucht vor allem die Oberschenkel- und Gesäßmuskulatur. Auch werden Rücken- und Bauchmuskulatur aktiviert.

Nachspüren
Stehen Sie entspannt, und spüren Sie den Übungen des Mini Workouts nach! Dies dient dazu, bewusst zum Ruhepuls zurückzukehren. Und: Wenn Sie den körperlichen Wirkungen des Mini Workouts vor Ihrem geistigen Auge nachspüren, wird Ihr Training aus neurophysiologischer Sicht auf Dauer wirksamer.

Body Twist

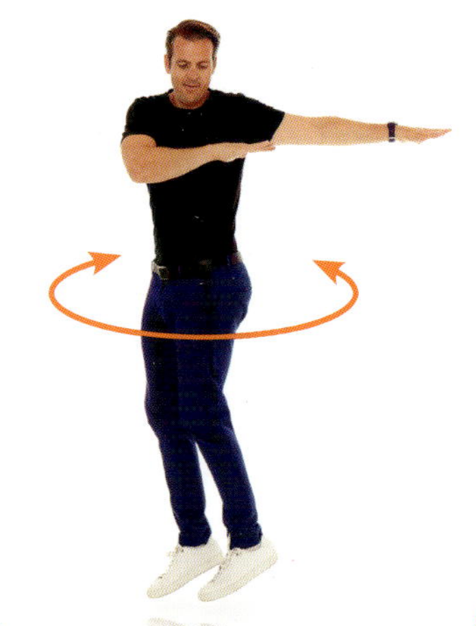

Elbow Strike

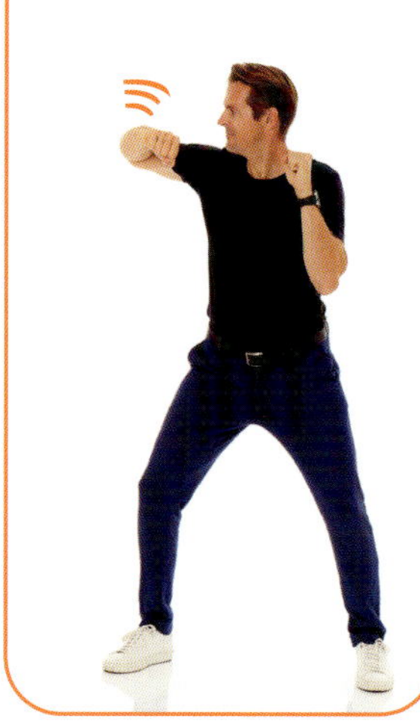

Jump

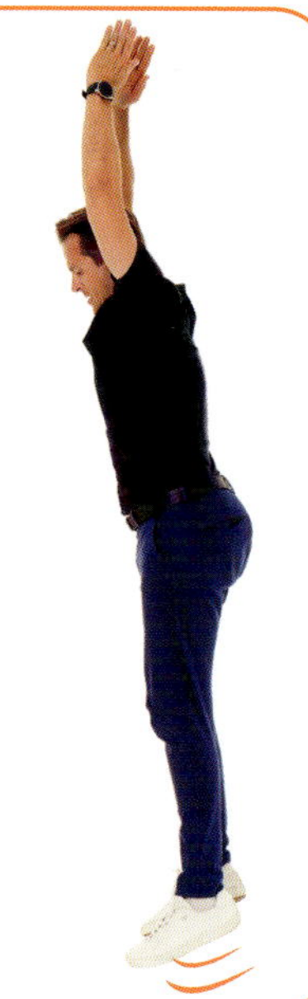

Body Twist | Mobilisation |

Der Body Twist – Körperdrehung – mobilisiert und erwärmt mit rotierenden Sprüngen den Rumpf, die Schultern und die Sprunggelenke.

■ Stellen Sie sich aufrecht mit nahezu geschlossenen Beinen hin. Die Knie sind leicht gebeugt, und die Arme sind unter leichter Vorspannung neben dem Körper. [Bild 1]

■ Führen Sie nun auf der Stelle dynamisch-rotierende Sprünge auf den Fußballen durch. Die Hüfte 'twistet' nach links und rechts, und die Arme schwingen jeweils gegengleich vor dem Körper zwischen Brust- und Schulterhöhe mit. Ihr Blick folgt nicht der Bewegung. [Bild 2] Bauchmuskeln anspannen. Oberkörper bleibt nach vorne ausgerichtet. Arme unter Spannung. Möglichst geräuscharm springen. Fließend ein- und ausatmen.

Intensivieren
Geschwindigkeit erhöhen.

Reduzieren
Geschwindigkeit verringern.

■ Führen Sie den Body Twist rhythmisch durch.

1
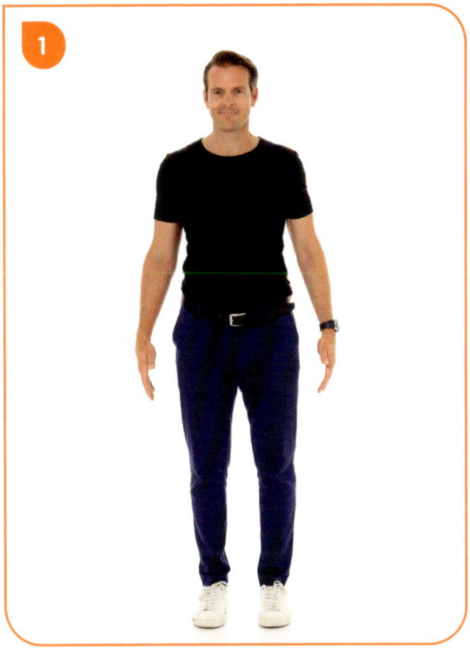

2
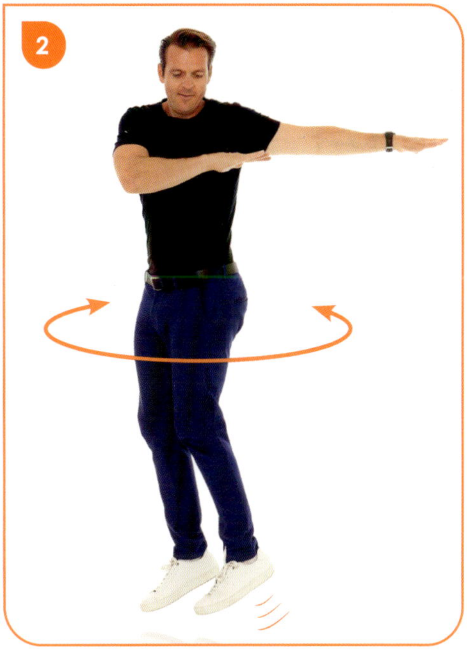

Elbow Strike | Koordination |

Der seitliche Elbow Strike – Ellenbogenstoß – schult das Zusammenspiel zwischen unterer und oberer Körperhälfte.

- Stehen Sie schulterbreit in der Boxerhaltung. Die Ellenbogen sind gebeugt und nah am Körper, Ihre Fäuste vor Ihrem Gesicht auf Kinnhöhe. Die Daumen sind außerhalb der geballten Fäuste. Heben Sie jetzt Ihren rechten angewinkelten Arm auf Schulterhöhe an. Ihr Ellenbogen zeigt zur Seite nach rechts, die Faust befindet sich vor der rechten Brust mit dem Handrücken nach oben. [Bild 1] Schultern tief.

- Ausatmend führen Sie einen seitlichen Ausfallschritt nach rechts durch, während Sie gleichzeitig mit Ihrem rechten Ellenbogen explosiv nach rechts-hinten stoßen. Ihr Oberkörper folgt der Stoßrichtung nach rechts, dreht sich aber nicht weiter nach hinten mit. Der Blick folgt dem Ellenbogen. [Bild 2] Ellenbogenstoß auf Schulterhöhe ausführen. Rumpf anspannen. Nichtstoßende Hand bleibt auf Kinnhöhe.

Intensivieren
Geschwindigkeit erhöhen.

Reduzieren
Geschwindigkeit verringern.

- Einatmend ziehen Sie Ihren rechten Ellenbogen wieder dynamisch zurück in die Boxerhaltung.

- Dann führen Sie die Bewegungsabfolge sofort mit dem linken Ellenbogen durch.

- Führen Sie die Ellenbogenstöße im Wechsel durch.

1

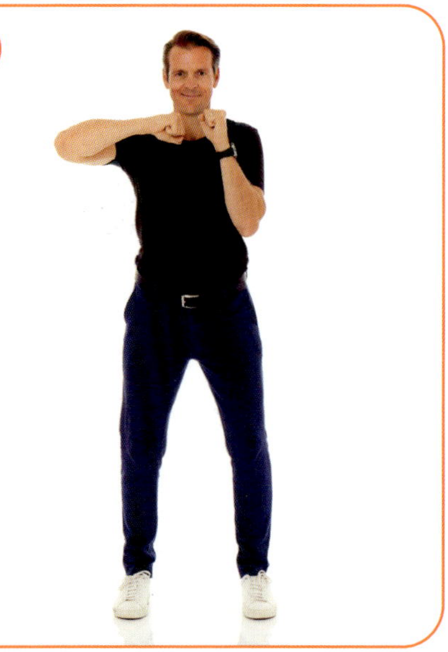

2

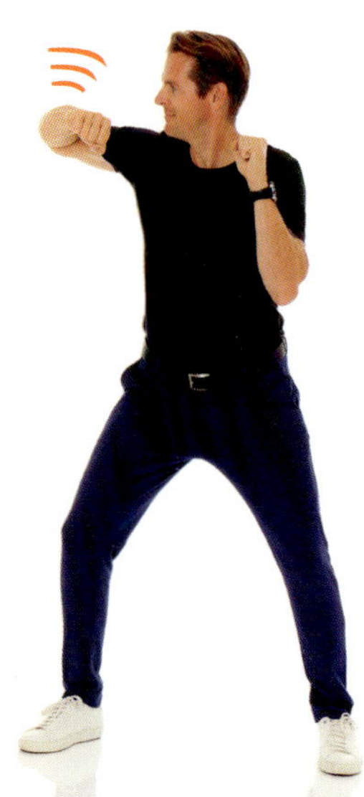

Jump | Kräftigung |

Der Jump – Strecksprung – kräftigt die Beinmuskulatur durch die konzentrische und exzentrische Belastung. Auch werden Rücken- und Bauchmuskulatur aktiviert.

■ Stehen Sie schulterbreit und aufrecht. Einatmend gehen Sie nun leicht in die Knie, um einen schwungvollen Absprung vorzubereiten. Ihre Arme sind seitlich gestreckt neben dem Körper. Spannen Sie Ihren Rumpf an. [Bild 1] Oberkörper unter Spannung leicht nach vorne beugen. Blick nach schräg-vorne. Knie nicht über Fußspitzen führen.

■ Ausatmend stoßen Sie sich explosiv mit den Beinen nach oben ab. Ihre Arme schwingen gestreckt vor dem Oberkörper nach oben mit und unterstützen den Absprung. Den Blick nach vorne-unten richten. [Bild 2] Bauchmuskeln anspannen. Oberkörper im Sprung nahezu aufrecht – leicht nach vorne – halten. Arme am höchsten Punkt gestreckt auf Höhe der Ohren bringen. Bewusst nach oben springen.

Intensivieren
Geschwindigkeit erhöhen. Knie beim Sprung auf Bauchnabelhöhe anziehen.

Reduzieren
Auf Jump verzichten. Stattdessen erfolgt ein langes Strecken auf den Zehenspitzen.

■ Kommen Sie weich auf. Gehen Sie dafür nach dem Aufkommen auf Ihren Fußballen leicht in die Knie, um die Landungsphase abzufedern. Dabei rollen Sie Ihr Körpergewicht auf Ihre Fersen ab. Die Arme schwingen nach unten mit. [Bild 3]

■ Wiederholen Sie den Jump mehrmals.

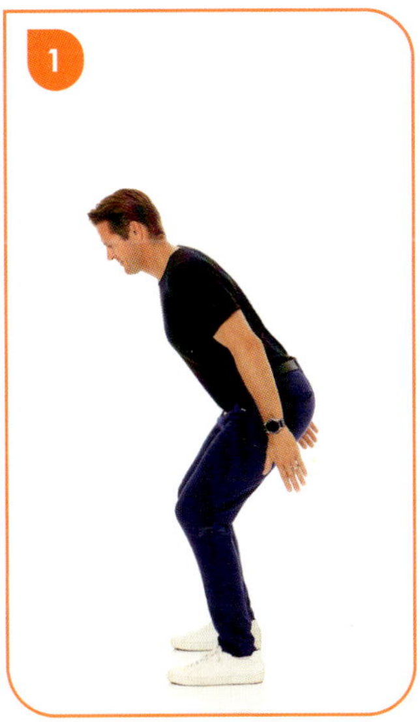

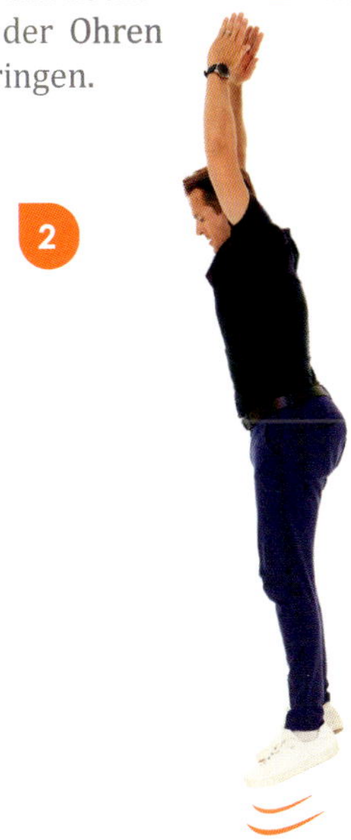

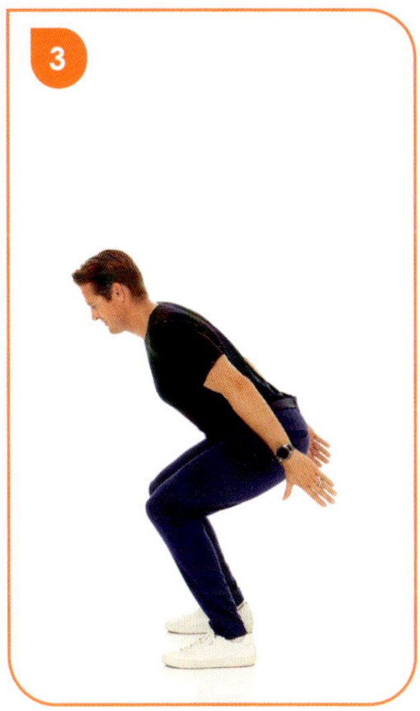

Mini Workout 7 – Level 3

Das Mini Workout dauert 2 bis 4 Minuten, wenn jede Übung ½ Minute bis 1 Minute durchgeführt wird:

Der *Jumping Jack* – Hampelmann – versorgt fast alle Gelenke mit Gelenkschmiere. Und er bringt den Kreislauf in Schwung.

Der *Lunge* mit anschließendem *Frontkick middle* – Ausfallschritt mit Tritt – schult vielfältige koordinative Fähigkeiten, vor allem die Kopplungs- und Gleichgewichtsfähigkeit. Er ist aber auch für die Rumpfkraft förderlich.

Der *Russian Twist* – russische Drehung – verbindet Stabilisation und Rotation. Es wird vor allem die Bauchmuskulatur trainiert – doch auch andere Rumpfpartien wie der Rückenstrecker werden effektiv angesprochen.

Jumping Jack	Mobilisation
Lunge & Frontkick middle	Koordination
Russian Twist	Kräftigung
Nachspüren	Cool-Down

Nachspüren
Stehen Sie entspannt, und spüren Sie den Übungen des Mini Workouts nach! Dies dient dazu, bewusst zum Ruhepuls zurückzukehren. Und: Wenn Sie den körperlichen Wirkungen des Mini Workouts vor Ihrem geistigen Auge nachspüren, wird Ihr Training aus neurophysiologischer Sicht auf Dauer wirksamer.

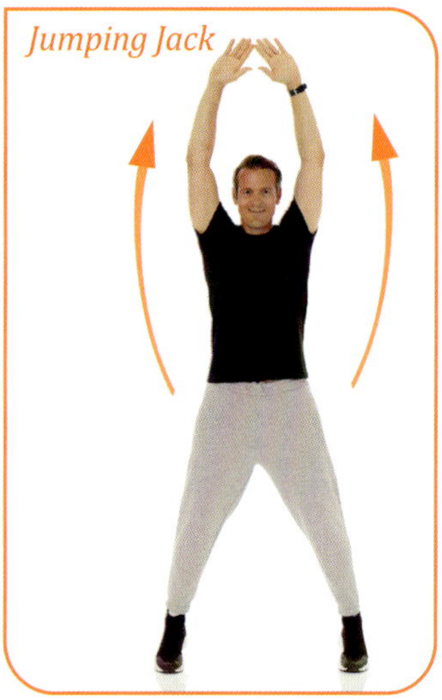

Jumping Jack

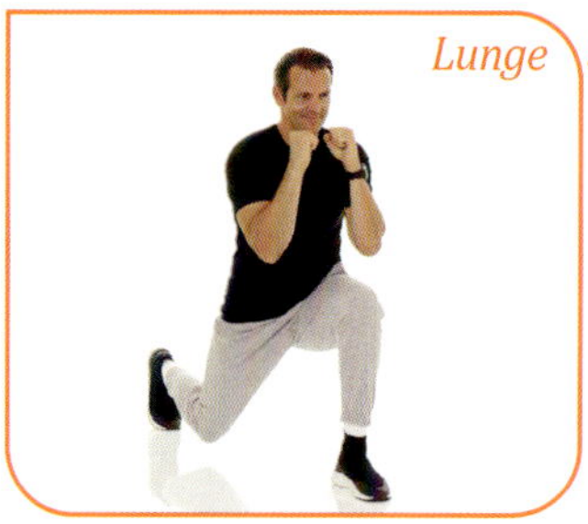

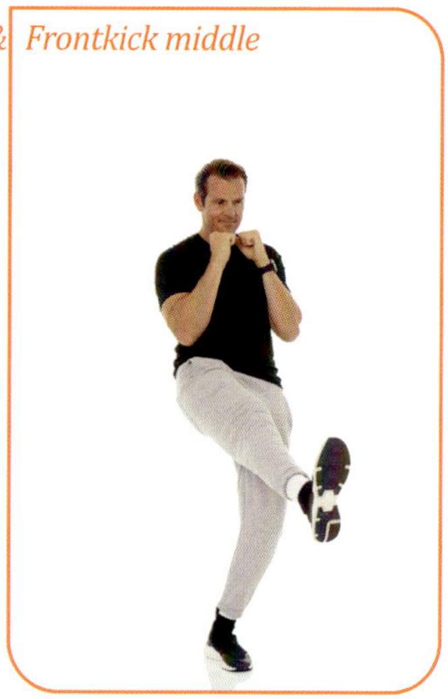

Lunge & Frontkick middle

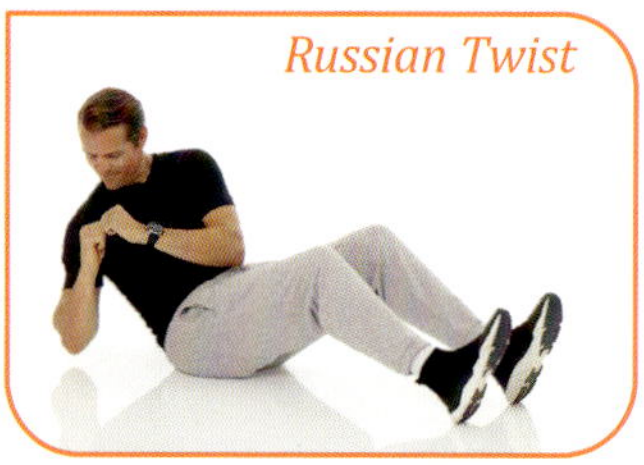

Russian Twist

Jumping Jack | Mobilisation |

Der Jumping Jack – Hampelmann – mobilisiert unterschiedlichste Gelenke und bringt den Kreislauf in Schwung.

- Stehen Sie aufrecht und hüftbreit mit leicht gebeugten Beinen. Ihre Arme sind seitlich neben dem Körper unter Spannung. [Bild 1]

- Beginnen Sie einatmend dynamisch die Arme gestreckt neben dem Körper über den Kopf zu führen. Dort berühren sich Daumen und Zeigefinger beider Hände, während Sie gleichzeitig mit den Beinen in eine etwas mehr als schulterbreite Grätsche springen. Landen Sie kontrolliert auf den Fußballen, Ihre Knie federn leicht die Kraft ab. [Bild 2] Bauch- und Rumpfmuskeln anspannen. X- und O-Beine vermeiden. Geräuscharm springen.

Intensivieren
Geschwindigkeit erhöhen.

Reduzieren
Geschwindigkeit verringern.

- Ausatmend kommen Sie auf den Fußballen in die hüftbreite Stellung zurück. Dabei führen Sie Ihre Arme wieder zum Körper hin. Federn Sie wieder ab, indem Sie leicht in die Knie gehen.

- Wiederholen Sie die Bewegungsabfolge im Rhythmus.

1

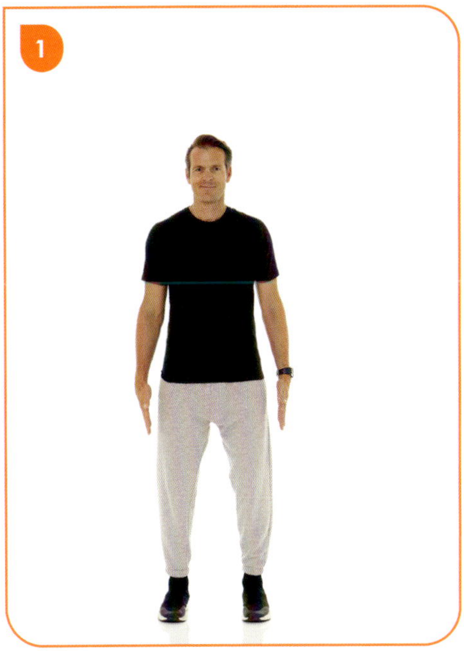

2

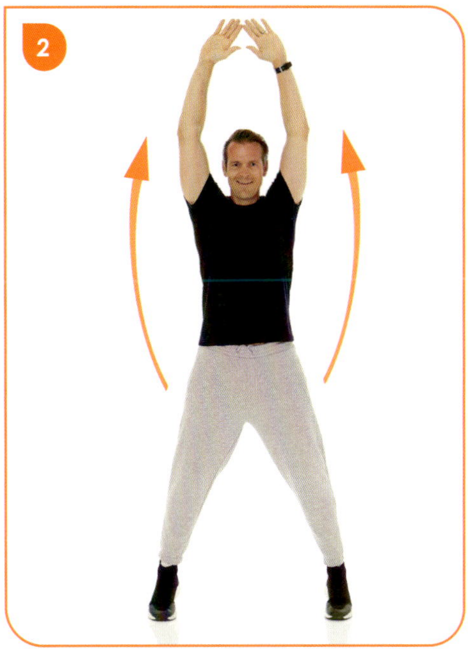

Lunge & Frontkick middle | Koordination |

Die Kombination aus Lunge & Frontkick middle – Ausfallschritt mit Tritt – schult vielfältige koordinative Fähigkeiten, ist aber auch für die Rumpfkraft förderlich.

■ Stehen Sie schulterbreit in der Boxerhaltung. Die Ellenbogen sind gebeugt, Ihre Fäuste vor Ihrem Gesicht auf Kinnhöhe. [Bild 1]

■ Einatmend führen Sie Ihr rechtes Bein nach hinten auf den Fußballen und senken dabei Ihr Knie Richtung Boden ab. Ihre Arme verweilen in der Boxerhaltung. [Bild 2] Bauch- und Gesäßmuskeln anspannen. Rechtes Knie im 90°-Winkel beugen. Knie und Fußspitzen in einer Richtung. Hüftbreiter Abstand zwischen beiden Beinen. 'Breite Brust'.

■ Ausatmend kehren Sie in die Ausgangsstellung zurück, ohne jedoch das Bein am Boden abzustellen. Stattdessen führen Sie mit dem Bein einen explosiven Tritt nach vorne auf etwa Hüfthöhe aus. Ihre Fußspitzen sind dabei angezogen, die Hüfte bleibt fixiert. Strecken Sie das Bein ganz durch. [Bild 3] Hände in Boxerhaltung. Bauch- und Gesäßmuskeln anspannen. Sprunggelenk beim Tritt fixieren.

Intensivieren
Geschwindigkeit erhöhen.

Reduzieren
Geschwindigkeit verringern.

■ Einatmend führen Sie das tretende Bein dynamisch auf Hüfthöhe und anschließend wieder in den Lunge zurück.

■ Wiederholen Sie diese Kombination mehrmals, anschließend wechseln Sie zur anderen Seite.

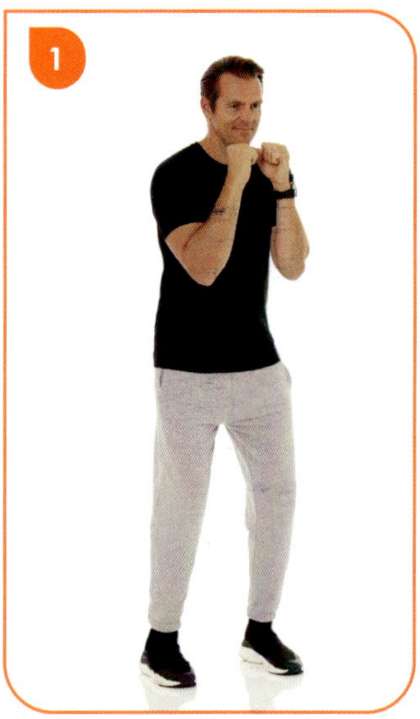

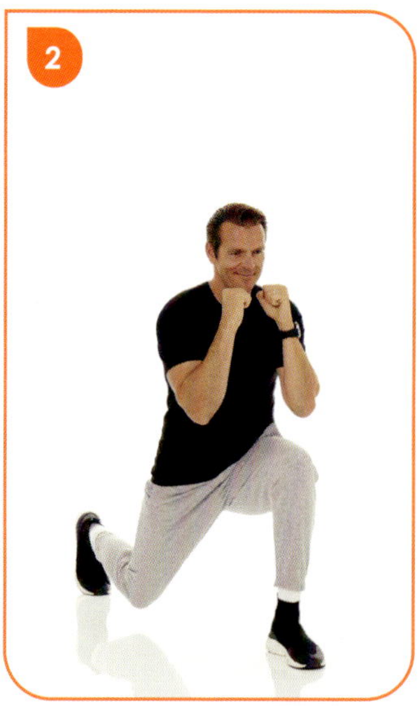

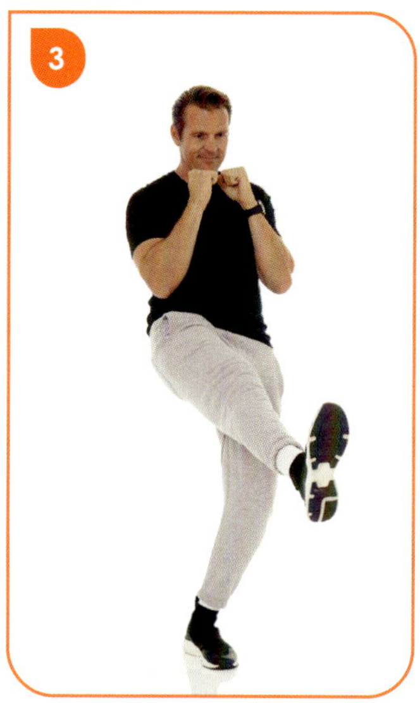

Russian Twist | Kräftigung |

Der Russian Twist – russische Drehung – verbindet Stabilisation und Rotation. Er kräftigt gerade und schräge Bauchmuskeln. Ebenso wird der Rücken mobilisiert.

■ Setzen Sie sich auf den Boden. Die Beine sind nach vorne gestreckt und etwa hüftbreit auseinander. Winkeln Sie Ihre Knie an, und stellen Sie Ihre Fersen auf. Ihre Hände sind auf Brusthöhe zu leichten Fäusten geballt. Der Rücken ist lang und gerade und leicht nach hinten geneigt. [Bild 1] Ellenbogen nah am Körper. Bauchmuskeln anspannen. Fußspitzen in Richtung Körper ziehen. Hohlkreuz vermeiden.

■ Einatmend drehen Sie Ihren Oberkörper mit Ihren Armen zur rechten Seite auf. Die Drehbewegung kommt dabei aus dem Bauch. Ihr rechter Ellenbogen wird seitlich in Richtung Boden geführt, der Blick folgt der Drehbewegung. [Bild 2] Bauchmuskeln anspannen. Brustbein aufrichten. Oberkörper lang lassen. Fersen am Boden fixieren. Becken stabil nach vorne ausrichten.

■ Ausatmend kommen Sie wieder in die Startposition zurück.

■ Nun drehen Sie einatmend Ihren Oberkörper gemeinsam mit Ihren Armen zur anderen Seite auf.

■ Wiederholen Sie diese Bewegungsabfolge im Wechsel. Rumpf anspannen. Rücken lang halten. Atemrhythmus beachten.

Intensivieren
Oberkörper mehr nach hinten lehnen. Oberkörperrotationswinkel vergrößern – Ellenbogen kann seitlich neben dem Körper den Boden berühren. Angewinkelte Beine vom Boden abheben. [Bild 3]

Reduzieren
Oberkörper senkrechter ausrichten.

1

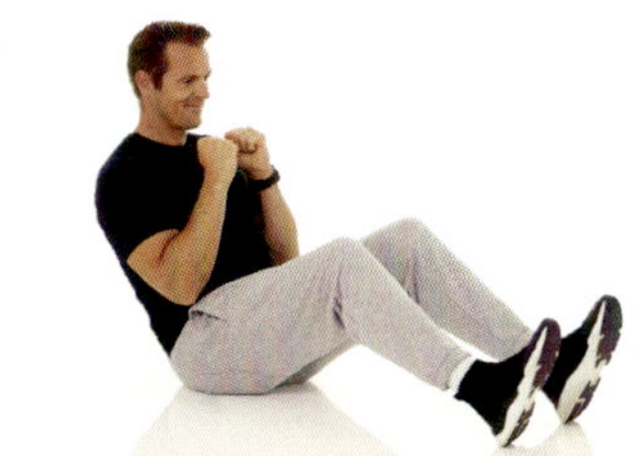

2

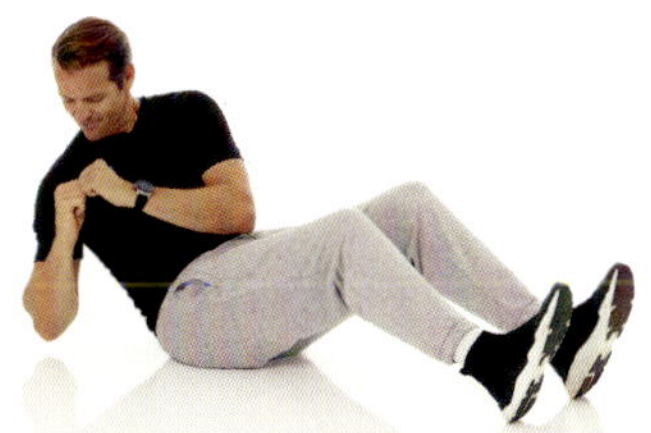

3

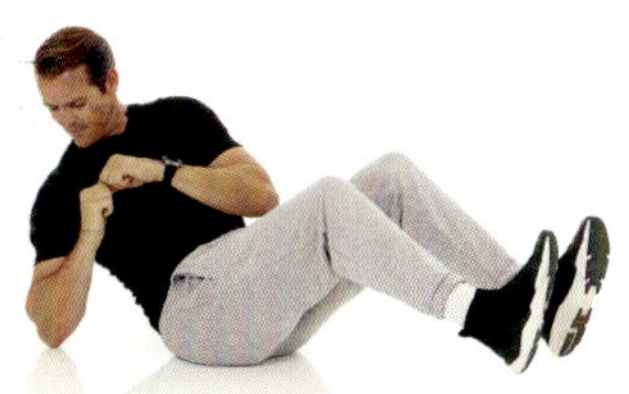

Mini Workout 8 – Level 3

Das Mini Workout dauert 2 bis 4 Minuten, wenn jede Übung ½ Minute bis 1 Minute durchgeführt wird:

Arms cross Knee	Mobilisation
Jabs & March on Place	Koordination
Mountainclimber	Kräftigung
Nachspüren	Cool-Down

Bei *Arms cross Knee* – Arme und Knie zusammenführen – findet eine Mobilisation insbesondere des Hüft- und Schulterapparats statt.

Die *Jabs* mit gleichzeitigem March on Place – Faustschläge bei gleichzeitigem Marschieren auf der Stelle – zielen darauf ab, die Kraftausdauer zu verbessern und unterschiedliche koordinative Fähigkeiten, vor allem Kopplungs- und Rhythmisierungsfähigkeit zu fördern.

Die Stützposition des *Mountainclimbers* – Bergsteiger – mit gleichzeitigem dynamischen Knie anziehen erfordert eine ganzheitliche Körperspannung und kräftigt die Körpermuskulatur von Kopf bis Fuß.

Nachspüren
Stehen Sie entspannt, und spüren Sie den Übungen des Mini Workouts nach! Dies dient dazu, bewusst zum Ruhepuls zurückzukehren. Und: Wenn Sie den körperlichen Wirkungen des Mini Workouts vor Ihrem geistigen Auge nachspüren, wird Ihr Training aus neurophysiologischer Sicht auf Dauer wirksamer.

Arms cross Knee

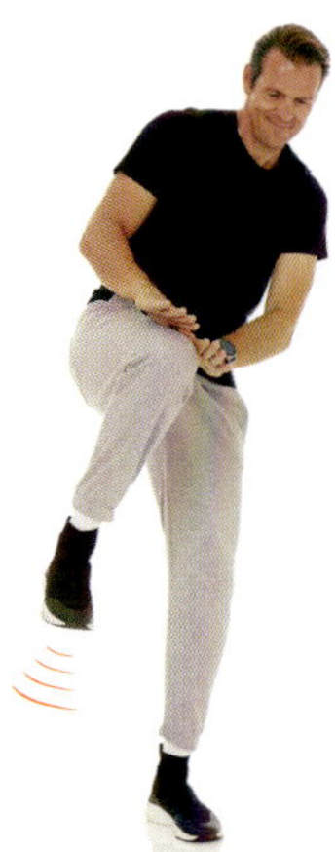

Jabs & *March on Place*

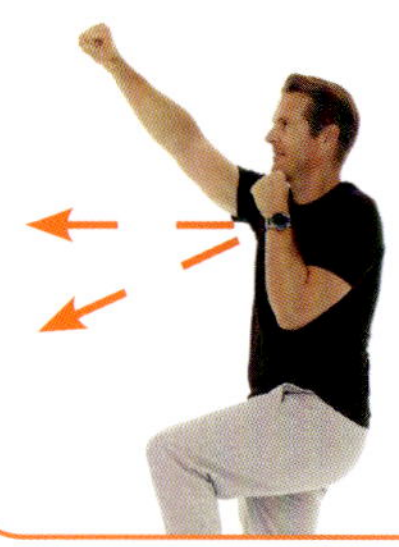

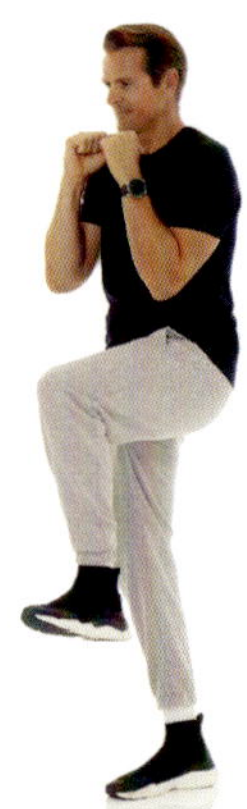

Mountainclimber

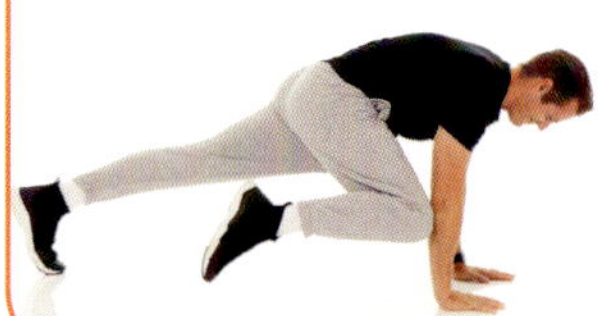

Arms cross Knee | Mobilisation |

Die Arms cross Knee – Arme und Knie zusammenführen – aktivieren gezielt die Arme und Hüften sowie den Rumpf durch das dynamische Zusammenführen.

■ Aus einem mehr als schulterbreiten und aufrechten Stand heraus verlagern Sie Ihr Gewicht auf das linke Bein, indem Sie dieses leicht beugen. Nun strecken Sie beide Arme nach links-oben. Das rechte gestreckte Bein steht auf dem Fußballen. [Bild 1] Diagonal Körperspannung aufbauen.

■ Jetzt führen Sie einatmend beide Arme und Ihr rechtes Knie vor dem Körper auf Bauchnabelhöhe dynamisch zusammen. Dabei können sich Arme und Beine berühren. [Bild 2] Gesäß-, Bauch- und Rumpfmuskeln anspannen.

■ Ausatmend führen Sie Arme und Knie wieder in die Ausgangslage zurück. Allerdings tippt Ihr rechtes Bein jetzt nur kurz auf dem Boden auf, bevor das nächste dynamische Zusammentreffen folgt. Körperspannung halten.

■ Wiederholen Sie die Übung mehrmals.

■ Danach führen Sie die Übung auf der anderen Seite durch.

Intensivieren
Geschwindigkeit und Dynamik erhöhen.

Reduzieren
Geschwindigkeit verringern.

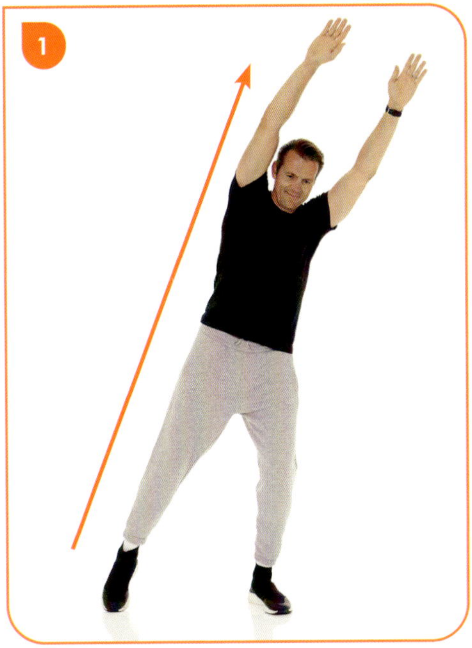

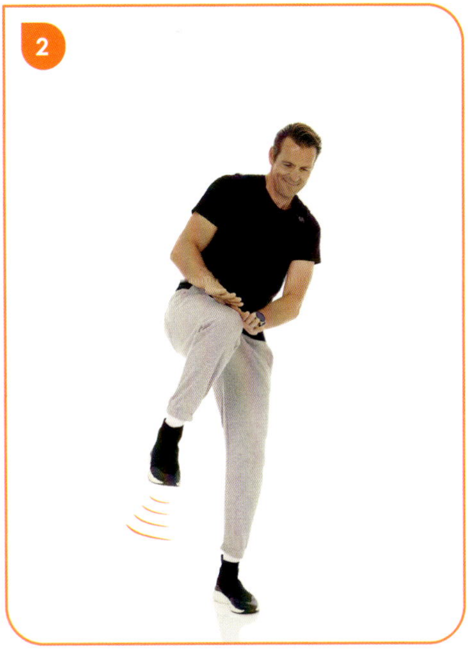

Jabs & March on Place | Koordination |

Die Jabs & March on Place – Faustschläge bei gleichzeitigem Marschieren auf der Stelle – fördern die Kraftausdauer sowie die Kopplungs- und Rhythmisierungsfähigkeit.

■ Stehen Sie aufrecht und schulterbreit. Ihre Arme sind in der Boxerhaltung. Atmen Sie fließend ein und aus.

■ Ziehen Sie abwechselnd dynamisch Ihre Oberschenkel auf Hüfthöhe an, bis diese nahezu parallel zum Boden sind. [Bild 1] Oberkörper aufrecht. Bauchmuskeln anspannen. Fußspitze nach oben ziehen.

■ Dieser Bewegung fügen Sie jetzt noch parallel Jabs hinzu. Zunächst schlagen Sie mit rechts und dann mit links nach schräg-oben, dann auf Kinnhöhe und schließlich nach schräg-unten. Der Handrücken der Schlaghand dreht jeweils bei der Schlagbewegung immer nach oben mit. Ebenso rotiert die jeweilige Schulter mit der Schlagbewegung leicht mit. [Bild 2] Bei jedem Schlag hörbar ausatmen. Schlagarm immer leicht beugen. Einatmend den Schlagarm in die Boxerhaltung zurückziehen. Bauchmuskeln weiterhin anspannen.

Intensivieren
Geschwindigkeit erhöhen.

Reduzieren
Geschwindigkeit verringern.

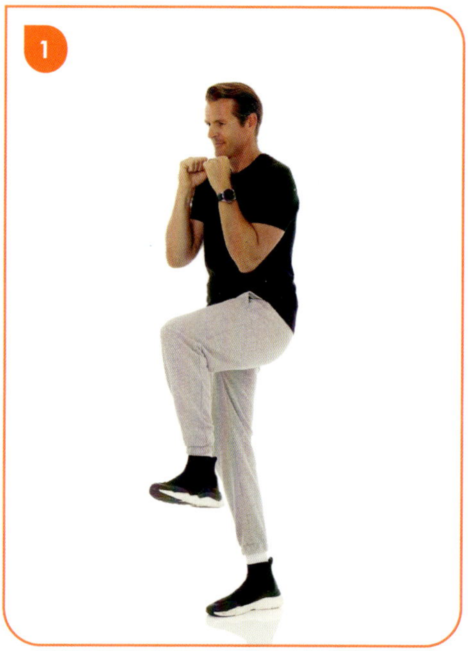

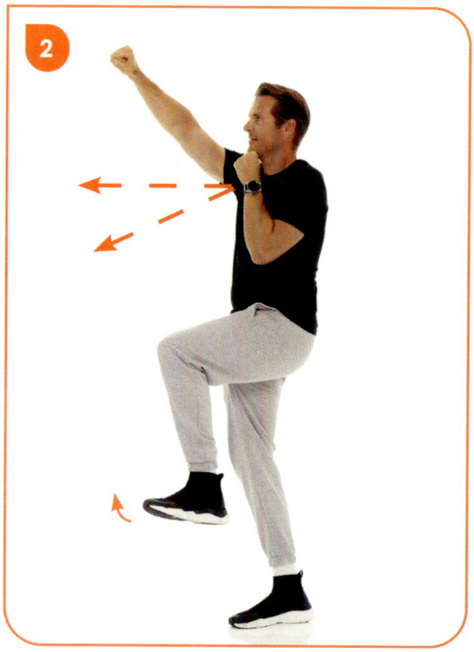

Mountainclimber | Kräftigung |

Der Mountainclimber – Bergsteiger – kräftigt durch die benötigte Körperspannung die gesamte Muskulatur.

- Gehen Sie in den Kniesitz. Wandern Sie auf Ihren Händen mit Ihrem Oberkörper nach vorne, bis Ihre Hände etwas mehr als schulterbreit direkt unter den Schultern stehen. Strecken Sie nun Ihre Beine hüftbreit nach hinten auf Ihre Fußspitzen auf. Der Rumpf ist angespannt. Ihr Blick geht nach unten. Kopf, Schultern, Rücken und Beine bilden nahezu eine Linie. Ihre Arme sind leicht gebeugt. [Bild 1] Ellenbogen nach hinten zeigen lassen. Blick zum Boden richten. Bauchmuskeln anspannen.

- Einatmend ziehen Sie jetzt Ihr rechtes Bein unterhalb des Rumpfes in Richtung des gleichseitigen Ellenbogens. [Bild 2] Kopf, Oberkörper und Beine in nahezu einer Linie. Schultergürtel und Rumpf anspannen. Nichtangezogenes Bein gestreckt lassen.

- Ausatmend kehren Sie in die Liegestützposition zurück.

- Nun führen Sie die Bewegung mit dem anderen Bein durch.

- Wiederholen Sie die Bewegungsabfolge im Wechsel. Rumpf anspannen. Atemrhythmus beibehalten.

Intensivieren
Geschwindigkeit erhöhen. Knie weiter nach vorne unter den Bauch ziehen. Diagonale Ausführung: rechtes Bein – linker Ellenbogen. [Bild 3]

Reduzieren
Geschwindigkeit verringern.

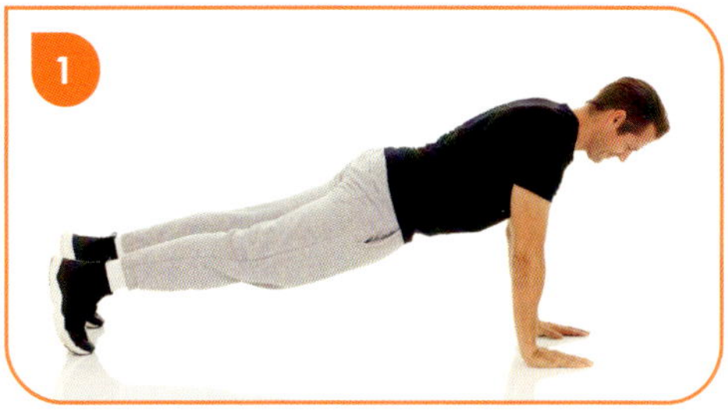

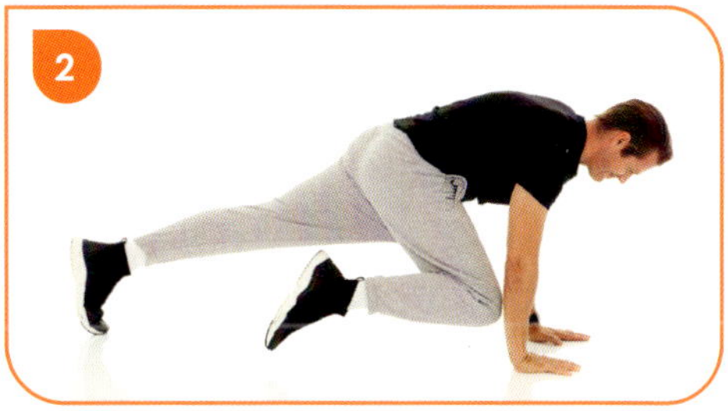

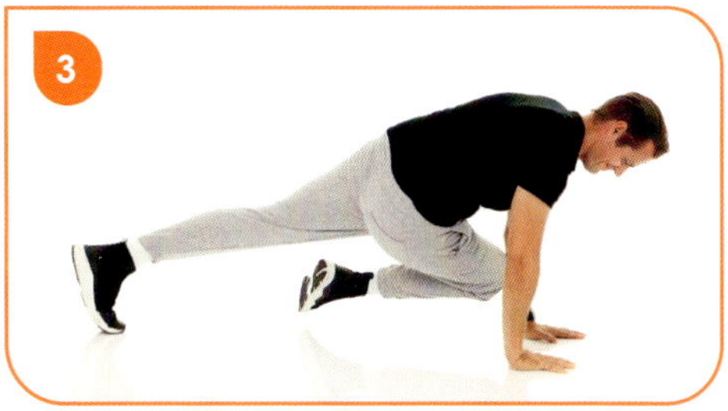

Mini Workout 9 – Level 3

Das Mini Workout dauert 2 bis 4 Minuten, wenn jede Übung ½ Minute bis 1 Minute durchgeführt wird:

Soldier	Mobilisation
Elbow Strike	Koordination
Skater Jump	Kräftigung
Nachspüren	Cool-Down

Der *Soldier* – Soldat – bringt das Herz-Kreislauf-System in Schwung. Dabei werden beim schwungvollen Hochziehen des Beines zur diagonal nach vorne ausgestreckten Hand verschiedendste Gelenke mobilisiert, wie beispielsweise Schulter-, Hüft-, Knie- und Sprunggelenke.

Der *Squat* in Kombination mit dem *Elbow Strike* – Kniebeuge und Ellenbogenstoß – ist eine technisch-koordinativ anspruchsvolle Übung. Die Kombination der beiden Bewegungen fördert neben der Kopplungsfähigkeit auch die Schnellkraft.

Bei den *Skater Jumps* – Eiskunstläufersprünge – werden durch das 'Links-Rechts'-Springen neben der Schnellkraft auch koordinative Fähigkeiten wie Differenzierungs-, Gleichgewicht- und Kopplungsfähigkeit geschult. Gefordert ist, den Körper beim und nach dem Sprung auszubalancieren.

Nachspüren
Stehen Sie entspannt, und spüren Sie den Übungen des Mini Workouts nach! Dies dient dazu, bewusst zum Ruhepuls zurückzukehren. Und: Wenn Sie den körperlichen Wirkungen des Mini Workouts vor Ihrem geistigen Auge nachspüren, wird Ihr Training aus neurophysiologischer Sicht auf Dauer wirksamer.

Soldier

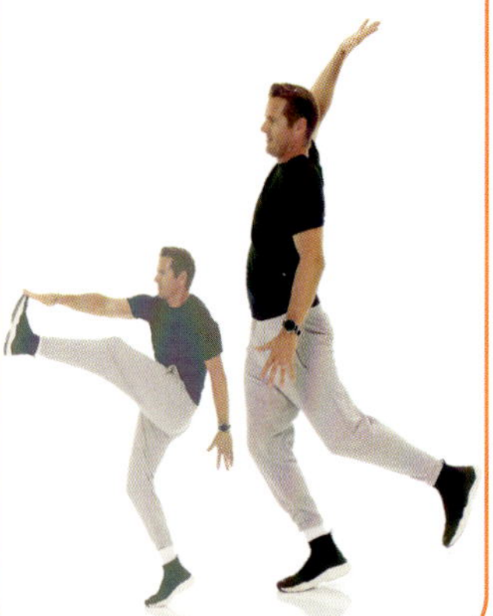

Squat & Elbow Strike

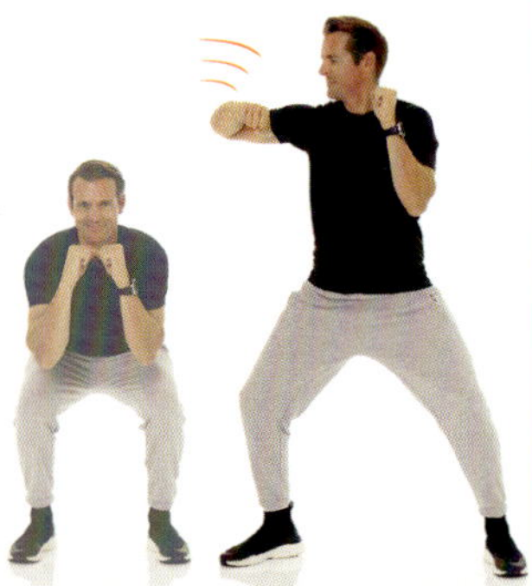

Skater Jump

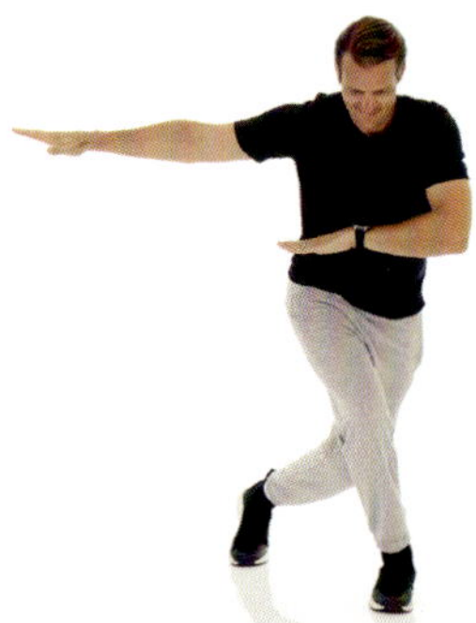

Soldier | Mobilisation |

Der Soldier – Soldat – mobilisiert Sprung-, Hüft- und Schultergelenke und bringt gleichzeitig das Herz-Kreislauf-System in Schwung.

■ Stehen Sie aufrecht und schulterbreit. Die Beine sind leicht gebeugt.

■ Einatmend schwingen Sie Ihr linkes Bein diagonal nach vorne und strecken gleichzeitig Ihre rechte Hand auf Schulterhöhe aus. Auf Schulterhöhe berühren sich Fußspitze und Hand. Um das Gleichgewicht besser zu halten, schwingt währenddessen Ihre linke Hand als Gegenbewegung nach hinten mit. [Bild 1] Standbein leicht beugen. Leichter Rundrücken. Bauchmuskeln anspannen. Fußzehen des Schwungbeins Richtung Körper ziehen.

■ Ausatmend ziehen Sie Ihr gestrecktes linkes Schwungbein dynamisch nach unten, hinter Ihren Körper. Ihr rechter Arm schwingt als Gegenbewegung gestreckt nach oben mit. [Bild 2] Standbein auf dem Fußballen. Bauchmuskeln anspannen.

Intensivieren
Geschwindigkeit erhöhen. Schwungbein durchstrecken.

Reduzieren
Geschwindigkeit verringern. Höhe des Schwungbeines reduzieren.

■ Führen Sie diesen Ablauf mehrmals durch. Dabei federt Ihr Standbein die ganze Zeit auf dem Fußballen dynamisch hoch und tief. Dagegen bleibt das Schwungbein immer in der Luft.

■ Dann führen Sie den Soldier zur anderen Seite durch.

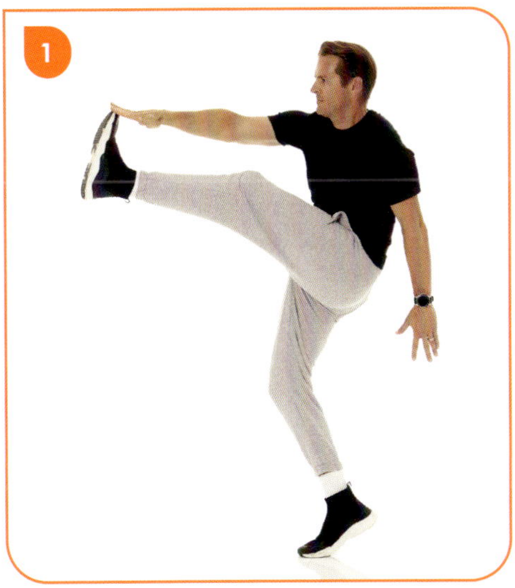

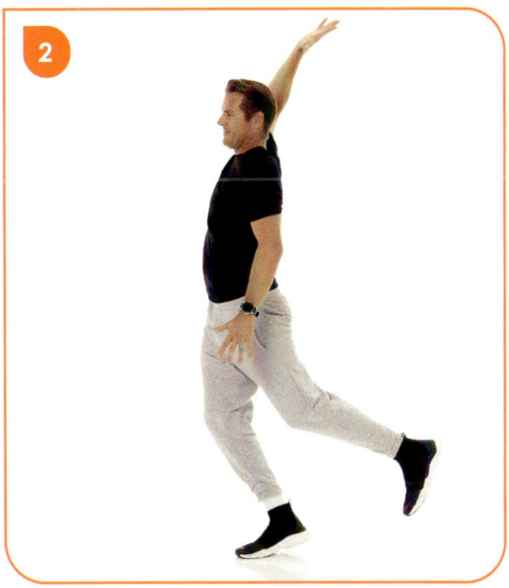

Squat & Elbow Strike | Koordination |

Die Kombination aus Squat & Elbow Strike – Kniebeuge und Ellenbogenstoß – fördert neben der Kopplungsfähigkeit auch die Schnellkraft.

■ Stehen Sie hüftbreit, Ihre Fußspitzen zeigen leicht nach außen. Ihre Arme sind in der Boxerhaltung. [Bild 1]

■ Einatmend gehen Sie in eine halbe Kniebeuge, indem Sie Ihr Gesäß nach hinten-unten schieben. Ihr Gewicht liegt jetzt auf den Fersen, Ihr Rücken bleibt gerade. [Bild 2] Knie leicht nach außen drehen. Bauchmuskeln und unterer Rücken anspannen.

■ Ausatmend kehren Sie in die Ausgangsposition zurück, währenddessen Sie Ihren rechten angewinkelten Arm auf Schulterhöhe anheben. Ihr Ellenbogen zeigt dabei nach rechts mit dem Handrücken nach oben.

■ Dann führen Sie einen Ausfallschritt nach rechts durch und stoßen gleichzeitig dynamisch Ihren rechten Ellenbogen nach rechts-hinten. Ihr Oberkörper folgt der Stoßrichtung, dreht sich aber nicht weiter nach hinten mit. [Bild 3] Ellenbogenstoß auf Schulterhöhe. Rumpf anspannen. Linke Hand auf Kinnhöhe halten.

■ Einatmend ziehen Sie Ihren Ellenbogen dynamisch in die Boxerhaltung zurück.

■ Ausatmend stoßen Sie jetzt dynamisch Ihren Ellenbogen nach rechts schräg-oben.

■ Einatmend ziehen Sie diesen wieder zurück und kommen wieder in die tiefe hüftbreite Ausgangsposition mit Boxerhaltung.

■ Wiederholen Sie diese Kombination mehrmals, anschließend wechseln Sie zur anderen Seite.

Intensivieren
Geschwindigkeit erhöhen.
Tiefere Kniebeuge.

Reduzieren
Geschwindigkeit verringern.

1

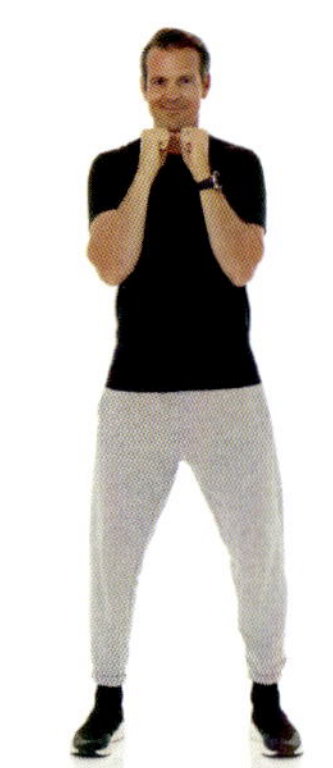

2

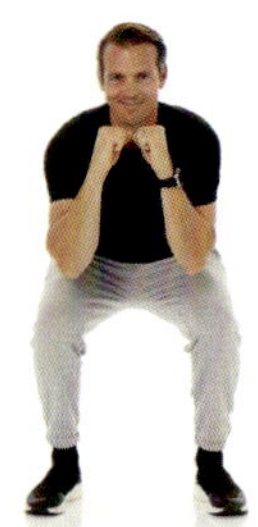

3

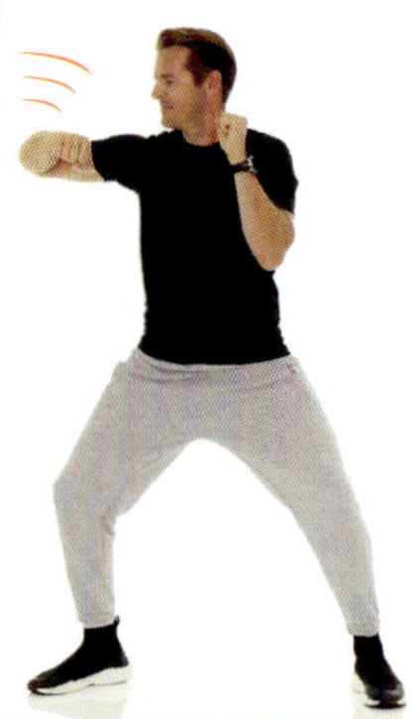

Skater Jump I Kräftigung I

Die Skater Jumps – Eiskunstläufersprünge – fordern Kraft und Koordination. Beide sind nötig, um den Körper beim und nach dem Sprung auszubalancieren.

- Stehen Sie schulterbreit. Die Knie sind leicht gebeugt.

- Einatmend verlagern Sie Ihr Gewicht auf das rechte Bein. Gleichzeitig neigen Sie Ihren Oberkörper mit geradem Rücken leicht nach vorne. Nun heben Sie Ihr linkes Bein vom Boden, winkeln es nach hinten ab und führen es schräg hinter das rechte Standbein. Nehmen Sie Ihre beiden Arme zum Schwungholen nach rechts, indem Sie den gestreckten rechten Arm auf Schulterhöhe halten und parallel dazu den linken Unterarm. [Bild 1] Gesäß- und Bauchmuskeln anspannen. Arme unter Spannung.

- Ausatmend drücken Sie sich kraftvoll aus der Hüfte und mit dem Schwung der Arme ab und springen zur linken Seite. Springen Sie sowohl weit als auch hoch.

- Einatmend landen Sie mit dem linken Bein geräuscharm und weich auf der Innenseite des Fußballens. Gleichzeitig schwingt Ihr rechtes Bein hinter dem linken vorbei und landet auf dem Fußballen. Die Arme schwingen Sie nach links aus, um die Körperbalance zu halten. [Bild 2] Hüfte und Gesäßmuskeln abfedern lassen.

- Wiederholen Sie die Sprünge im Wechsel mehrmals. Schnell von links nach rechts springen. Atmung beachten.

Intensivieren
Weite des Sprunges erhöhen. Tiefer beim Absprung und beim Landen in die Knie gehen. [Bild 3] Zusätzlich bei der Landung das hintere Bein in der Luft halten.

Reduzieren
Weite des Sprunges verringern.

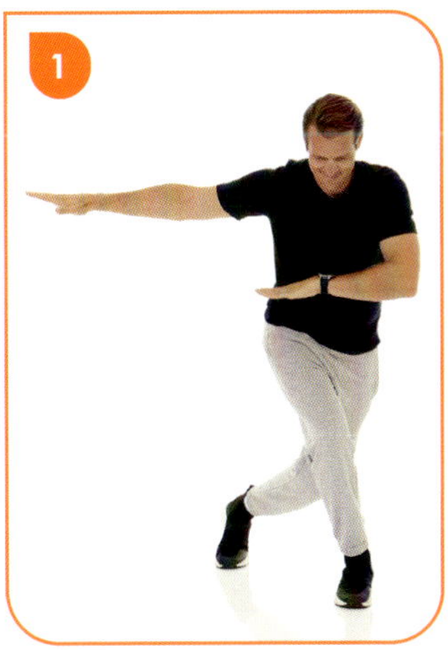

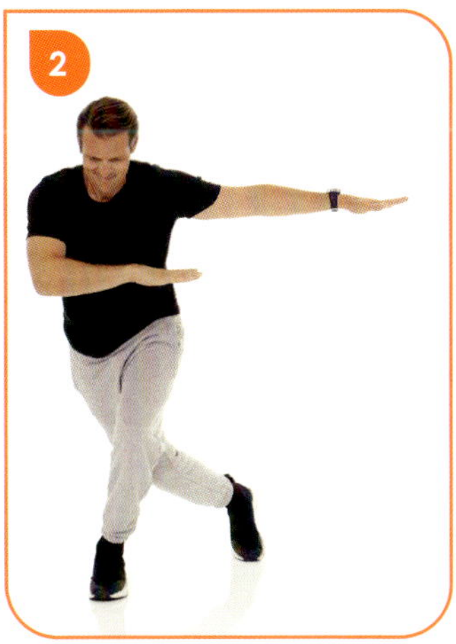

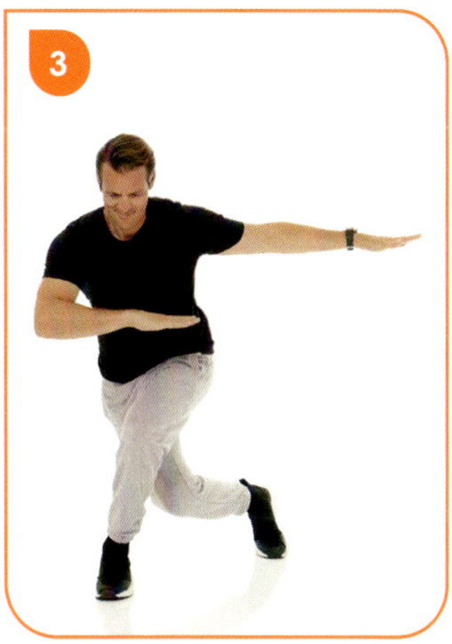

Cardio-Training mit System

Compact Workouts

Compact Workout 1 – Level 1

Die Tabelle zeigt Ihnen im Überblick die 7 Übungen des Programms. Sie setzen sich aus den Mini Workouts 1 (S. 58 bis 61) und 2 (S. 62 bis 65) zusammen.

Workout 1 - Level 1	Ihre Top 7 auf einen Blick	bis 7 Min.
Mobilisation Bewegungsmodul 1	1. X-Swing	½ bis 1 Min.
	2. Upper Body Twist	½ bis 1 Min.
Koordination Bewegungsmodul 2	3. Jab frontal	½ bis 1 Min.
	4. Frontkick low	½ bis 1 Min.
Kräftigung Bewegungsmodul 3	5. Squat	½ bis 1 Min.
	6. Rotating Arms	½ bis 1 Min.
Cool-Down	7. Nachspüren	½ bis 1 Min.

X-Swing *S. 59*

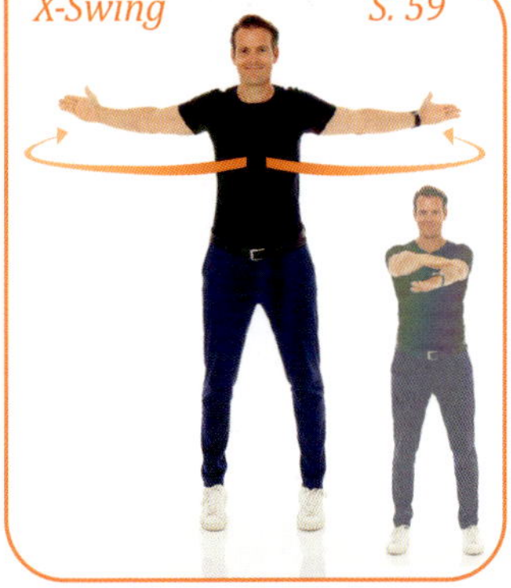

Upper Body Twist *S. 63*

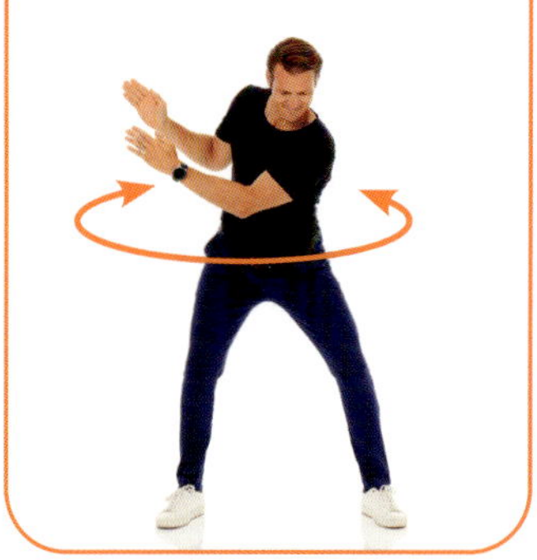

Jab frontal *S. 60*

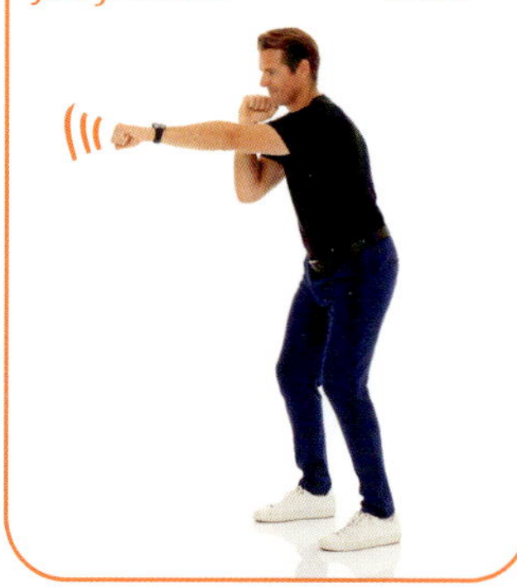

Frontkick low *S. 64*

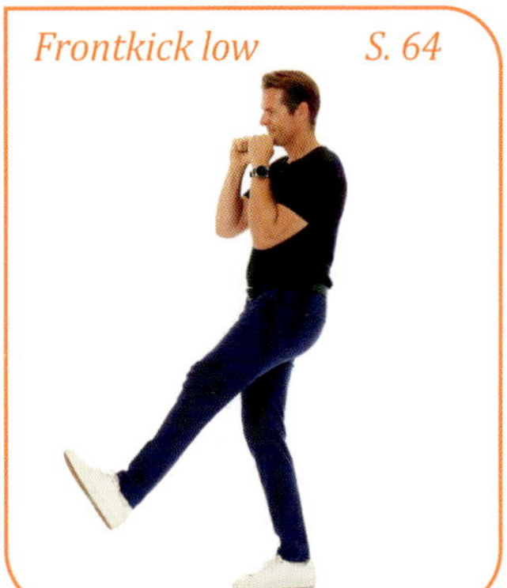

Squat *S. 61*

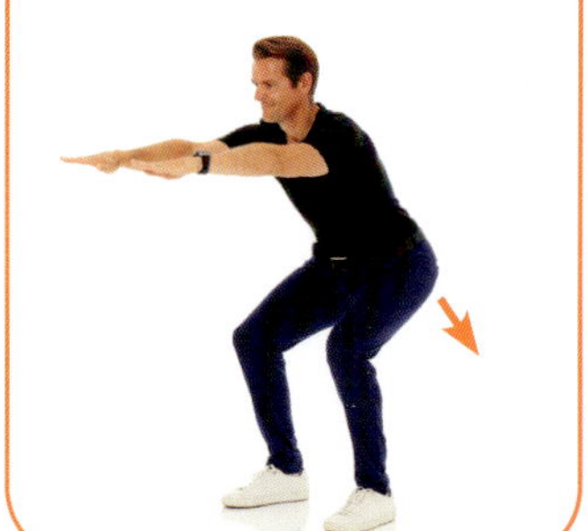

Rotating Arms *S. 65*

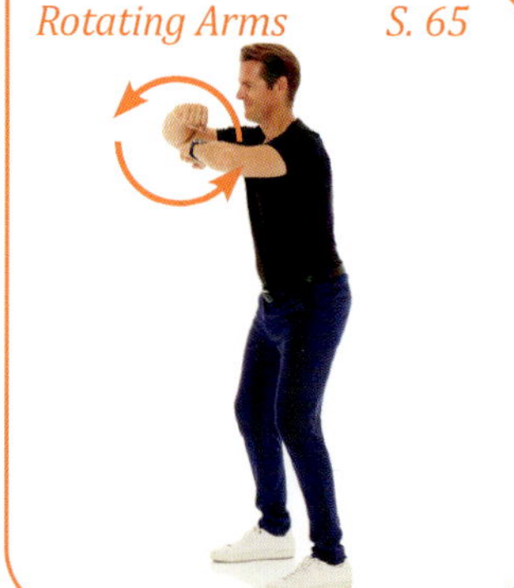

Compact Workout 2 – Level 1

Die Tabelle zeigt Ihnen im Überblick die 7 Übungen des Programms. Sie setzen sich aus den Mini Workouts 1 (S. 58 bis 61) und 3 (S. 66 bis 69) zusammen.

Workout 2 - Level 1	Ihre Top 7 auf einen Blick	bis 7 Min.
Mobilisation Bewegungsmodul 1	1. X-Swing	½ bis 1 Min.
	2. High Knee	½ bis 1 Min.
Koordination Bewegungsmodul 2	3. Jab frontal	½ bis 1 Min.
	4. Side Swing	½ bis 1 Min.
Kräftigung Bewegungsmodul 3	5. Squat	½ bis 1 Min.
	6. Lunge	½ bis 1 Min.
Cool-Down	7. Nachspüren	½ bis 1 Min.

X-Swing *S. 59*

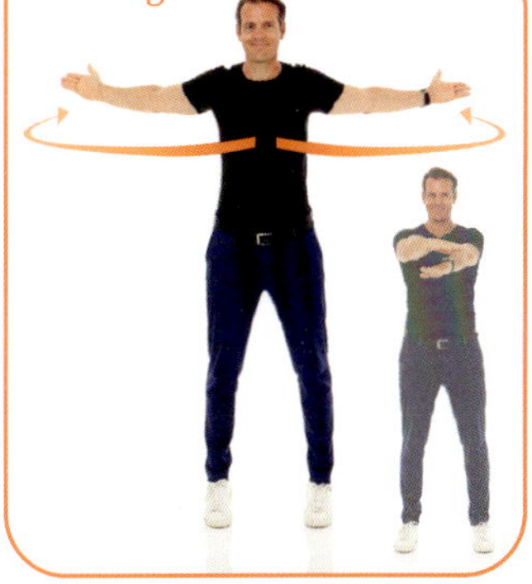

High Knee *S. 67*

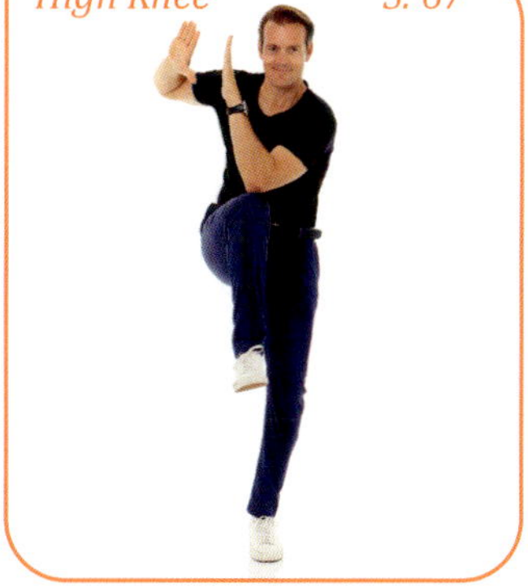

Jab frontal *S. 60*

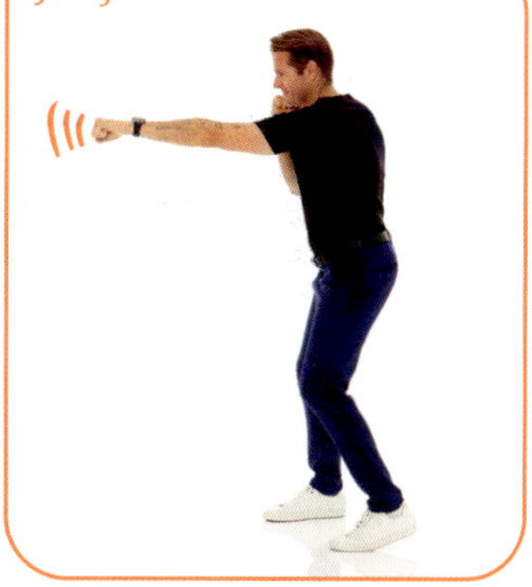

Side Swing *S. 68*

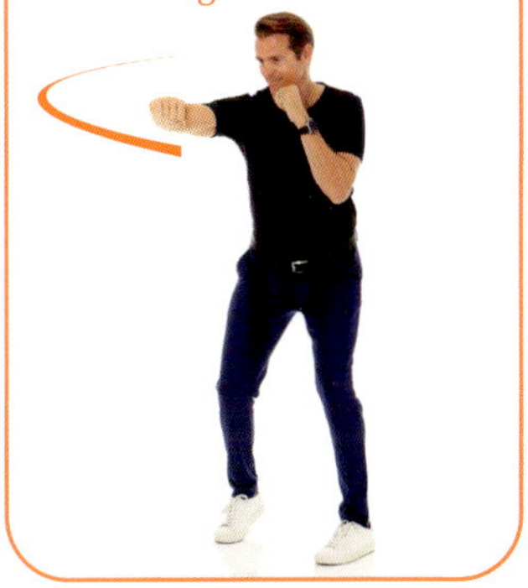

Squat *S. 61*

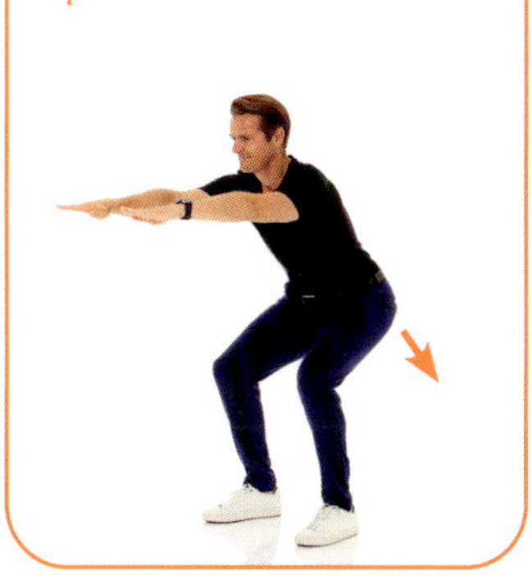

Lunge *S. 69*

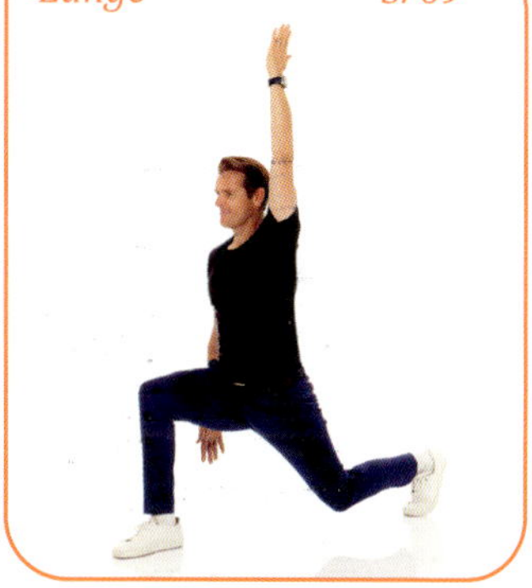

Compact Workout 3 – Level 1

Die Tabelle zeigt Ihnen im Überblick die 7 Übungen des Programms. Sie setzen sich aus den Mini Workouts 2 (S. 62 bis 65) und 3 (S. 66 bis 69) zusammen.

Workout 3 - Level 1	Ihre Top 7 auf einen Blick	bis 7 Min.
Mobilisation Bewegungsmodul 1	1. Upper Body Twist	½ bis 1 Min.
	2. High Knee	½ bis 1 Min.
Koordination Bewegungsmodul 2	3. Frontkick low	½ bis 1 Min.
	4. Side Swing	½ bis 1 Min.
Kräftigung Bewegungsmodul 3	5. Rotating Arms	½ bis 1 Min.
	6. Lunge	½ bis 1 Min.
Cool-Down	7. Nachspüren	½ bis 1 Min.

Upper Body Twist *S. 63*

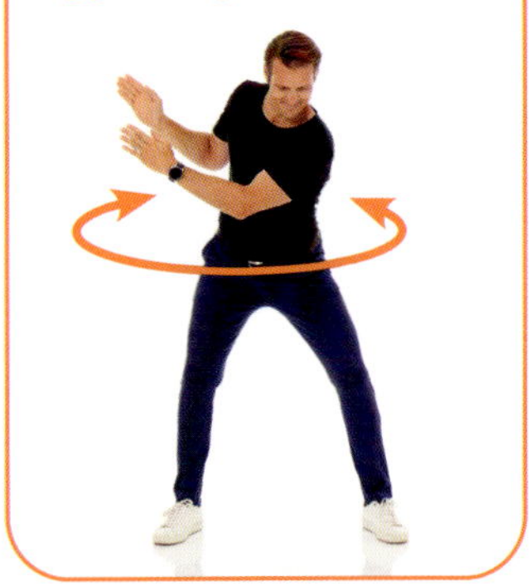

High Knee *S. 67*

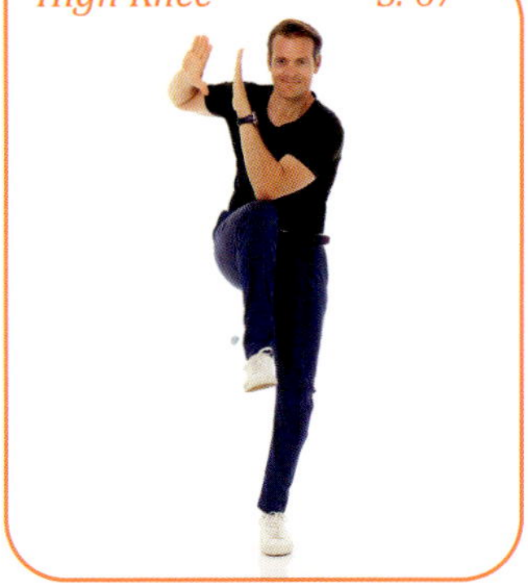

Frontkick low *S. 64*

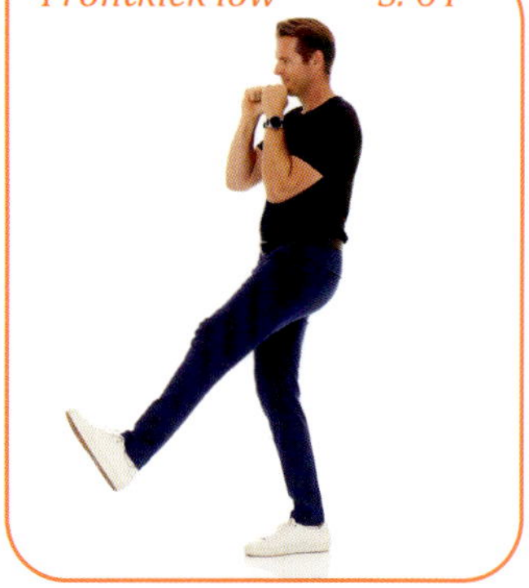

Side Swing *S. 68*

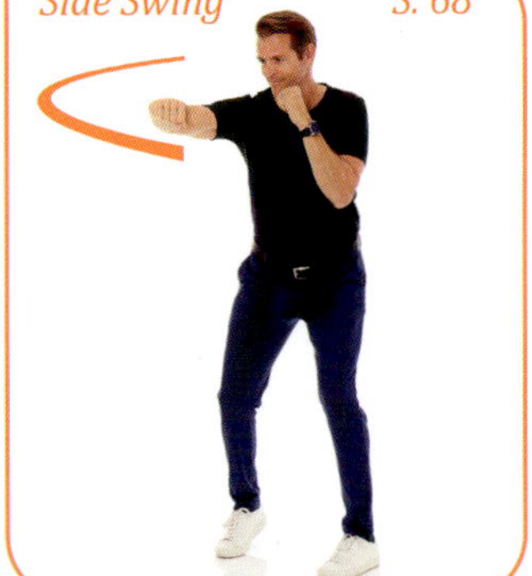

Rotating Arms *S. 65*

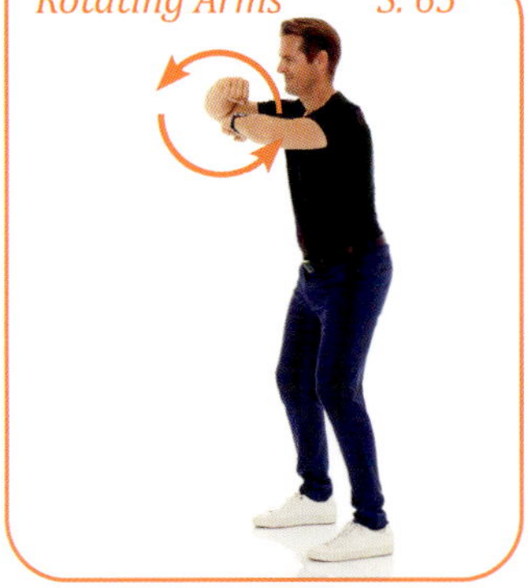

Lunge *S. 69*

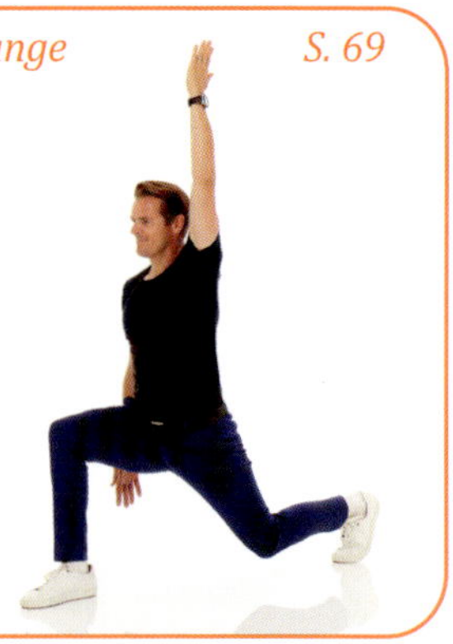

Compact Workout 4 – Level 2

Die Tabelle zeigt Ihnen im Überblick die 7 Übungen des Programms. Sie setzen sich aus den Mini Workouts 4 (S. 70 bis 73) und 5 (S. 74 bis 77) zusammen.

Workout 4 - Level 2	Ihre Top 7 auf einen Blick	bis 7 Min.
Mobilisation Bewegungsmodul 1	1. Rope Skipping	½ bis 1 Min.
	2. Lateral Knee	½ bis 1 Min.
Koordination Bewegungsmodul 2	3. Jab high	½ bis 1 Min.
	4. Sidekick low	½ bis 1 Min.
Kräftigung Bewegungsmodul 3	5. Side Lunge	½ bis 1 Min.
	6. Reverse Fly	½ bis 1 Min.
Cool-Down	7. Nachspüren	½ bis 1 Min.

Rope Skipping *S. 71*

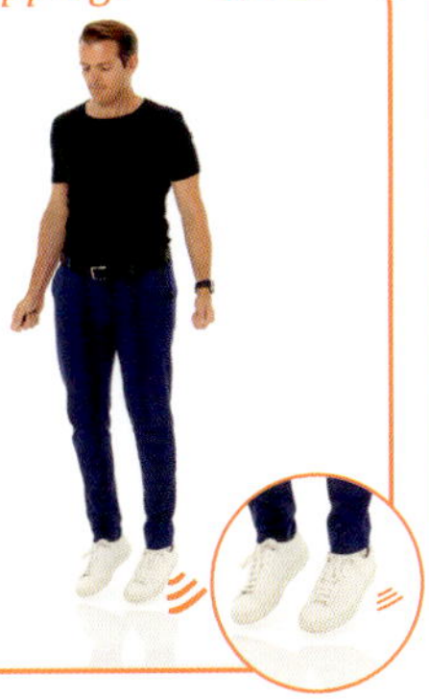

Lateral Knee *S. 75*

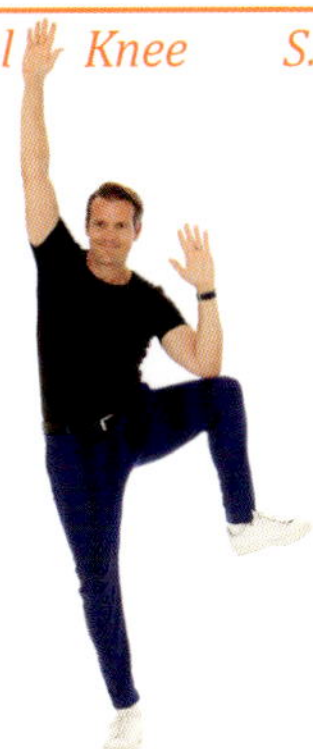

Jab high *S. 72*

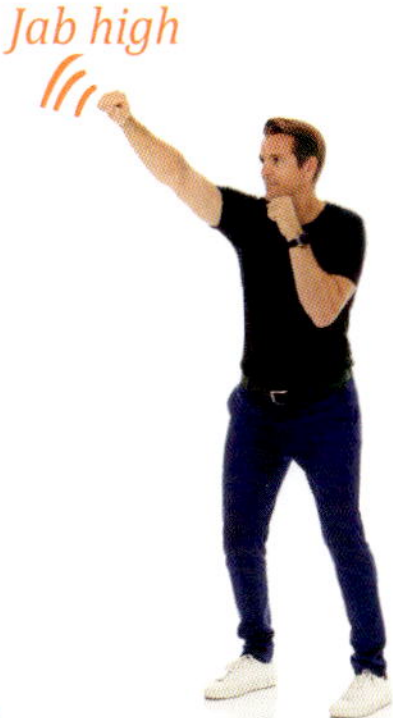

Sidekick low *S. 76*

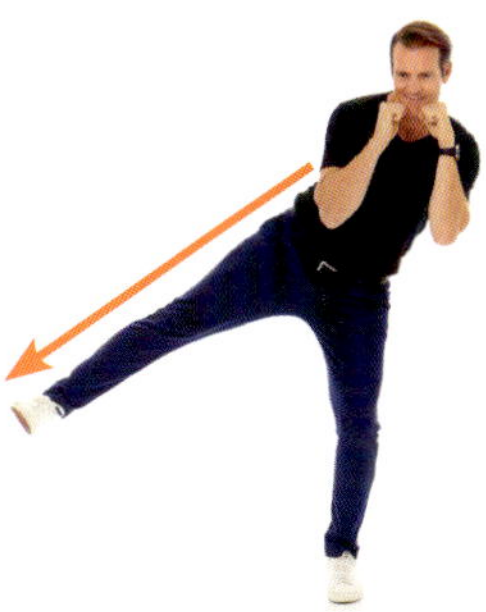

Side Lunge *S. 73*

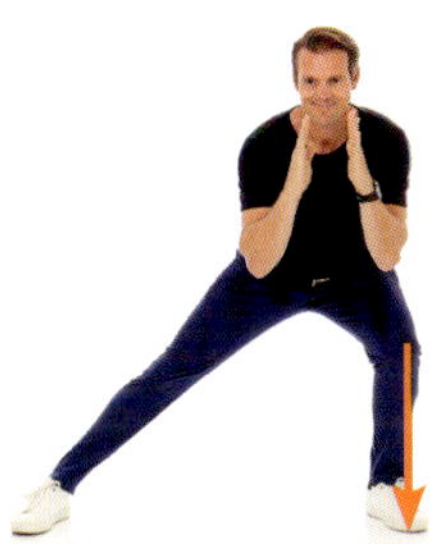

Reverse Fly *S. 77*

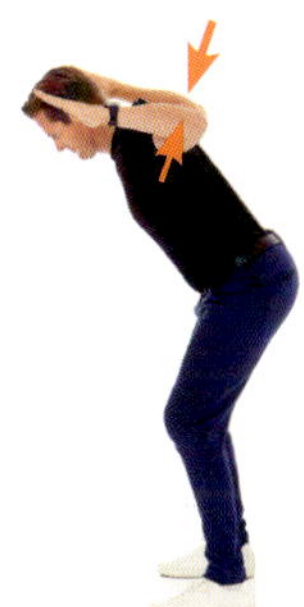

Compact Workout 5 – Level 2

Die Tabelle zeigt Ihnen im Überblick die 7 Übungen des Programms. Sie setzen sich aus den Mini Workouts 4 (S. 70 bis 73) und 6 (S. 78 bis 81) zusammen.

Workout 5 - Level 2	Ihre Top 7 auf einen Blick	bis 7 Min.
Mobilisation Bewegungsmodul 1	1. Rope Skipping	½ bis 1 Min.
	2. Body Twist	½ bis 1 Min.
Koordination Bewegungsmodul 2	3. Jab high	½ bis 1 Min.
	4. Elbow Strike	½ bis 1 Min.
Kräftigung Bewegungsmodul 3	5. Side Lunge	½ bis 1 Min.
	6. Jump	½ bis 1 Min.
Cool-Down	7. Nachspüren	½ bis 1 Min.

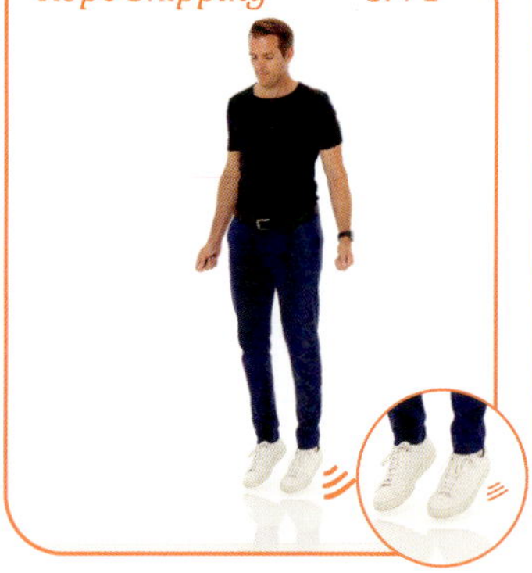
Rope Skipping S. 71

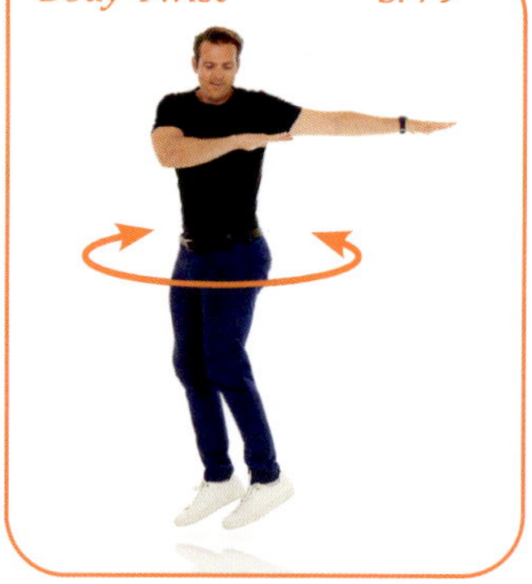
Body Twist S. 79

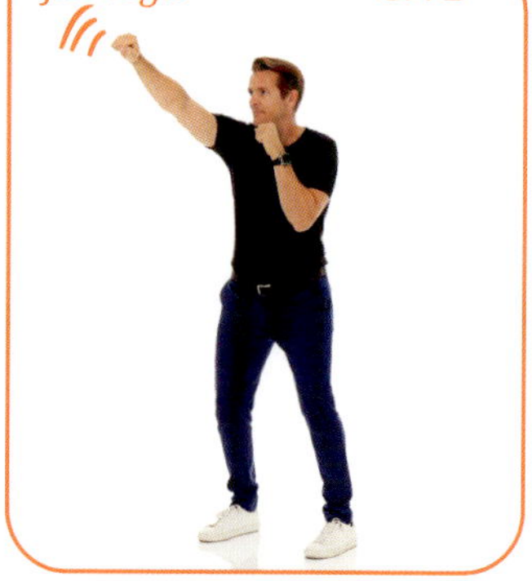
Jab high S. 72

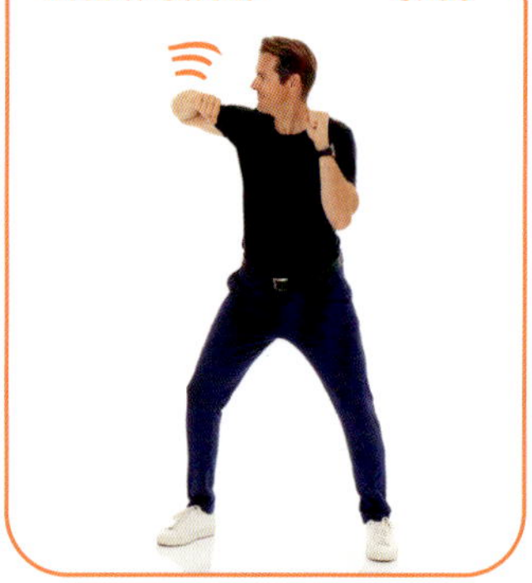
Elbow Strike S. 80

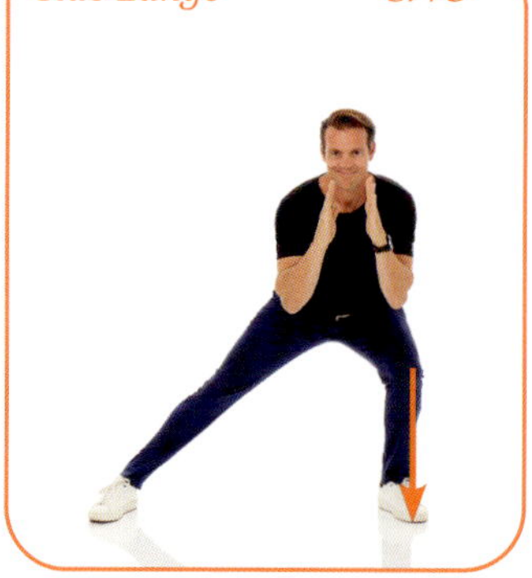
Side Lunge S. 73

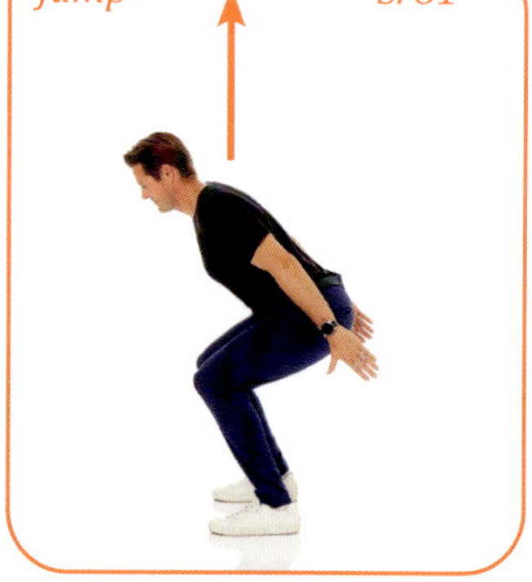
Jump S. 81

Compact Workout 6 – Level 2

Die Tabelle zeigt Ihnen im Überblick die 7 Übungen des Programms. Sie setzen sich aus den Mini Workouts 5 (S. 74 bis 77) und 6 (S. 78 bis 81) zusammen.

Workout 6 - Level 2	Ihre Top 7 auf einen Blick	bis 7 Min.
Mobilisation Bewegungsmodul 1	1. Lateral Knee	½ bis 1 Min.
	2. Body Twist	½ bis 1 Min.
Koordination Bewegungsmodul 2	3. Sidekick low	½ bis 1 Min.
	4. Elbow Strike	½ bis 1 Min.
Kräftigung Bewegungsmodul 3	5. Reverse Fly	½ bis 1 Min.
	6. Jump	½ bis 1 Min.
Cool-Down	7. Nachspüren	½ bis 1 Min.

Lateral Knee *S. 75*

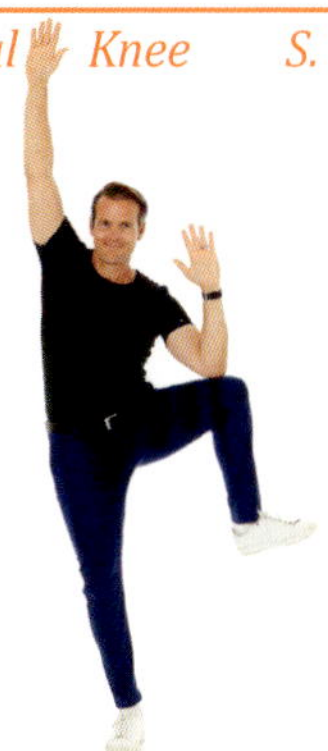

Body Twist *S. 79*

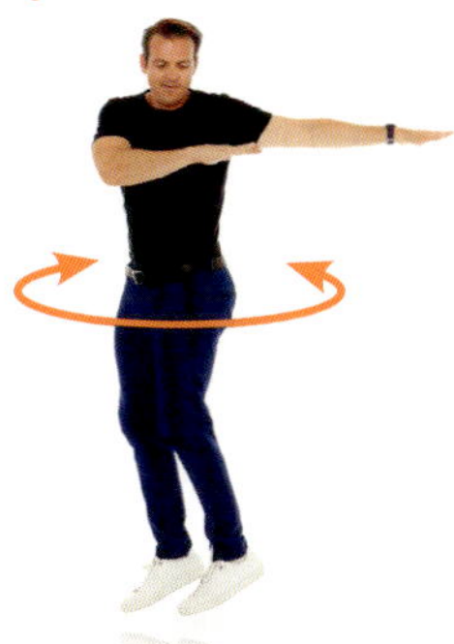

Sidekick low *S. 76*

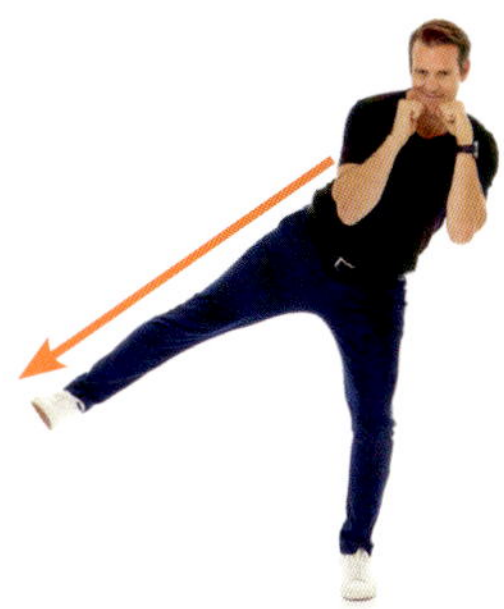

Elbow Strike *S. 80*

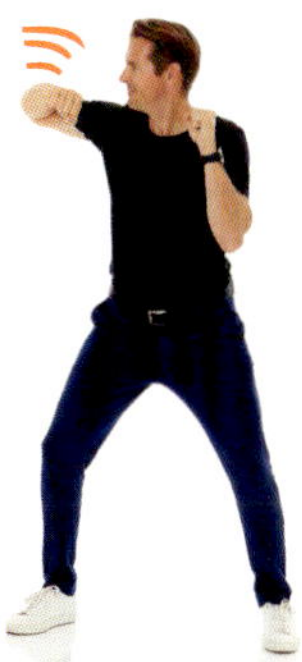

Reverse Fly *S. 77*

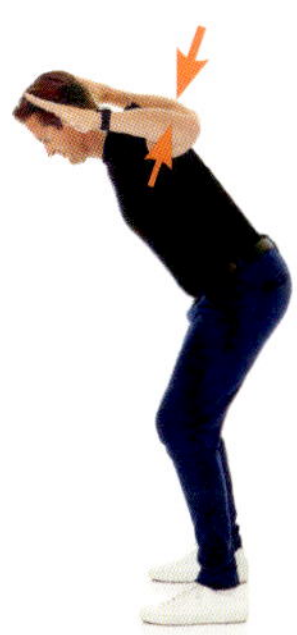

Jump *S. 81*

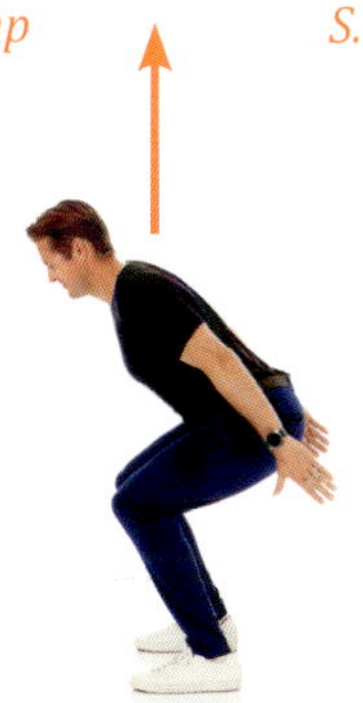

Compact Workout 7 – Level 3

Die Tabelle zeigt Ihnen im Überblick die 7 Übungen des Programms. Sie setzen sich aus den Mini Workouts 7 (S. 82 bis 85) und 8 (S. 86 bis 89) zusammen.

Workout 7 - Level 3	Ihre Top 7 auf einen Blick	bis 7 Min.
Mobilisation Bewegungsmodul 1	1. Jumping Jack	½ bis 1 Min.
	2. Arms cross Knee	½ bis 1 Min.
Koordination Bewegungsmodul 2	3. Lunge & Frontkick middle	½ bis 1 Min.
	4. Jabs & March on Place	½ bis 1 Min.
Kräftigung Bewegungsmodul 3	5. Russian Twist	½ bis 1 Min.
	6. Mountainclimber	½ bis 1 Min.
Cool-Down	7. Nachspüren	½ bis 1 Min.

Jumping Jack *S. 83*

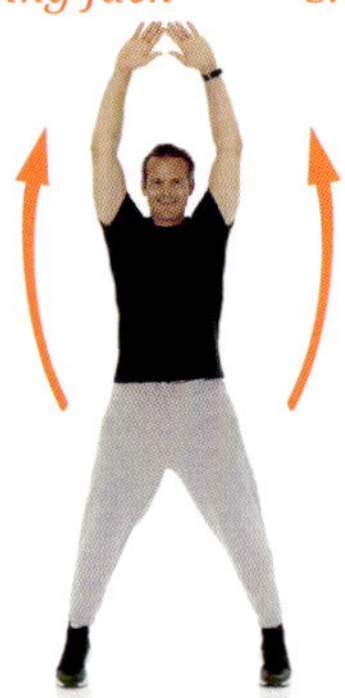

Arms cross Knee *S. 87*

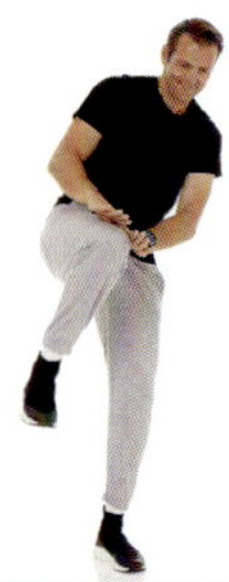

Lunge & Frontkick middle *S. 84*

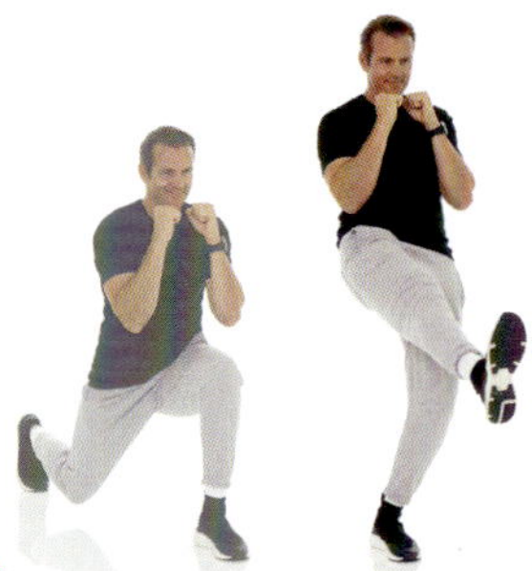

Jabs & March on Place *S. 88*

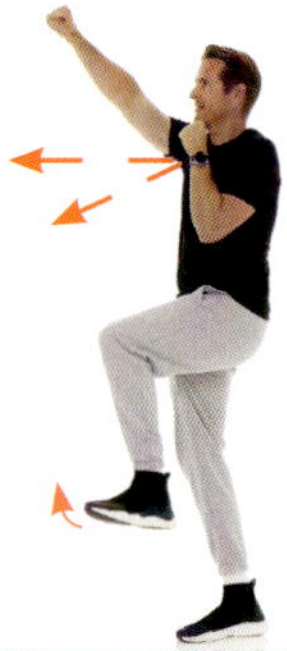

Russian Twist *S. 85*

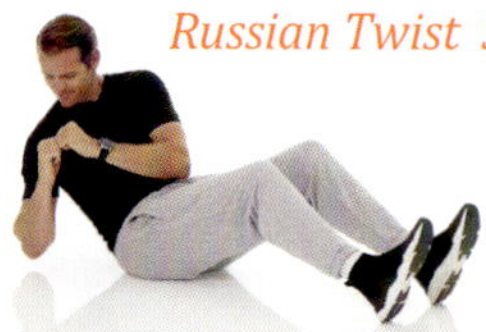

Mountainclimber *S. 89*

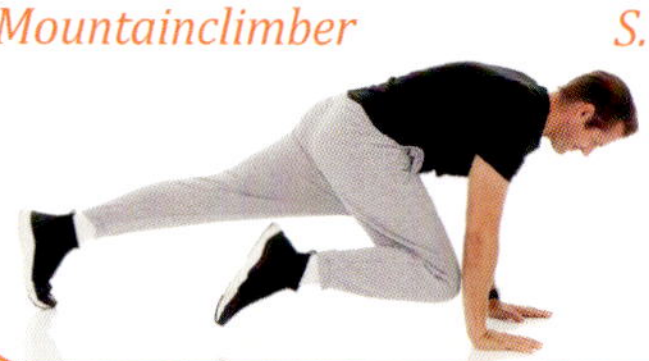

Compact Workout 8 – Level 3

Die Tabelle zeigt Ihnen im Überblick die 7 Übungen des Programms. Sie setzen sich aus den Mini Workouts 7 (S. 82 bis 85) und 9 (S. 90 bis 93) zusammen.

Workout 8 - Level 3	Ihre Top 7 auf einen Blick	bis 7 Min.
Mobilisation Bewegungsmodul 1	1. Jumping Jack	½ bis 1 Min.
	2. Soldier	½ bis 1 Min.
Koordination Bewegungsmodul 2	3. Lunge & Frontkick middle	½ bis 1 Min.
	4. Squat & Elbow Strike	½ bis 1 Min.
Kräftigung Bewegungsmodul 3	5. Russian Twist	½ bis 1 Min.
	6. Skater Jump	½ bis 1 Min.
Cool-Down	7. Nachspüren	½ bis 1 Min.

Jumping Jack *S. 83*

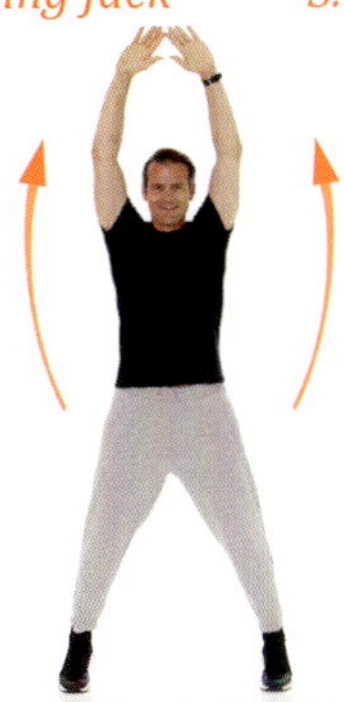

Soldier *S. 91*

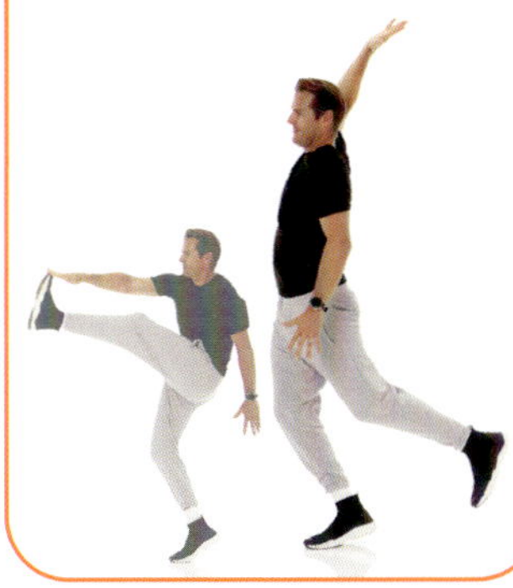

Lunge & Frontkick middle *S. 84*

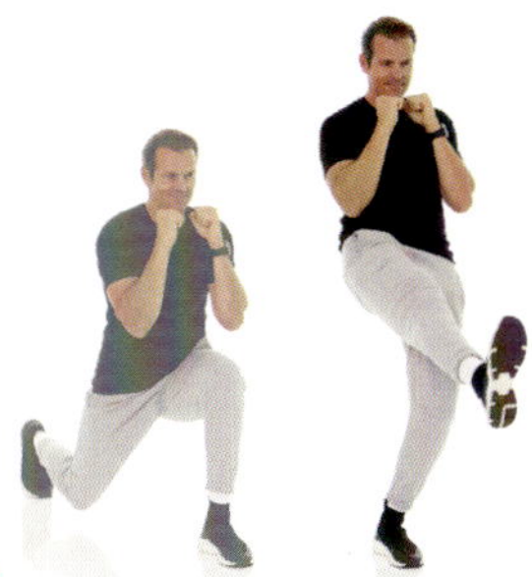

Squat & Elbow Strike *S. 92*

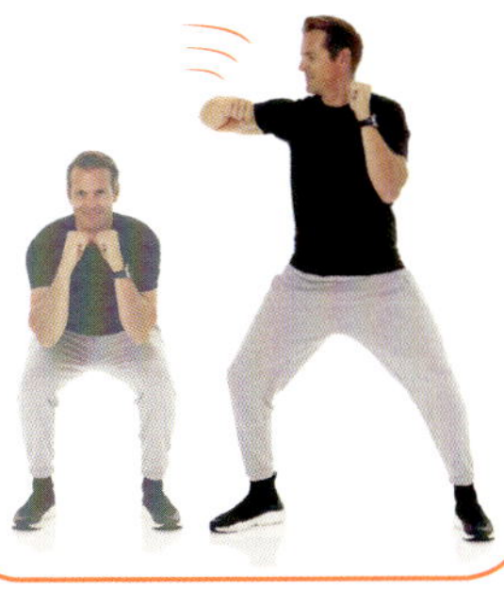

Russian Twist *S. 85*

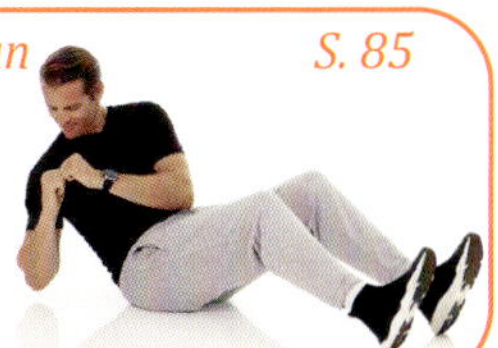

Skater Jump *S. 93*

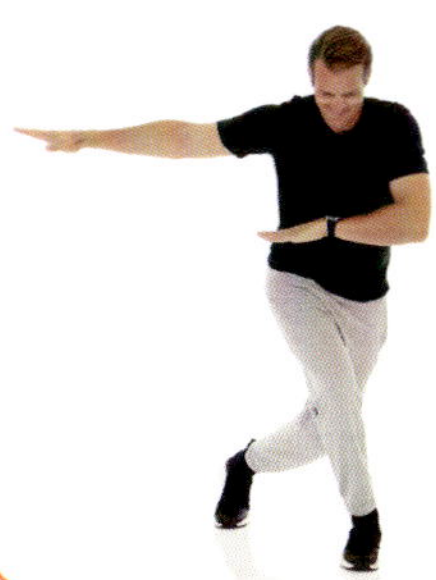

Compact Workout 9 – Level 3

Die Tabelle zeigt Ihnen im Überblick die 7 Übungen des Programms. Sie setzen sich aus den Mini Workouts 8 (S. 86 bis 89) und 9 (S. 90 bis 93) zusammen.

Workout 9 - Level 3	Ihre Top 7 auf einen Blick	bis 7 Min.
Mobilisation Bewegungsmodul 1	1. Arms cross Knee	½ bis 1 Min.
	2. Soldier	½ bis 1 Min.
Koordination Bewegungsmodul 2	3. Jabs & March on Place	½ bis 1 Min.
	4. Squat & Elbow Strike	½ bis 1 Min.
Kräftigung Bewegungsmodul 3	5. Mountainclimber	½ bis 1 Min.
	6. Skater Jump	½ bis 1 Min.
Cool-Down	7. Nachspüren	½ bis 1 Min.

Arms cross Knee *S. 87*

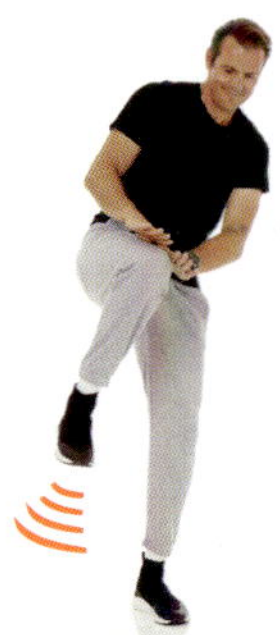

Soldier *S. 91*

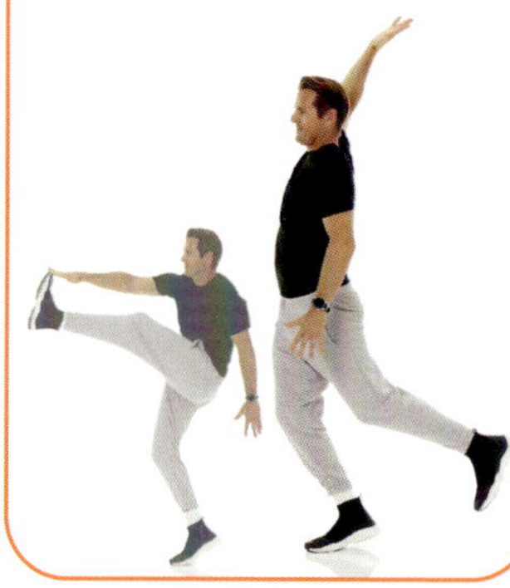

Jabs & March on Place *S. 88*

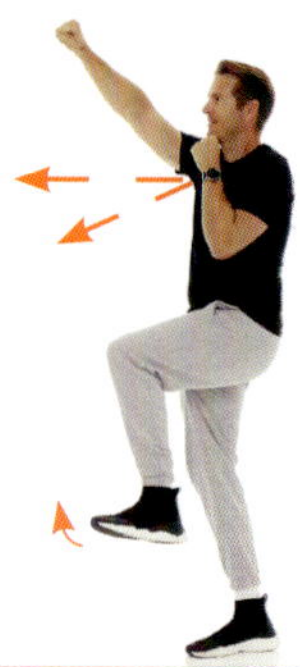

Squat & Elbow Strike *S. 92*

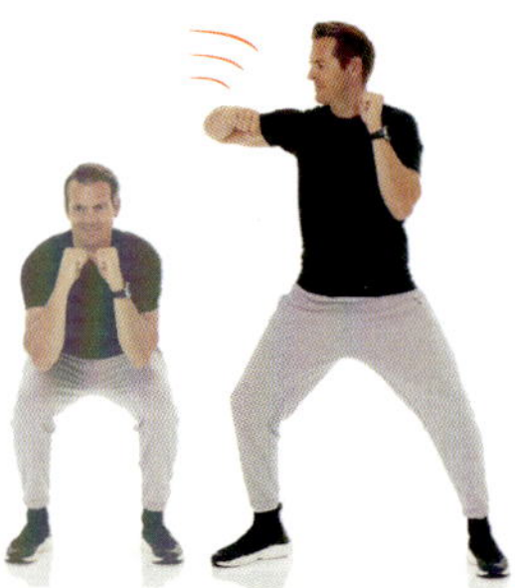

Mountain-climber *S. 89*

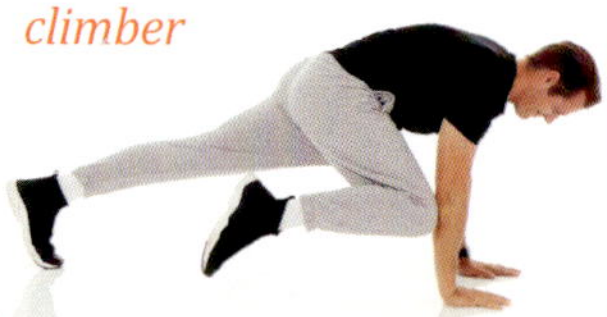

Skater Jump *S. 93*

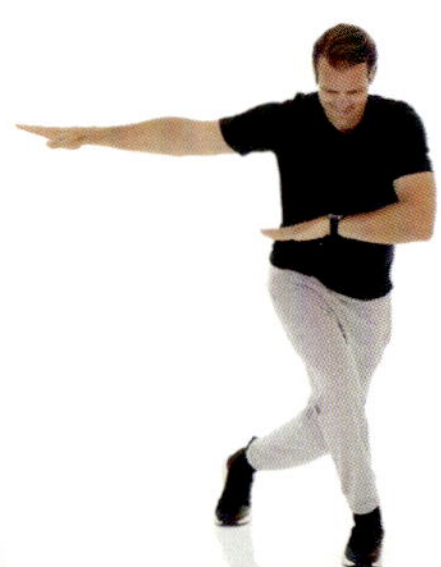

Cardio-Training mit System

Full Body Workouts

Full Body Workout – Level 1

Das Programm ist als Einstieg für ein regeneratives Cardio-Training konzipiert. Die Übungen sollen 'Bewegungs-Einsteiger' zu einem nachhaltigen Training motivieren, das nicht nur das Herz-Kreislauf-System anregt, sondern auch muskuläre Aktivitäten im ganzen Körper einfordert. Dazu wird in den Bewegungsmodulen in grundlegende Bewegungen eingeführt.

Das Warming-Up für das Ganzkörperprogramm beginnt mit der Übung *Wahrnehmen*. Hierbei handelt es sich um einen Bodyscan, der bei den Füßen beginnt und bis in den Nacken hineinführt. Zusätzlich sollen im Verlauf spezifische Fragen zur Körper-Wahrnehmung das Erspüren sensomotorischer Unterschiede im Körperinnern unterstützen. Beim anschließenden *Aktivieren* wird auf der Stelle mit Armeinsatz ‚marschiert', wodurch der gesamte Körper muskulär erwärmt und damit das Herz-Kreislauf-System für die Bewegungsmodule auf ‚Betriebstemperatur' gebracht wird.

Mit dem Bewegungsmodul 1 werden die oberen und unteren Extremitäten mobilisiert. Beim dynamischen Armkreuzen des *X-Swing* stehen Schultergürtel und Brustwirbelsäule im Fokus. Der *Upper Body Twist* verdreht, dehnt und erwärmt den Oberkörper durch dynamisch-rotierende Bewegungen. *High Knee* wiederum kontrahiert die gerade und schräge Bauchmuskulatur. Zusätzlich wird die Hüfte mobilisiert und die Rückenmuskulatur primär im Lendenwirbelbereich gedehnt.

Das Bewegungsmodul 2 beinhaltet einfache, dynamisch ausgeführte Schlag- und Tritttechniken. Mit dem *Jab frontal* wird die Basis innerhalb der Schlagtechniken eingeführt. Gleiches gilt beim *Front Kick low* für die Tritttechniken. Letzterer schult durch den Einbeinstand auch das Gleichgewicht. Der *Side Swing*, eine weitere Schlagtechnik, erfordert einen koordinativ aufeinander abgestimmten Bein-Hüft-Arm-Einsatz.

Das Bewegungsmodul 3 hat eine Ganzkörperkraftigung zum Ziel, die ebenfalls durch grundlegende Übungen erzielt werden kann. Der *Squat* beansprucht vor allem den Unterkörper, also die Oberschenkel- und Gesäßmuskulatur. Zudem wird der Rücken aktiviert, da dieser stets leicht nach vorne geneigt und unter Spannung aufrecht gehalten wird. Darauffolgend kräftigen die *Rotating Arms* insbesondere den Schultergürtel. Hierbei werden die Arme auf Schulterhöhe hoch gehalten und angewinkelt, während die beiden zu Fäusten gebildeten Hände gleichzeitig um sich selbst kreisen. Schließlich aktiviert der *Lunge*, also der Ausfallschritt, die Oberschenkel- und Gesäßmuskulatur.

Der Cool-Down legt beim *Entschleunigen* den Fokus auf das bewusste Lockern der Sprung- und Schultergelenke. Das *Nachspüren* zielt auf das achtsame Wahrnehmen der Trainingswirkungen, wobei im Unterschied zum Bodyscan zu Beginn die Körperreise nun vom Nacken zu den Füßen erfolgt.

Das Programm auf einen Blick

Die Tabelle zeigt Ihnen im Überblick die 13 Übungen des Programms für Level 1 zum Ganzkörpertraining. Die Übungen setzen sich aus den Mini Workouts 1 bis 3 zusammen. Die Intensitätsgrade der Übungen bestimmen Sie je nach Tagesform selbst. Empfehlungen zur Dauer der einzelnen Übungen sind angegeben. Sie dienen als Orientierung für den Einstieg in Ihr Training.

Ganzkörper-Programm Level 1	Ihre Top 13 auf einen Blick	bis 20 Min.
Warming-Up	1. Wahrnehmen	bis 5 Min.
	2. Aktivieren	bis 1 Min.
Mobilisation Bewegungsmodul 1	3. X-Swing	bis 1 Min.
	4. Upper Body Twist	bis 1 Min.
	5. High Knee	bis 1 Min.
Koordination Bewegungsmodul 2	6. Jab frontal	bis 1 Min.
	7. Frontkick low	bis 1 Min.
	8. Side Swing	bis 1 Min.
Kräftigung Bewegungsmodul 3	9. Squat	bis 1 Min.
	10. Rotating Arms	bis 1 Min.
	11. Lunge	bis 1 Min.
Cool-Down	12. Entschleunigen	bis 2 Min.
	13. Nachspüren	bis 3 Min.
Mini Workout 1	Übungen 3 .. 6 .. 9 .. 13	siehe S. 58-61
Mini Workout 2	Übungen 4 .. 7 .. 10 .. 13	siehe S. 62-65
Mini Workout 3	Übungen 5 .. 8 .. 11 .. 13	siehe S. 66-69

Wahrnehmen | Warming-Up |

Mit dem Bodyscan wird von den Füßen bis zum Nacken achtsam in den gesamten Körper hineingespürt,

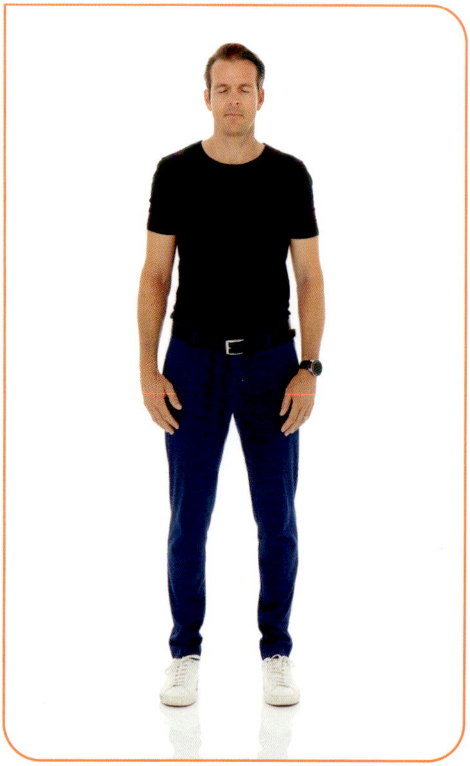

- Stehen Sie aufrecht und hüftbreit. Die Arme hängen locker an den Seiten. Die Hände können seitlich an den Oberschenkeln anliegen. Schließen Sie Ihre Augen. [Bild]

- Atmen Sie tief ein und spüren Sie, wie sich der Brustkorb anhebt und weitet. Ihr Brustbein strebt nach vorne oben. Ausatmend senkt sich der Brustkorb, und der Bauch zieht sich nach innen. Nehmen Sie einige tiefe Atemzüge, und spüren Sie dem Atemfluss nach.

- Treten Sie nun eine Reise durch Ihren Körper an.

- Spüren Sie zuerst in Ihre Füße hinein. Wie ist Ihr Körpergewicht verteilt?

- Jetzt wandern Sie über die Schien- und Wadenmuskulatur zu Ihren Oberschenkeln. Wie fühlen sich Ihre Beine an? Sind sie locker oder verspannt?

- Gehen Sie weiter zu Ihrem Rumpf. Spüren Sie, wie bei der Einatmung die Luft in ihn hineinströmt und sich Ihr Brustkorb weitet. Wie fühlen sich Ihre Schultern an? Hängen Sie entspannt oder sind sie verspannt und vielleicht nach oben gezogen? Wie fühlt sich Ihr Nacken an?

- Richten Sie nun Ihren Oberkörper aktiv auf, indem Sie tief einatmen. Spüren Sie mit weiteren Atemzügen in Ihre aufrechte, aber dennoch entspannte Körperhaltung hinein.

- Öffnen Sie wieder Ihre Augen.

Aktivieren | Warming-Up |

Das Marschieren mit Armeinsatz auf der Stelle bringt das Herz-Kreislauf-System in Schwung und aktiviert den Bewegungsapparat.

- Stehen Sie aufrecht und schulterbreit. Die Arme sind seitlich neben dem Körper gestreckt und unter Spannung. Atmen Sie fließend ein und aus. [Bild 1] Kopf in Verlängerung des Oberkörpers. Blick nach vorne.

- Ziehen Sie jetzt Ihren linken Oberschenkel auf Hüfthöhe an, bis dieser parallel zum Boden ist. Ihr rechter Arm schwingt währenddessen gestreckt vor dem Körper nach oben mit. [Bild 2] Oberkörper aufrecht. Bauchmuskeln anspannen. Fußspitze nach oben ziehen. Beide Arme strecken. Beim Standbein Fußzehen nicht in den Boden krallen.

- Führen Sie das linke Bein und den rechten Arm wieder aktiv zurück.

- Dann führen Sie die Bewegung auf der anderen Seite durch.

- Wiederholen Sie die Bewegungsabfolge dynamisch im Wechsel. Fließend ein- und ausatmen.

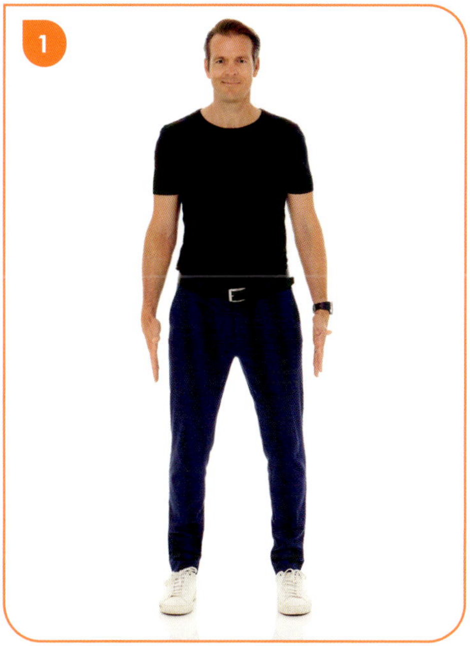

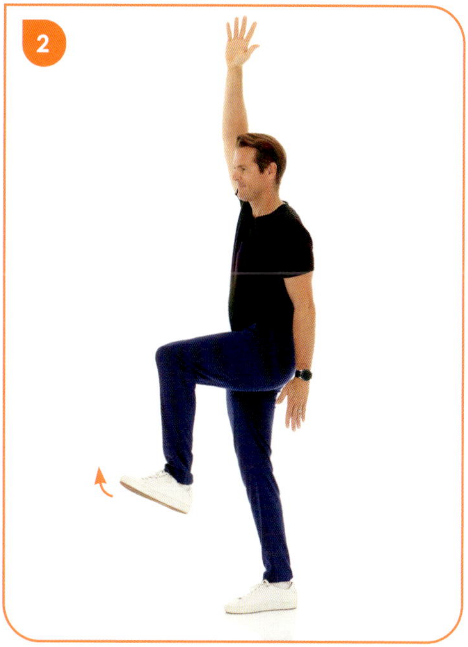

Mobilisation I Bewegungsmodul 1 I

Die Übungsbeschreibungen zu den drei Mobilisationsübungen finden Sie in den Mini Workouts 1 bis 3 auf den Seiten 59, 63 und 67.

X-Swing

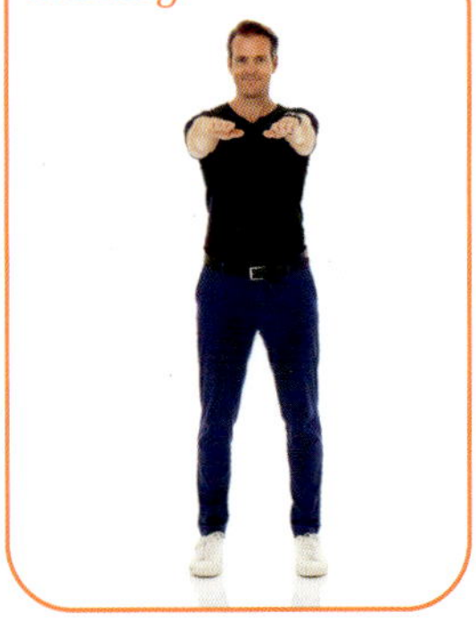

X-Swing

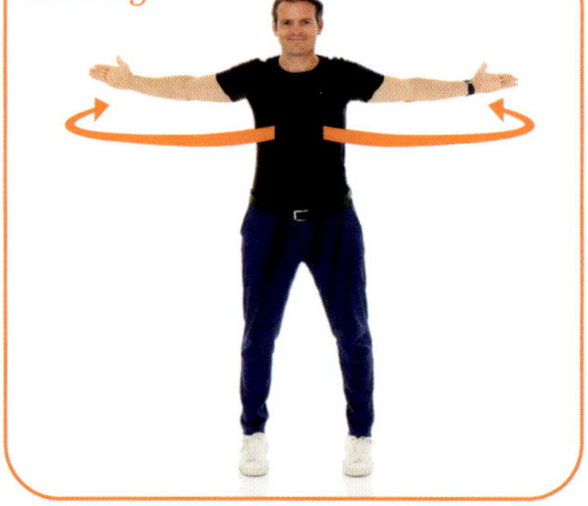

X-Swing

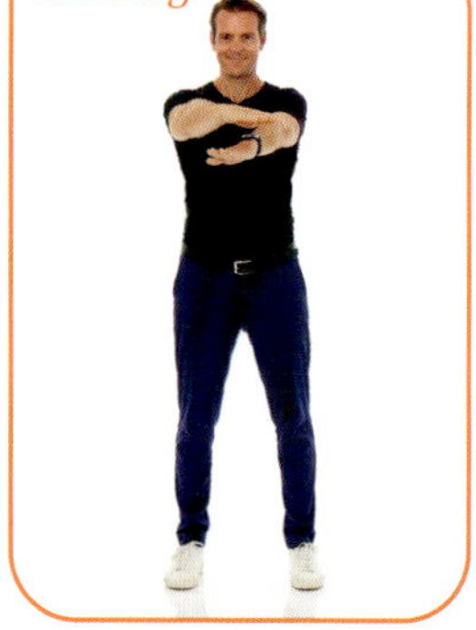

Upper Body Twist

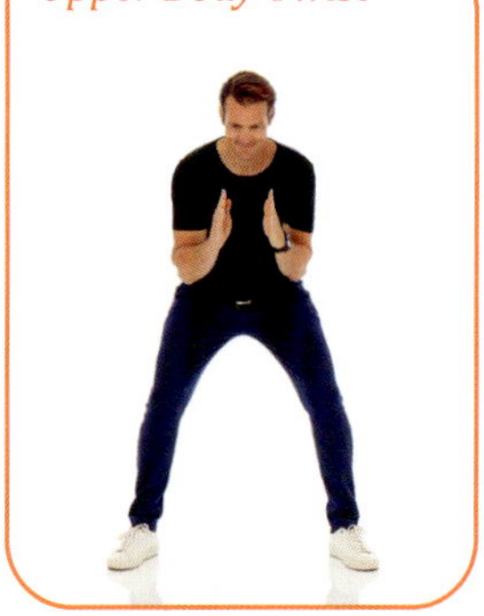

Upper Body Twist

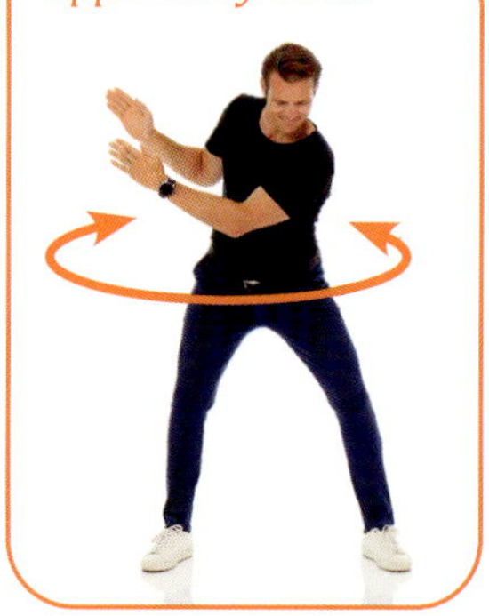

High Knee

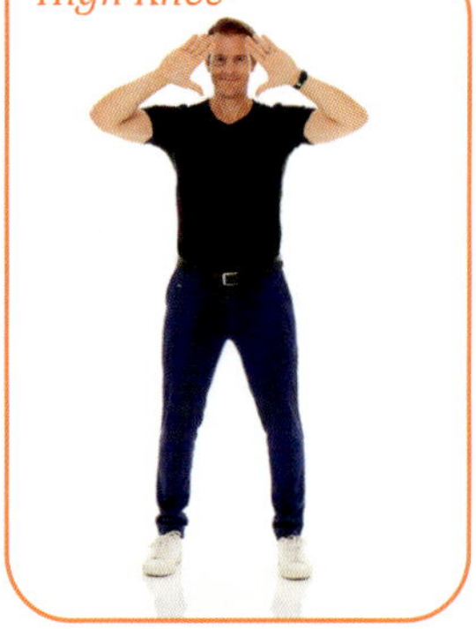

High Knee

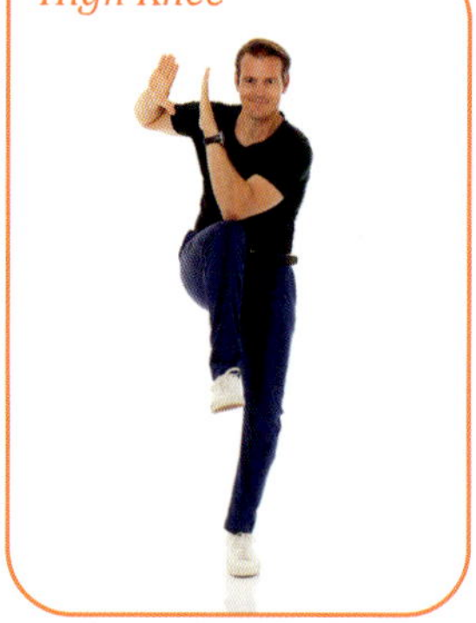

Koordination I Bewegungsmodul 2 I

Die Übungsbeschreibungen zu den drei Koordinationsübungen finden Sie in den Mini Workouts 1 bis 3 auf den Seiten 60, 64 und 68.

Jab frontal

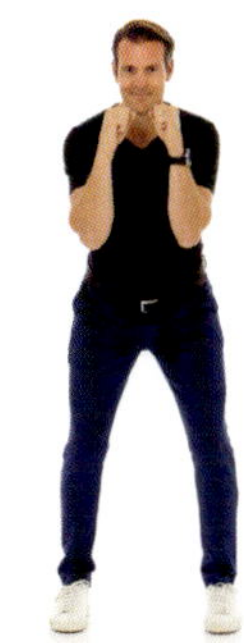

Jab frontal

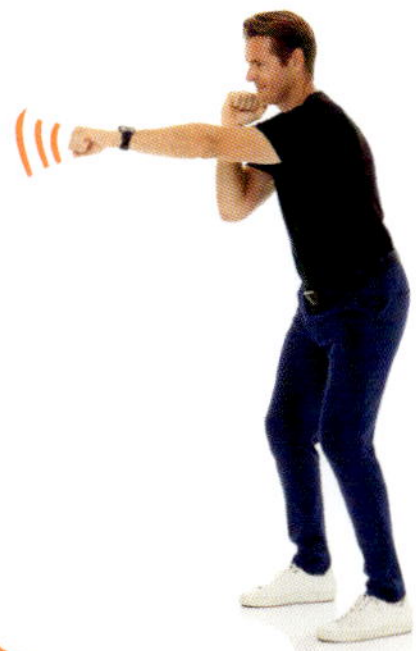

Frontkick low

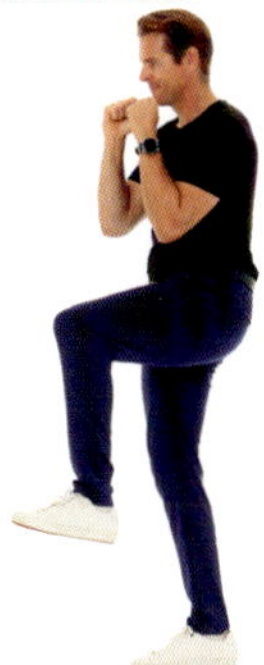

Frontkick low

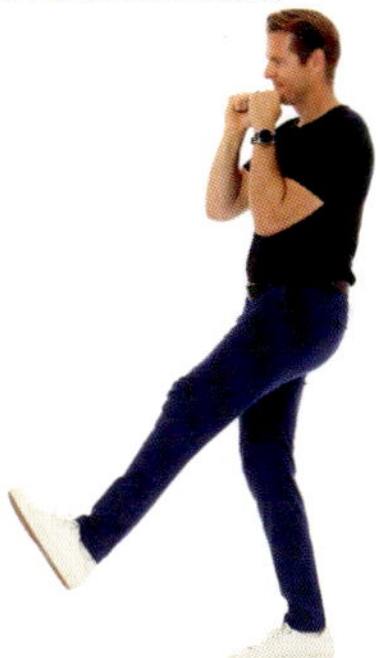

Side Swing

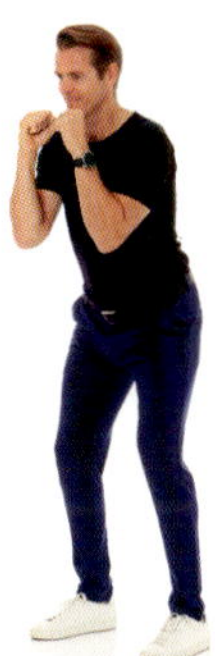

Side Swing

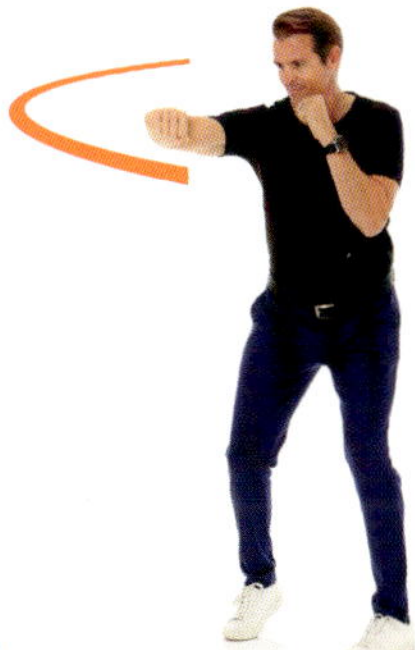

Kräftigung I Bewegungsmodul 3 I

Die Übungsbeschreibungen zu den drei Kräftigungsübungen finden Sie in den Mini Workouts 1 bis 3 auf den Seiten 61, 65 und 69.

Squat

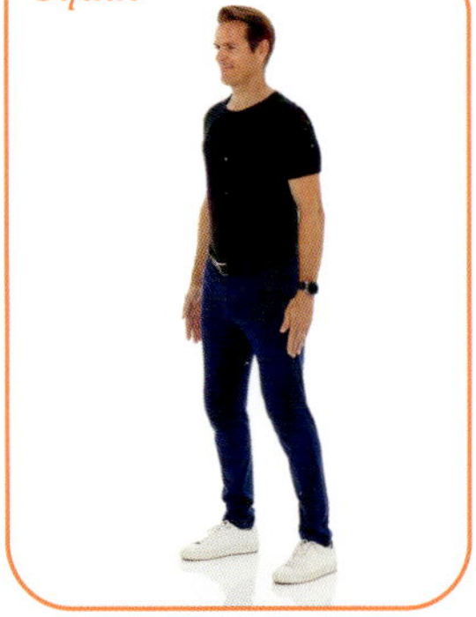

Squat

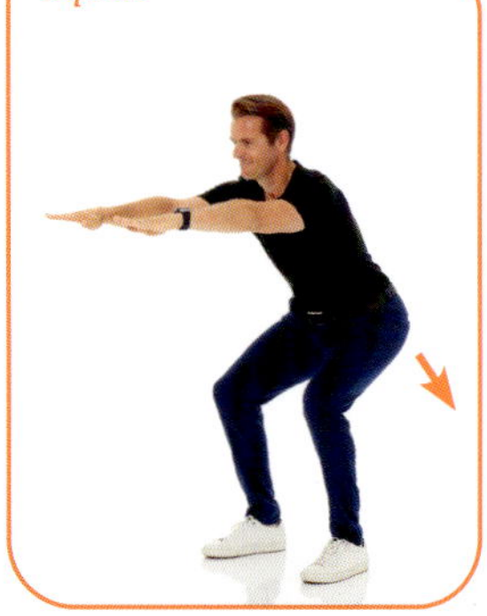

Rotating Arms

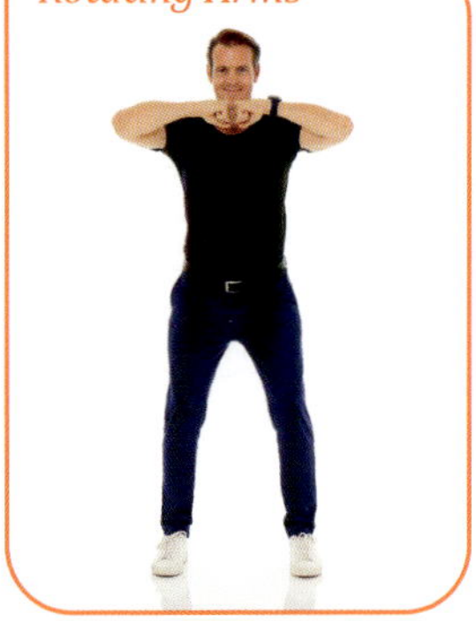

Rotating Arms

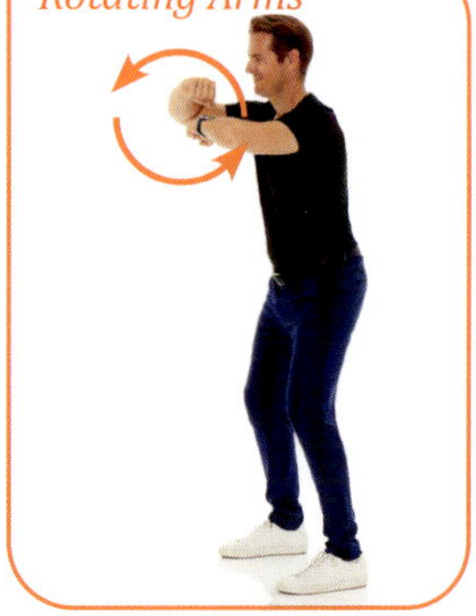

Lunge

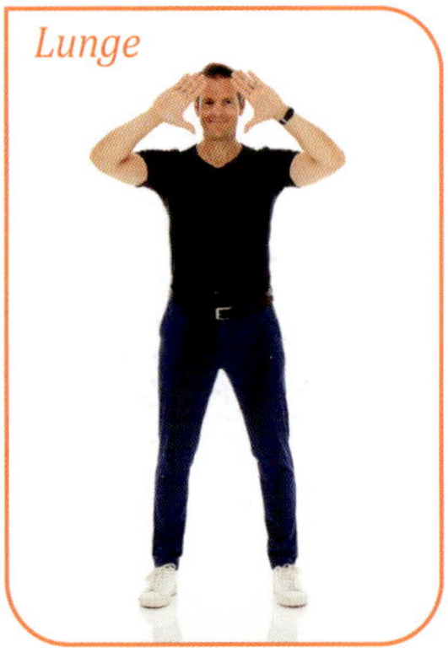

Lunge

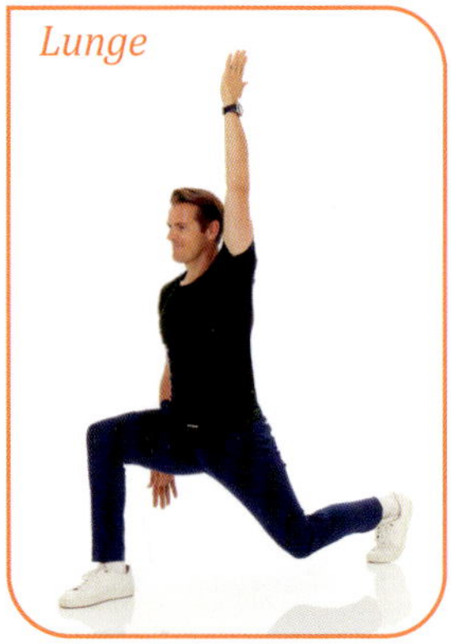

Entschleunigen | Cool-Down |

Das Kreisen der Schultern und Sprunggelenke lockert die belasteten muskulären Strukturen.

- Stehen Sie aufrecht und hüftbreit. Schließen Sie Ihre Augen. Die Arme hängen locker an den Seiten. Atmen Sie fließend ein und aus.

- Jetzt kreisen Sie Ihre Schultern in kleinen Kreisen zuerst vorwärts, dann rückwärts. [Bild 1] Ihr Kopf bewegt sich nicht. Atmen Sie fließend weiter.

- Öffnen Sie Ihre Augen wieder. Heben Sie nun Ihr rechtes Bein etwas vom Boden ab. Bei Bedarf können Sie sich abstützen. Führen Sie dann mit dem rechten Sprunggelenk kleine Kreise aus. [Bild 2] Zunächst in die eine, dann in die andere Richtung.

- Stellen Sie Ihr rechtes Bein wieder ab.

- Wiederholen Sie jetzt das Sprunggelenkkreisen mit dem anderen Bein. Ändern Sie auch hier die Kreisrichtung. Atmen Sie dabei gleichmäßig und fließend weiter.

- Stellen Sie das Bein ab, und kommen Sie in die Ausgangsstellung zurück. Atmen Sie entspannt ein und aus.

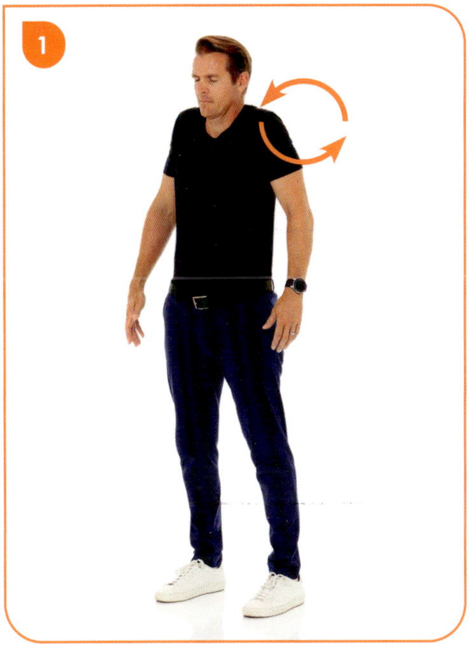

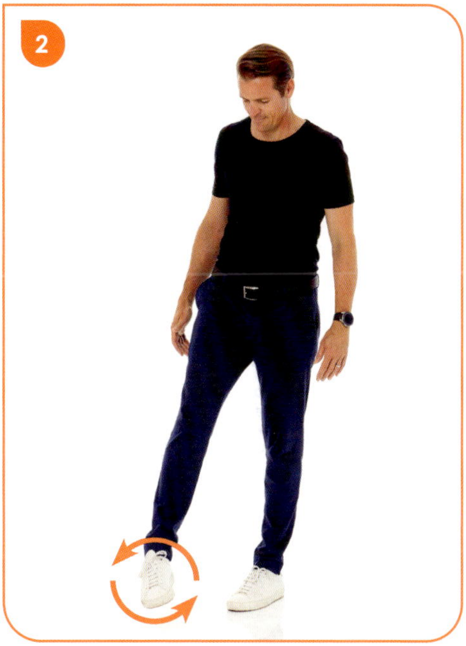

Nachspüren I Cool-Down I

Das Nachspüren schließt gegenüber dem Warming-Up mit einem Bodyscan in umgekehrter Reihenfolge.

- Stehen Sie aufrecht und hüftbreit. Die Arme hängen locker an den Seiten. Dabei können Ihre Hände seitlich an den Oberschenkeln anliegen. Schließen Sie Ihre Augen. [Bild]

- Atmen Sie fließend und gleichmäßig, in Ihrem eigenen, für Sie angenehmen Atemtempo.

- Spüren Sie in Ihren Oberkörper hinein. Wie fühlt sich Ihr Nacken und Schulterbereich an: Entspannt, warm oder anders? Was spüren Sie in den Armen?

- Gehen Sie weiter zu Ihrem Rumpf. Spüren Sie die vorangegangene Kräftigung des Rumpfbereichs?

- Wandern Sie zu Ihren Oberschenkeln. Was empfinden Sie hier: Lockerung, Wärme, Schwere oder anderes?

- Spüren Sie über die Schien- und Wadenmuskulatur in Ihre Füße hinein. Was spüren Sie hier: Wärme, Kribbeln oder anderes? Wie verteilt sich das Gewicht Ihres Körpers auf die Füße?

- Genießen Sie jetzt nochmals die Ruhe. Atmen Sie mehrmals tief ein und aus, und spüren Sie Ihrem Atemfluss nach. Nehmen Sie wahr, wie sehr sich Ihr Brustkorb nach jedem Einatem weitet.

- Lassen Sie sich genussvoll Zeit, bevor Sie Ihre Augen wieder öffnen.

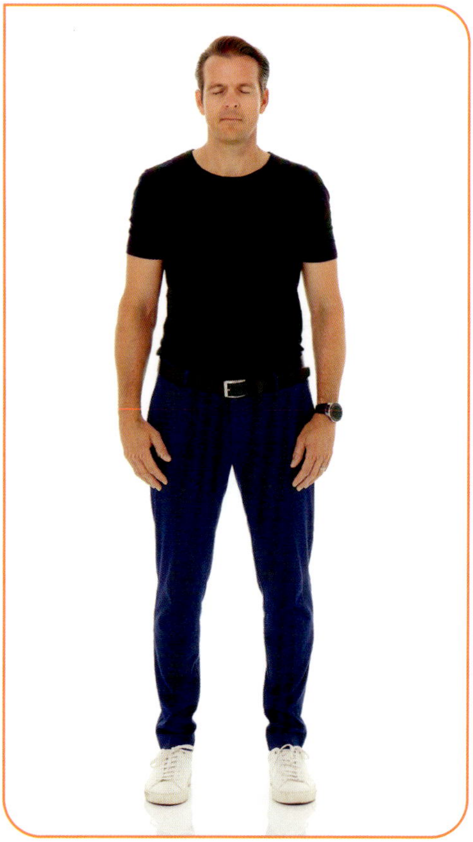

Full Body Workout – Level 2

Das Cardio-Ganzkörperprogramm mit dem Level 2 ist auf den Übungen des Einsteigerprogramms Level 1 aufgebaut. Es ist vor allem in Bezug auf die Bewegungsmodule ‚Koordination' und ‚Kräftigung' ein technisch anspruchsvolleres Workout. Es will Nutzer mit Trainingserfahrungen bei aerob ausgerichteten Herz-Kreislauf-Programmen ansprechen.

Das Warming-Up des Ganzkörperprogramms für trainingserfahrene Nutzer beginnt mit dem *Wahrnehmen*. Hierbei handelt es sich wie bei Level 1 um einen Bodyscan. Allerdings wird hier auf Wahrnehmungsfragen verzichtet. Beim *Aktivieren* werden Ober- und Unterkörper durch das dynamische Aufdrehen muskulär ganzheitlich erwärmt. Gleichzeitig wird das Herz-Kreislauf-System aktiviert.

Beim Bewegungsmodul 1 steht die Mobilisation der oberen und unteren Extremitäten im Mittelpunkt. So werden beim 'imaginären' *Rope Skipping*, dem Seilspringen, Hand-, Schulter- und Sprunggelenke 'geölt' und mit Synovialflüssigkeit versorgt, die als natürliches Schmiermittel in Gelenken, Schleimbeuteln und Sehnenscheiden dient. *Lateral Knee*, bei dem Ellenbogen und gleichseitiges Knie auf Bauchnabelhöhe dynamisch zusammengeführt werden, aktiviert gezielt Sprunggelenke, Knie, Hüfte und Schulter. Beim *Body Twist* wird der Rumpf durch dynamisch-rotierende Sprünge verdreht, gedehnt und mobilisiert.

Das Bewegungsmodul 2 besteht aus dynamischen Schlag- und Tritttechniken. Beim *Jab high* werden gerade Schläge nach schräg-oben ausgeführt, um neben der Kraft auch die Gleichgewichtsfähigkeit zu schulen. Außerdem aktiviert diese Übung intensiv den Schultergürtel. Der *Sidekick low* schult durch den Tritt zur Seite ebenso das Gleichgewicht. Darüber hinaus werden durch den Einbeinstand Rumpf und Oberschenkelinnenseiten gekräftigt. Der *Elbow Strike*, der Ellenbogenstoß als eine weitere Schlagtechnik, erfordert insbesondere die Kopplungsfähigkeit zwischen dem Ober- und Unterkörper.

Das Bewegungsmodul 3 fokussiert sich auf eine Ganzkörperkräftigung. Der *Side Lunge*, bei dem das Gewicht aus der Grätsche zur Seite verlagert wird, beansprucht primär den Unterkörper, also Oberschenkel- und Gesäßmuskulatur. Beim *Reverse Fly* werden die Arme in einer halben Kniebeuge angewinkelt zur Seite nach oben-hinten gezogen. Ziel ist, den oberen Rücken zu kräftigen. Der *Jump* wirkt beim Absprung konzentrisch und bei der Landung exzentrisch auf die Muskulatur und beansprucht vor allem die Oberschenkel- und Gesäßmuskulatur.

Der Cool-Down startet mit dem *Entschleunigen*. Hier findet eine Dehnung der Schulter- und Rückenmuskulatur statt. Das *Nachspüren* hat das achtsame Wahrnehmen des Rumpfes, unterstützt durch eine Flankendehnung, zum Ziel.

Das Programm auf einen Blick

Die Tabelle zeigt Ihnen im Überblick die 13 Übungen des Programms für Level 2 zum Ganzkörpertraining. Die Übungen setzen sich aus den Mini Workouts 4 bis 6 zusammen. Die Intensitätsgrade der Übungen bestimmen Sie je nach Tagesform selbst. Empfehlungen zur Dauer der einzelnen Übungen sind angegeben. Sie dienen als Orientierung für den Einstieg in Ihr Training.

Ganzkörper-Programm Level 2	Ihre Top 13 auf einen Blick	bis 20 Min.
Warming-Up	1. Wahrnehmen	bis 5 Min.
	2. Aktivieren	bis 1 Min.
Mobilisation Bewegungsmodul 1	3. Rope Skipping	bis 1 Min.
	4. Lateral Knee	bis 1 Min.
	5. Body Twist	bis 1 Min.
Koordination Bewegungsmodul 2	6. Jab high	bis 1 Min.
	7. Sidekick low	bis 1 Min.
	8. Elbow Strike	bis 1 Min.
Kräftigung Bewegungsmodul 3	9. Side Lunge	bis 1 Min.
	10. Reverse Fly	bis 1 Min.
	11. Jump	bis 1 Min.
Cool-Down	12. Entschleunigen	bis 3 Min.
	13. Nachspüren	bis 2 Min.
Mini Workout 4	Übungen 3 .. 6 .. 9 .. 13	siehe S. 70-73
Mini Workout 5	Übungen 4 .. 7 .. 10 .. 13	siehe S. 74-77
Mini Workout 6	Übungen 5 .. 8 .. 11 .. 13	siehe S. 78-81

Wahrnehmen | Warming-Up |

Mit dem Bodyscan wird von den Füßen bis zum Nacken achtsam in den gesamten Körper hineingespürt.

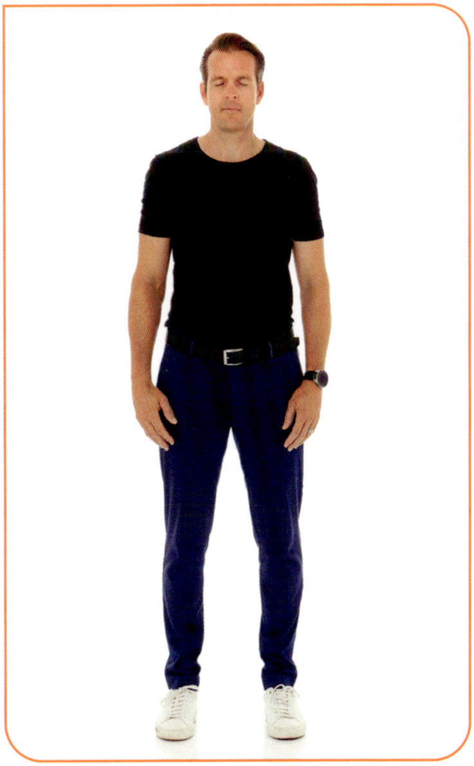

- Stehen Sie aufrecht und schulterbreit. Die Arme hängen locker an den Seiten. Die Hände können seitlich an den Oberschenkeln anliegen. Schließen Sie Ihre Augen. [Bild]

- Ihr Brustbein strebt nach vorne oben. Ausatmend senkt sich der Brustkorb, und der Bauch zieht sich nach innen. Nehmen Sie einige tiefe Atemzüge, und spüren Sie dem Atemfluss nach.

- Treten Sie nun eine Reise durch Ihren Körper an.

- Spüren Sie zuerst in Ihre Füße hinein.

- Jetzt wandern Sie über die Schien- und Wadenbeine zu Ihren Oberschenkeln.

- Gehen Sie weiter zu Ihrem Rumpf. Spüren Sie, wie bei der Einatmung die Luft in ihn hineinströmt und sich Ihr Brustkorb weitet.

- Spüren Sie jetzt in Ihren Nacken hinein.

- Richten Sie nun Ihren Oberkörper aktiv auf, indem Sie tief einatmen.

- Öffnen Sie wieder Ihre Augen.

Aktivieren | Warming-Up |

Beim Aktivieren werden Unter- und Oberkörper durch das dynamische Zusammenspiel von Beinen, Hüften und Armen erwärmt.

- Stehen Sie etwas mehr als schulterbreit. Gehen Sie mit geradem Rücken in eine halbe Kniebeuge, gleichzeitig strecken Sie die Arme nach unten aus. Schultern und Hände bilden ein Dreieck. [Bild 1] Kopf in Verlängerung zum Oberkörper.

- Einatmend verlagern Sie Ihr Gleichgewicht auf das rechte Standbein.

- Jetzt schwingen Sie dynamisch beide Arme nach rechts oben. Dabei dreht sich Ihr Oberkörper mit auf, und die Ferse des diagonalen Beins löst sich vom Boden. Ihr Blick folgt der Drehung. [Bild 2] Gerader Rücken. Arme unter Spannung.

- Ausatmend senken Sie Ihre Arme mit geradem Rücken ab und gehen wieder in die halbe Kniebeuge.

- Nun führen Sie die Bewegung zur anderen Seite durch.

- Wiederholen Sie die Abfolge im Wechsel mehrmals.

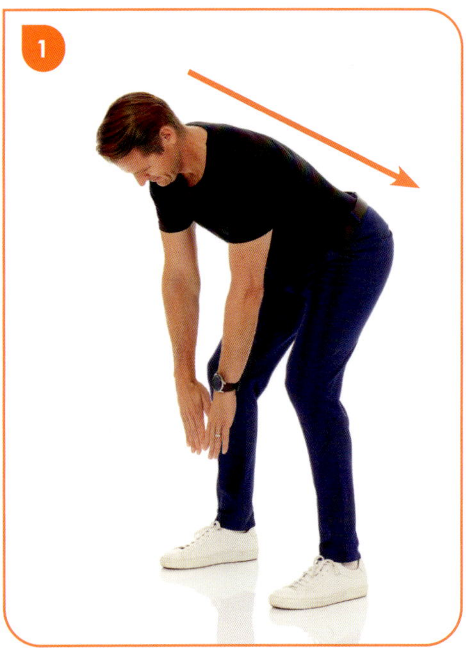

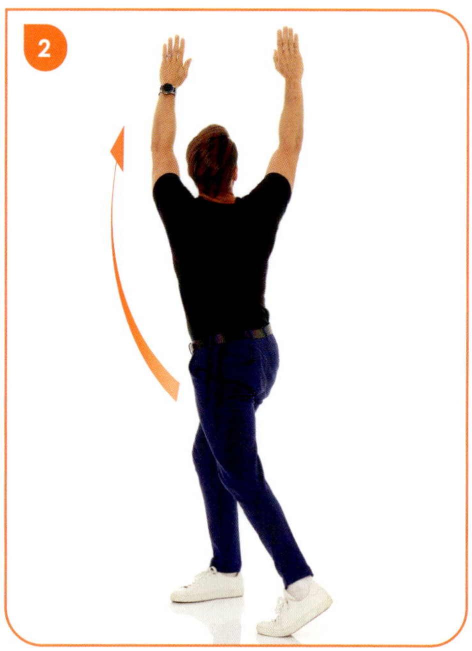

Mobilisation I Bewegungsmodul 1 I

Die Übungsbeschreibungen zu den drei Mobilisationsübungen finden Sie in den Mini Workouts 4 bis 6 auf den Seiten 71, 75 und 79.

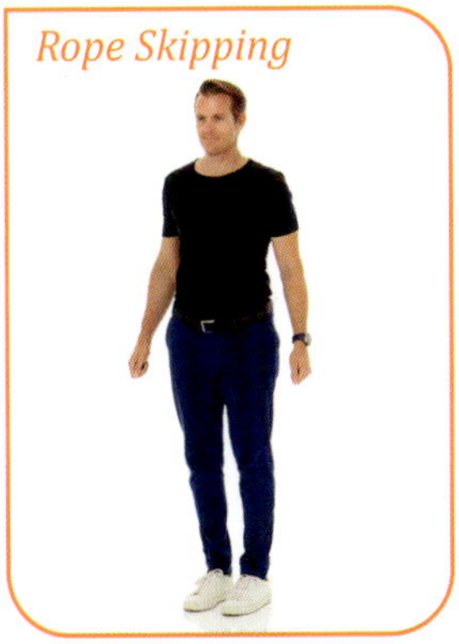

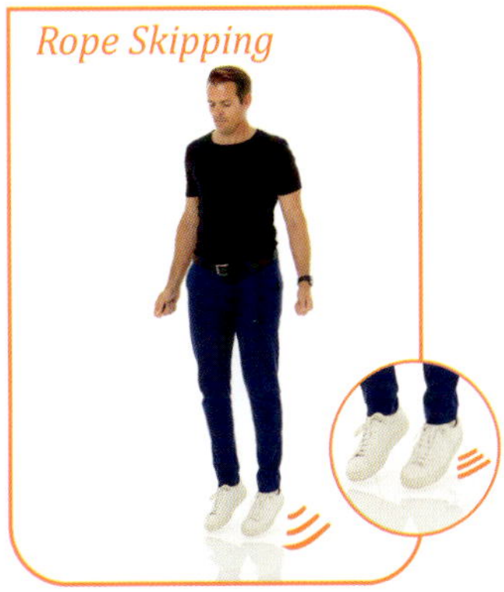

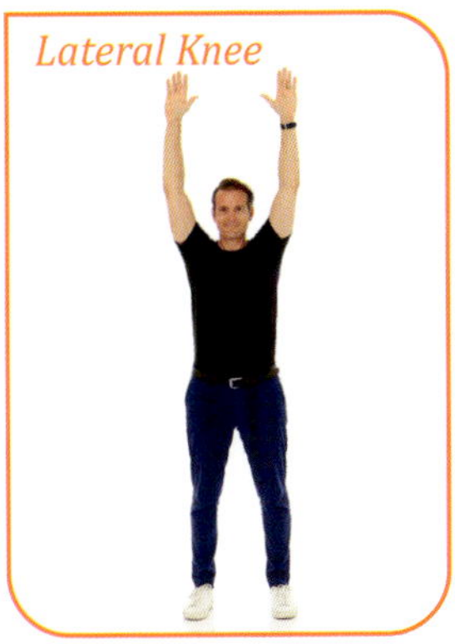

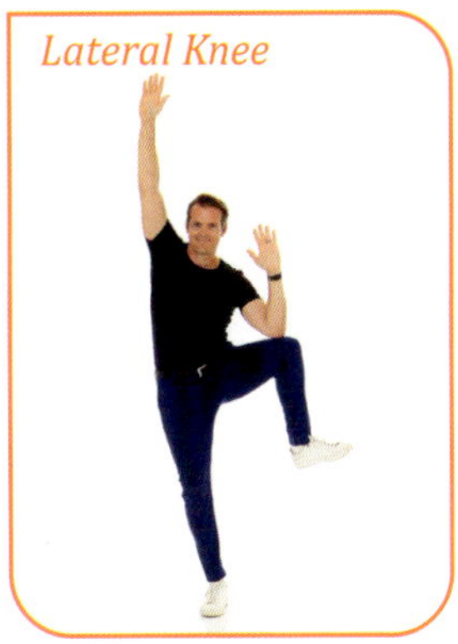

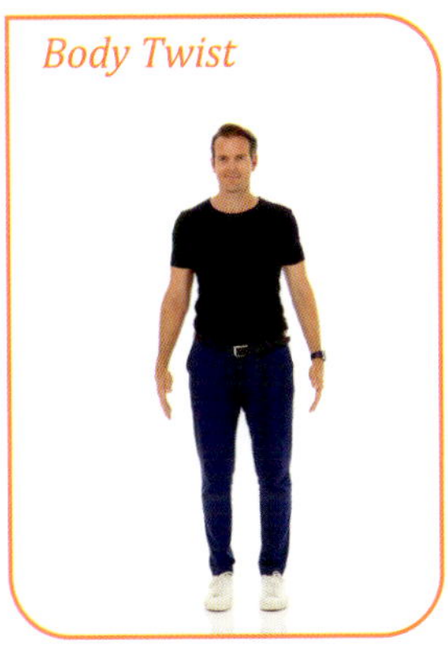

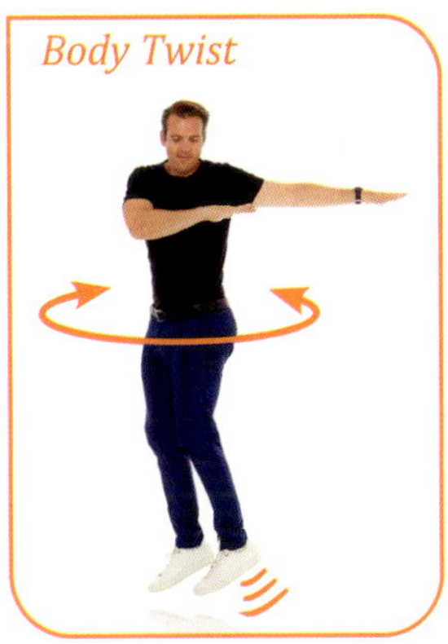

Koordination I Bewegungsmodul 2 I

Die Übungsbeschreibungen zu den drei Koordinationsübungen finden Sie in den Mini Workouts 4 bis 6 auf den Seiten 72, 76 und 80.

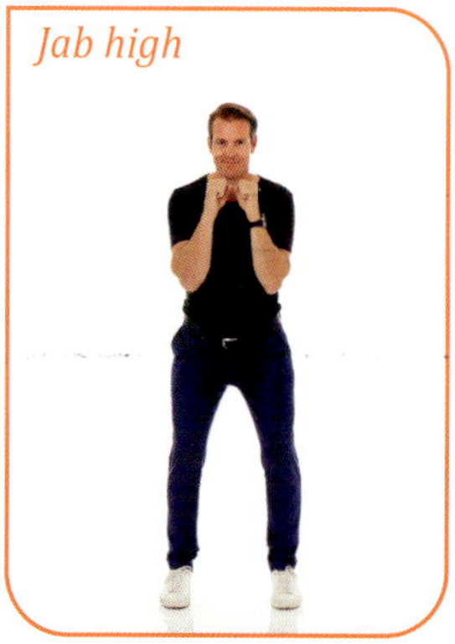

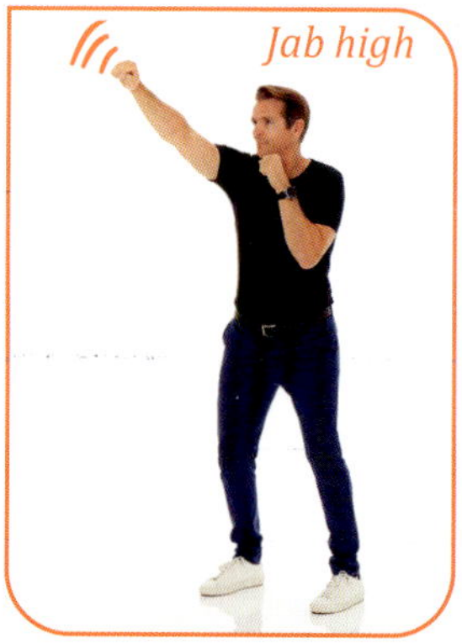

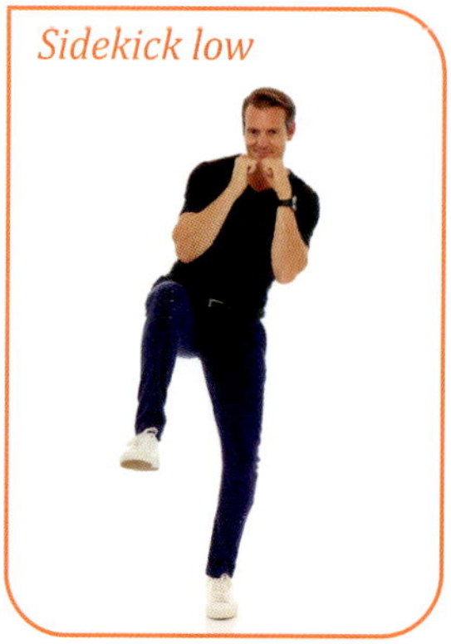

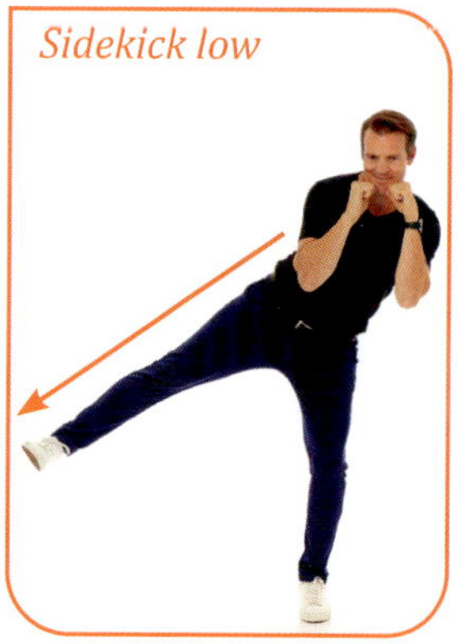

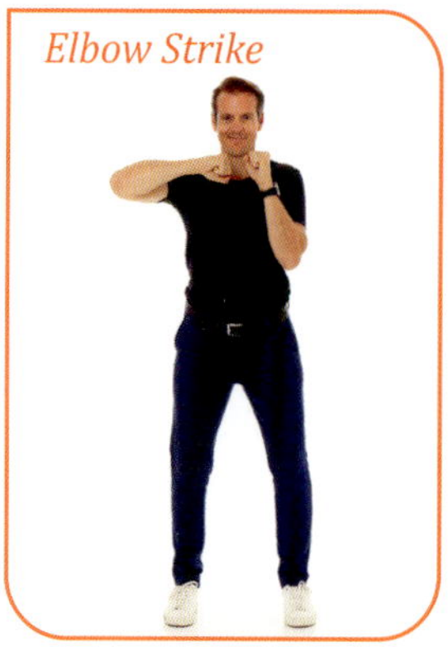

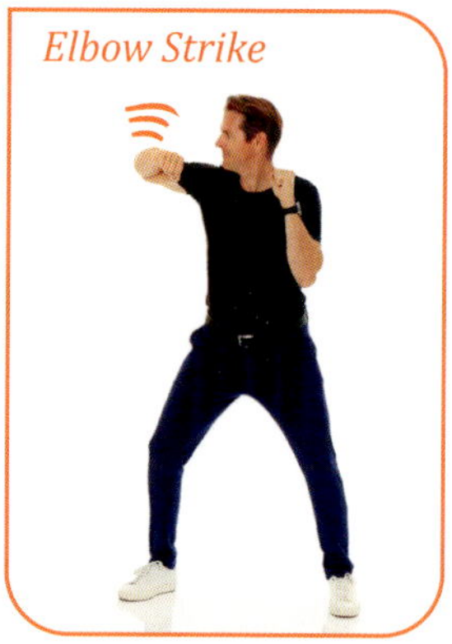

Kräftigung I Bewegungsmodul 3 I

Die Übungsbeschreibungen zu den drei Kräftigungsübungen finden Sie in den Mini Workouts 4 bis 6 auf den Seiten 73, 77 und 81.

Side Lunge

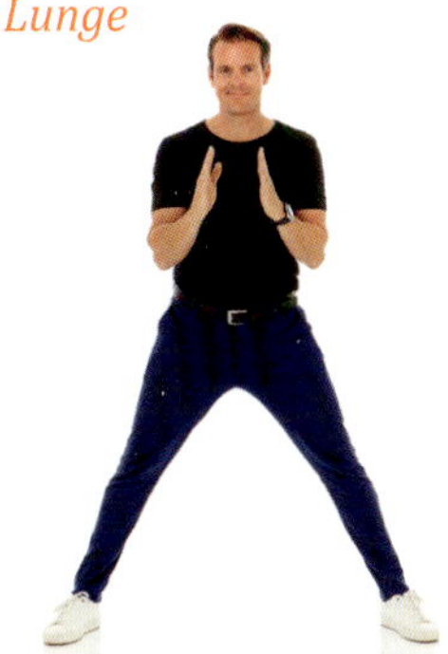

Side Lunge

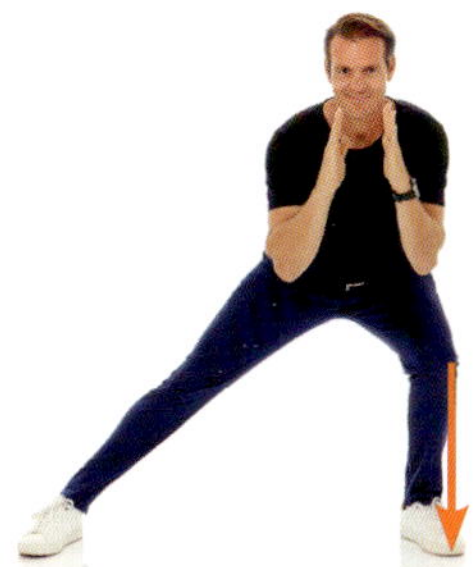

Reverse Fly

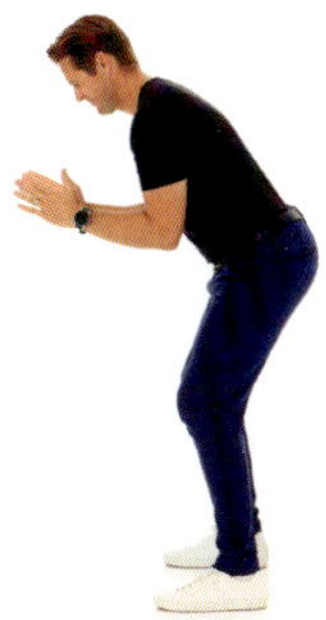

Reverse Fly

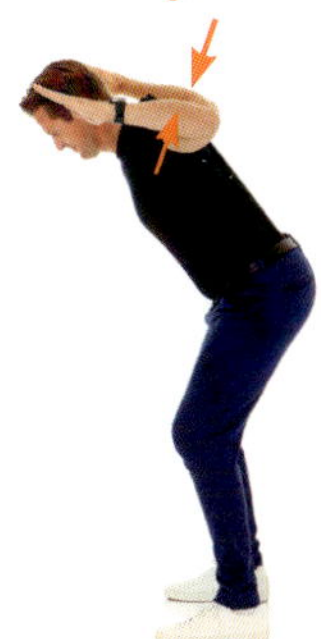

Jump

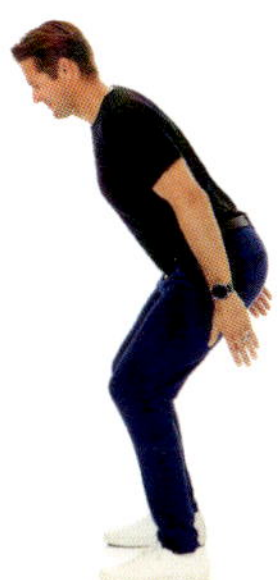

Jump

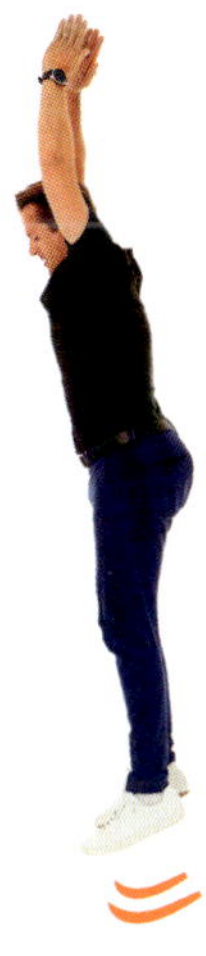

Jump

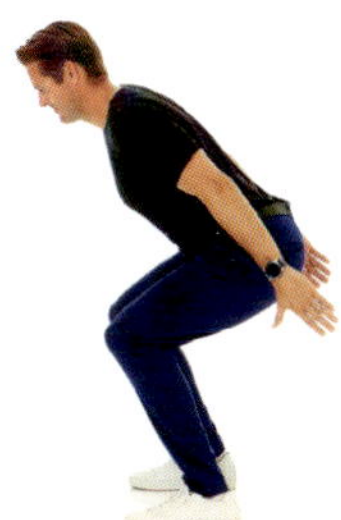

Entschleunigen | Cool-Down |

Durch das Öffnen des Brustkorbs und Dehnen des Hüftbeugers werden diese Strukturen gezielt gelockert und geschmeidig gehalten.

- Stehen Sie hüftbreit und aufrecht. Ihre Hände hängen locker neben Ihrem Oberkörper. Die Schultern sind tief. Atmen Sie ruhig und gleichmäßig, und spüren Sie für einige Atemzüge in Ihren Schultergürtel hinein.

- Einatmend drehen Sie beide Daumen weit nach außen und hinten. Gleichzeitig ziehen Sie Ihre Schulterblätter zusammen. Ihr Kopf bleibt gerade, während sich der Brustkorb öffnet. Verharren Sie in dieser Position für einige Atemzüge. [Bild 1] Schultern tief.

- Führen Sie nun mit dem linken Bein einen größeren Ausfallschritt nach vorne aus, und schieben Sie nun auch das rechte Hüftgelenk langsam und bewusst nach vorne. Zeitgleich führen Sie Ihre gestreckten Arme nach oben über den Kopf. Dann umgreift Ihre linke Hand das rechte Handgelenk und zieht dieses nach links. Ihren Körper neigen Sie zur linken Seite leicht mit. Nehmen Sie die Dehnung in der rechten Hüftbeugemuskulatur wahr. Halten Sie die Spannung, solange Sie sich wohlfühlen. [Bild 2] Gesäßmuskel bleibt möglichst entspannt. Hüfte bleibt nach vorne ausgerichtet. Linkes Knie soll nicht über die Fußspitze hinausragen.

- Lösen Sie die Spannung, indem Sie in die Ausgangsposition zurückkehren.

- Wiederholen Sie die Übung zur anderen Seite.

- Stehen Sie abschließend entspannt, und atmen Sie tief ein und aus.

1

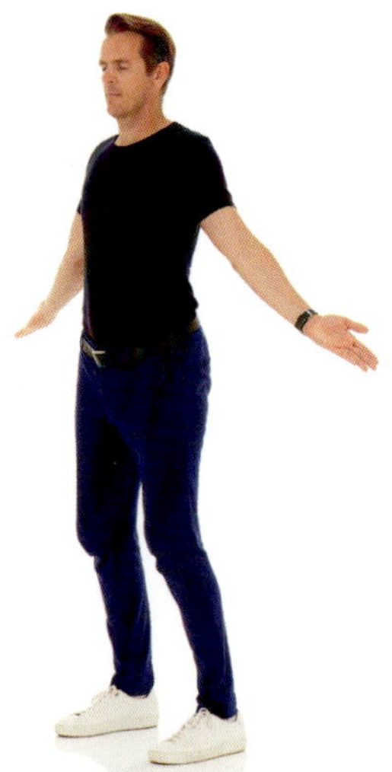

2

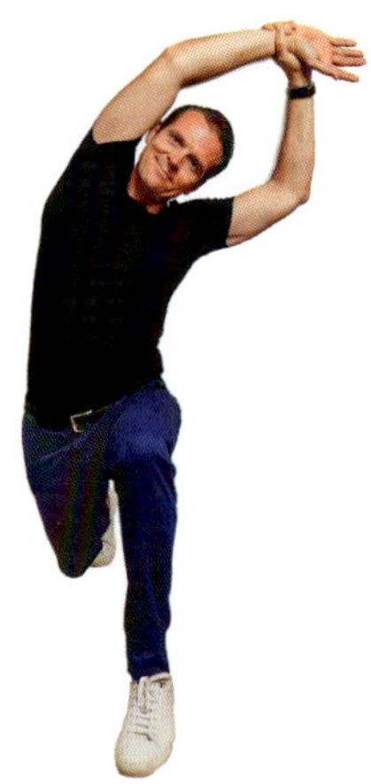

Nachspüren | Cool-Down |

Beim Nachspüren werden der Rumpf und dessen Flanken sowie Teile der Atemhilfsmuskulatur zwischen den Rippen gezielt gedehnt.

- Stehen Sie hüftbreit. Ausatmend verschränken Sie die Finger vor der Brust. Dann führen Sie die Hände einatmend über Ihren Kopf, sodass beide Handflächen nach oben zeigen. [Bild 1] Schultern tief. Schließen Sie bei Bedarf die Augen.

- Ausatmend neigen Sie Ihren Oberkörper zur linken Seite, bis Sie eine Dehnung in Ihrer rechten Flanke spüren. Ihr Blick bleibt nach vorne ausgerichtet, Ihre Beine und Hüfte bleiben fixiert. Verweilen Sie in dieser Seitneigung, solange Sie sich wohlfühlen. Atmen Sie tief ein und aus. [Bild 2] Nicht mit der Hüfte nach vorne oder hinten ausweichen. Arme gestreckt und lang. Die kleinen Finger ziehen nach hinten.

- Einatmend kommen Sie wieder in die Ausgangsposition zurück.

- Führen Sie nun die Dehnung zur anderen Seite aus.

- Kommen Sie in den aufrechten Stand zurück. Atmen Sie mehrmals tief ein und aus, und spüren Sie dem Atemfluss nach.

1

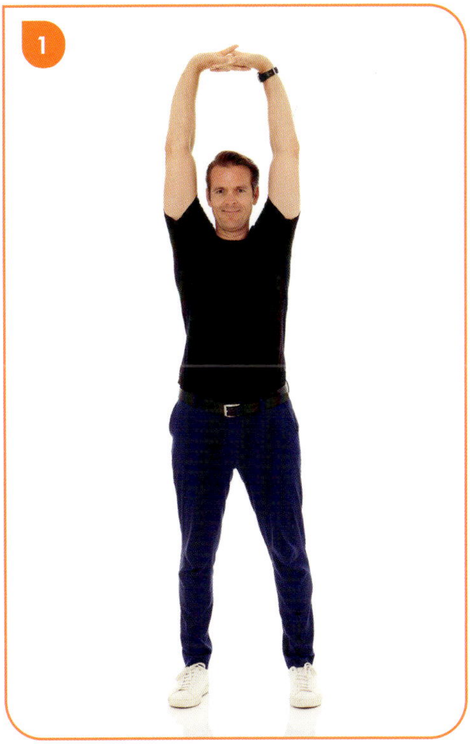

2

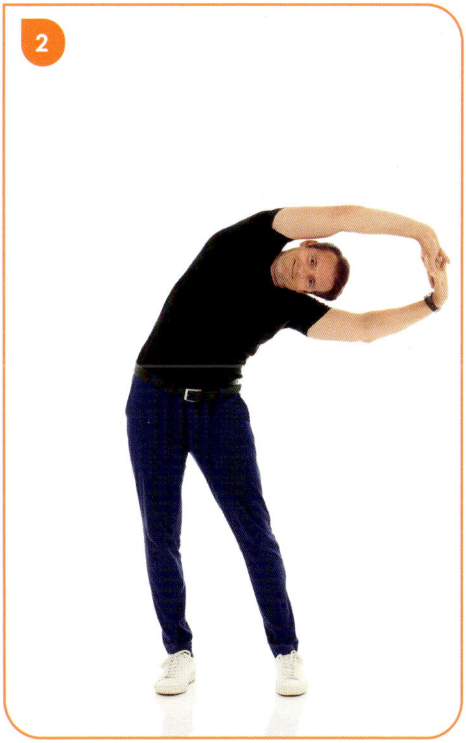

Full Body Workout – Level 3

Das Cardio-Ganzkörperprogramm mit dem Level 3 ist für Trainingserfahrene und trainierte Könner konzipiert. Übungen aus den ersten beiden Levels sind nun miteinander kombiniert und wurden erweitert. Insbesondere beim Bewegungsmodul 3 kommen auch anspruchsvolle neue Übungen für die Kräftigung hinzu.

Das Warming-Up für das Ganzkörperprogramm beginnt mit der Übung *Wahrnehmen* und dem bereits bekannten Bodyscan aus den Levels 1 und 2. Dies allerdings in gekürzter Form, da auf Level 3 Erfahrungen mit Körper-Wahrnehmungsübungen vorausgesetzt werden. Beim darauffolgenden *Aktivieren* wird der gesamte Körper und das Herz-Kreislauf-System durch den 'V-Step' angeregt.

Das Bewegungsmodul 1 fokussiert sich auf die oberen und unteren Extremitäten. Beim klassischen Hampelmann, dem *Jumping Jack*, werden fast alle Gelenke mit Gelenkschmiere versorgt. Bei *Arms cross Knee*, hier werden Arme und Knie diagonal vor dem Körper dynamisch zusammengeführt, findet eine Mobilisation insbesondere des Hüft- und Schulterapparats statt. Der *Soldier* mobilisiert beim schwungvollen Hochziehen des Beines zur diagonal nach vorne ausgestreckten Hand ebenso verschiedendste Gelenke, wie beispielsweise Schulter-, Hüft-, Knie- und Sprunggelenke.

Im Bewegungsmodul 2 werden feinstkoordinativ-abgestimmte, dynamisch ausgeführte Schlag- und Tritttechniken trainiert. Der *Lunge & Frontkick middle* baut auf den bereits einzeln erlernten Techniken der vorigen Levels auf. Kraft und vor allem Kopplungs- und Gleichgewichtsfähigkeit werden hier geschult. Die *Jabs & March on Place*, also Faustschläge beim Marschieren auf der Stelle, zielen darauf ab, Kraftausdauer und unterschiedliche koordinative Fähigkeiten wie Rhythmisierungsfähigkeit zu verbessern. Ebenso anspruchsvoll ist die technisch-koordinative Umsetzung des *Squat & Elbow Strike*.

Das Bewegungsmodul 3 will die Kräftigung vielfältiger Muskelgruppen ansprechen. Zunächst wird beim *Russian Twist* vor allem die Bauchmuskulatur trainiert – doch auch andere Rumpfpartien wie der Rückenstrecker werden effektiv angesprochen. Die Stützposition des *Mountainclimbers* mit gleichzeitigem dynamischen Knie anziehen erfordert eine ganzheitliche Körperspannung. Bei den *Skater Jumps* sind durch das 'Links-Rechts'-Springen neben der Schnellkraft auch koordinative Fähigkeiten wie Differenzierungs-, Gleichgewichts- und Kopplungsfähigkeit gefordert.

Der Cool-Down startet mit dem *Entschleunigen*. Hier werden die rückwärtige Körperlinie sowie die Brust- und Schultermuskulatur gedehnt, um muskulären 'Verkürzungen' entgegenzuwirken. Das *Nachspüren* hat das achtsame Wahrnehmen der Trainingswirkungen in Nacken, Schultern und Rumpf zum Ziel.

Das Programm auf einen Blick

Die Tabelle zeigt Ihnen im Überblick die 13 Übungen des Programms für Level 3 zum Ganzkörpertraining. Die Übungen setzen sich aus den Mini Workouts 7 bis 9 zusammen. Die Intensitätsgrade der Übungen bestimmen Sie je nach Tagesform selbst. Empfehlungen zur Dauer der einzelnen Übungen sind angegeben. Sie dienen als Orientierung für den Einstieg in Ihr Training.

Ganzkörper-Programm Level 3	Ihre Top 13 auf einen Blick	bis 20 Min.
Warming-Up	1. Wahrnehmen	bis 5 Min.
	2. Aktivieren	bis 1 Min.
Mobilisation Bewegungsmodul 1	3. Jumping Jack	bis 1 Min.
	4. Arms cross Knee	bis 1 Min.
	5. Soldier	bis 1 Min.
Koordination Bewegungsmodul 2	6. Lunge & Frontkick middle	bis 1 Min.
	7. Jabs & March on Place	bis 1 Min.
	8. Squat & Elbow Strike	bis 1 Min.
Kräftigung Bewegungsmodul 3	9. Russian Twist	bis 1 Min.
	10. Mountainclimber	bis 1 Min.
	11. Skater Jump	bis 1 Min.
Cool-Down	12. Entschleunigen	bis 3 Min.
	13. Nachspüren	bis 2 Min.
Mini Workout 7	Übungen 3 .. 6 .. 9 .. 13	siehe S. 82-85
Mini Workout 8	Übungen 4 .. 7 .. 10 .. 13	siehe S. 86-89
Mini Workout 9	Übungen 5 .. 8 .. 11 .. 13	siehe S. 90-93

Wahrnehmen | Warming-Up |

Mit dem Bodyscan wird von den Füßen bis in den Nacken achtsam in den gesamten Körper hineingespürt,

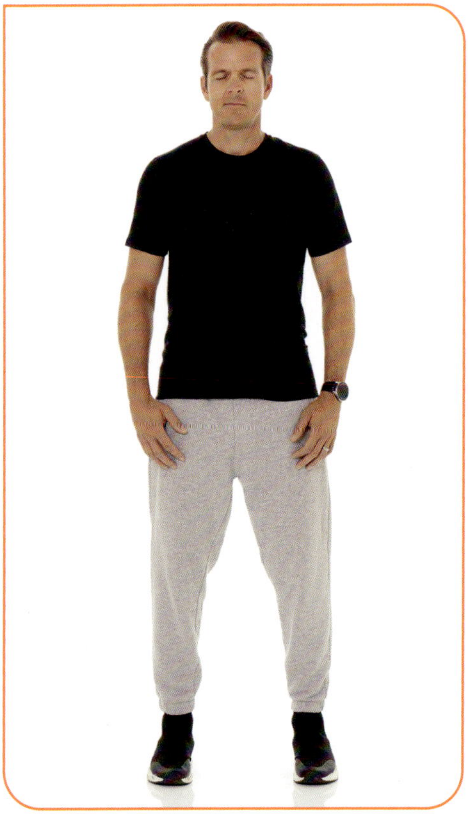

- Stehen Sie aufrecht und schulterbreit. Die Arme hängen locker an den Seiten. Die Hände können seitlich an den Oberschenkeln anliegen. Schließen Sie Ihre Augen. [Bild]
- Atmen Sie tief ein und spüren Sie, wie sich der Brustkorb anhebt und weitet. Ausatmend senkt sich der Brustkorb, und der Bauch zieht sich nach innen. Spüren Sie dem Atemfluss nach.
- Treten Sie nun eine Reise durch Ihren Körper an.
- Spüren Sie in Ihre Füße hinein ...
- ... in Ihre Schien- und Wadenmuskulatur bis zu Ihren Oberschenkeln ...
- ... in Rumpf und Oberkörper ...
- ... in Ihren Nacken.
- Öffnen Sie wieder Ihre Augen.

Aktivieren | Warming-Up |

Beim Aktivieren wird der gesamte Körper durch die dynamischen 'Nach-Schräg-Vorne'- und 'Tief-Hoch'-Bewegungen erwärmt.

- Stehen Sie aufrecht und hüftbreit. Die Zehenspitzen zeigen leicht nach außen. Beide Hände sind gestreckt und mit Spannung neben Ihrem Körper.

- Einatmend machen Sie einen Ausfallschritt mit dem rechten Bein nach rechts schräg-vorne. Gleichzeitig strecken Sie Ihren rechten Arm vor Ihrem Körper nach oben. Ihre rechte Handfläche zeigt zum Körper hin. Der linke Arm bleibt gestreckt neben dem Körper. [Bild 1] Ausfallschritt etwa im 45°-Winkel nach rechts vorne. Rechtes Knie nicht über die Fußspitze führen. Gerader Rücken.

- Dann machen Sie mit dem linken Bein einen Ausfallschritt nach links schräg-vorne auf Höhe des rechten Fußes. Gleichzeitig strecken Sie auch Ihren linken Arm nach oben, sodass beide Hände oben sind. Ihre linke Handfläche zeigt ebenfalls zum Körper. [Bild 2] Ausfallschritt etwa im 45°-Winkel nach links vorne. Linkes Knie nicht über die Fußspitzen führen. Gerader Rücken.

- Aus dieser Position heraus machen Sie ausatmend mit dem rechten Bein einen Ausfallschritt zurück. Dabei führen Sie Ihren rechten Arm dynamisch zurück neben Ihren Körper. Der linke Arm bleibt weiterhin gestreckt. [Bild 3] Gerader Rücken.

- Jetzt führen Sie Ihr linkes Bein und Ihren linken Arm dynamisch in die Ausgangsposition zurück.

- Wiederholen Sie diesen 'V-Step'-Bewegungsablauf mehrmals.

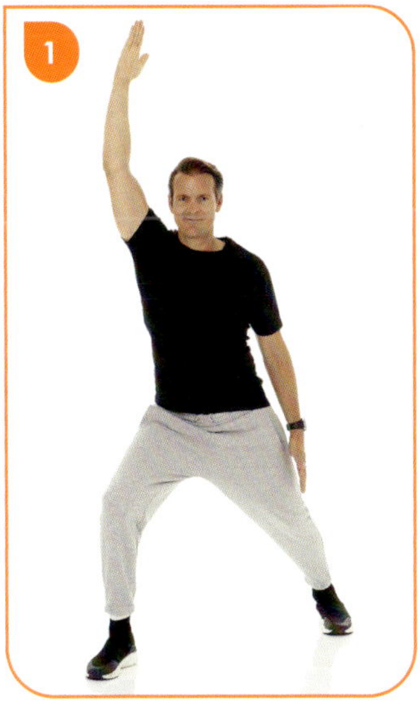

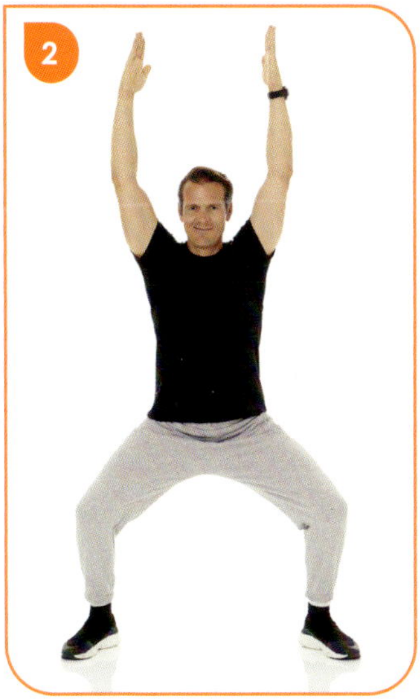

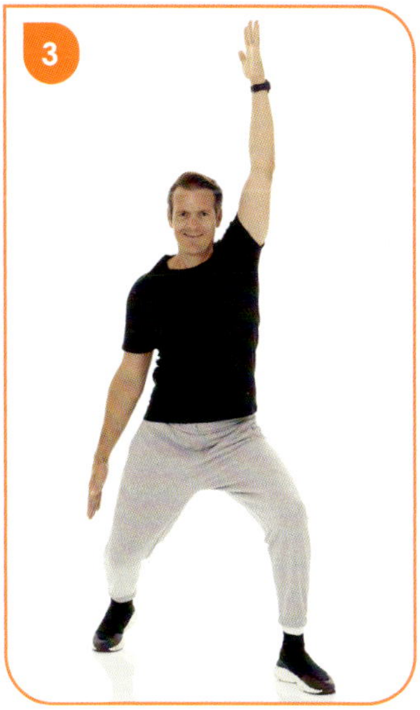

Mobilisation I Bewegungsmodul 1 I

Die Übungsbeschreibungen zu den drei Mobilisationsübungen finden Sie in den Mini Workouts 7 bis 9 auf den Seiten 83, 87 und 91.

Jumping Jack

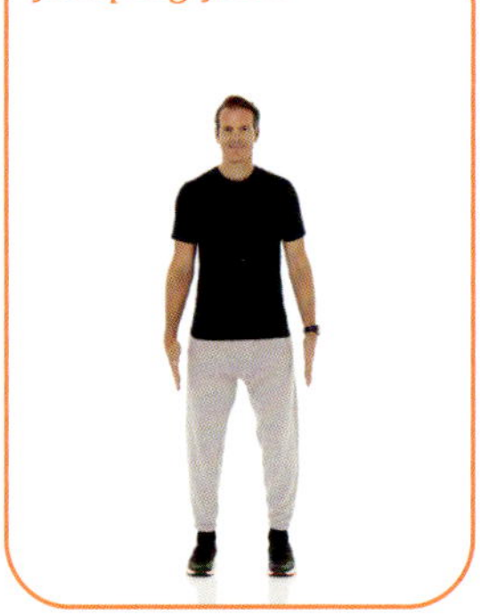

Jumping Jack

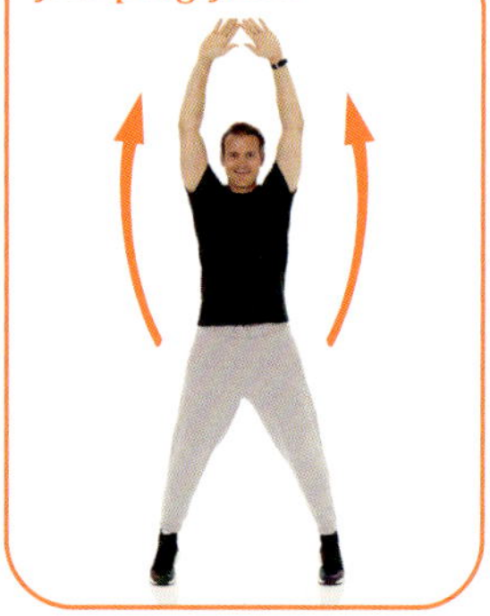

Arms cross Knee

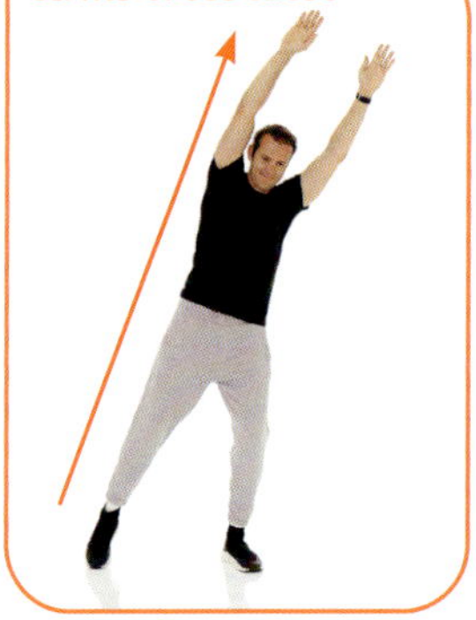

Arms cross Knee

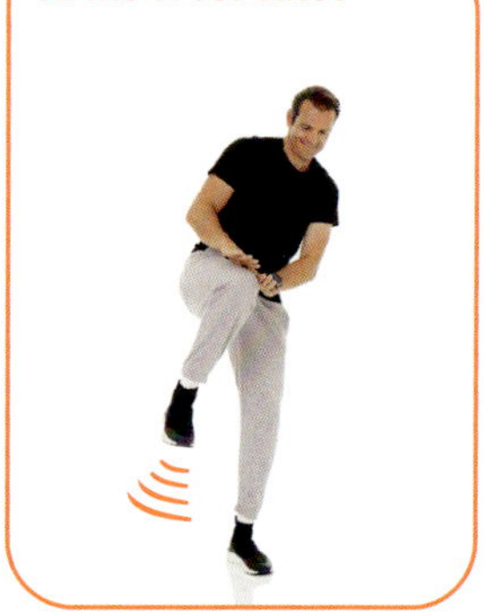

Soldier

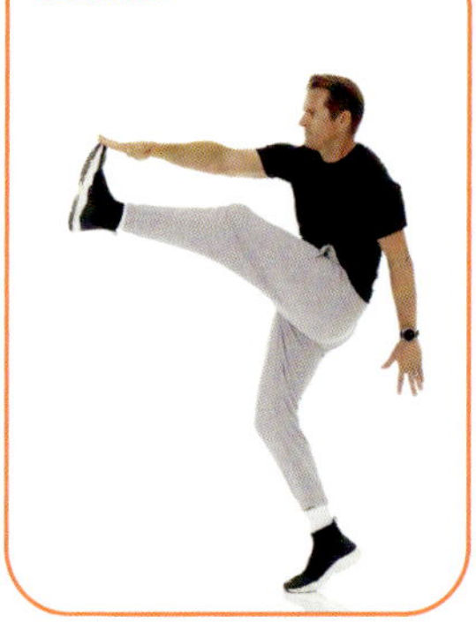

Soldier

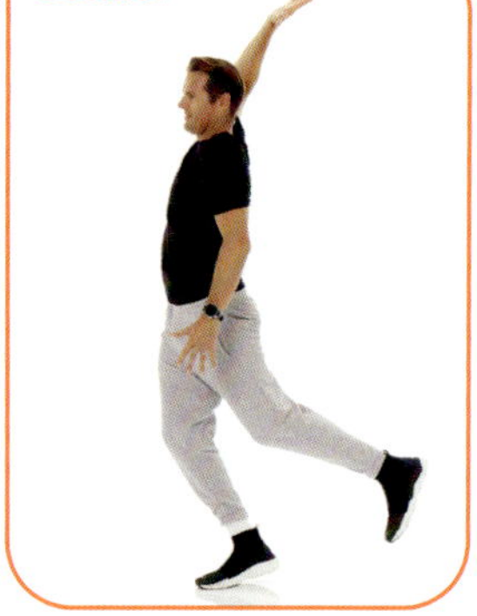

Koordination I Bewegungsmodul 2 I

Die Übungsbeschreibungen zu den drei Koordinationsübungen finden Sie in den Mini Workouts 7 bis 9 auf den Seiten 84, 88 und 92.

Lunge & Frontkick middle

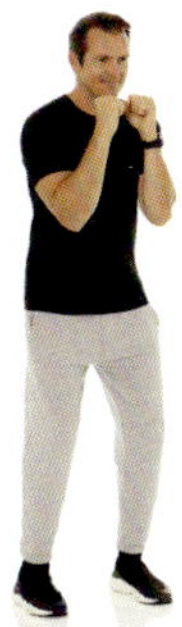

Lunge & Frontkick middle

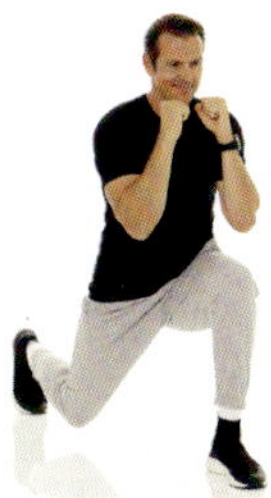

Lunge & Frontkick middle

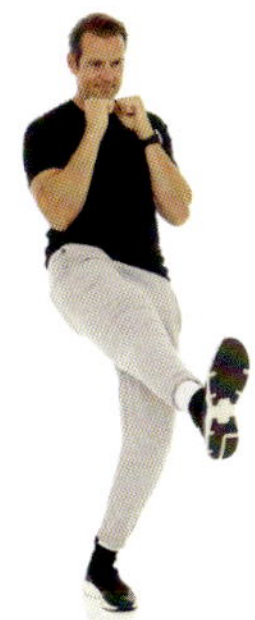

Jabs & March on Place

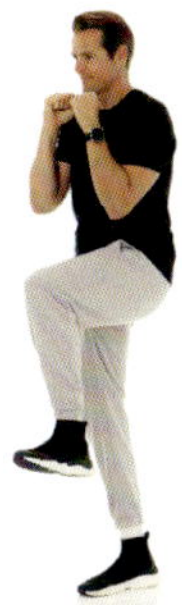

Jabs & March on Place

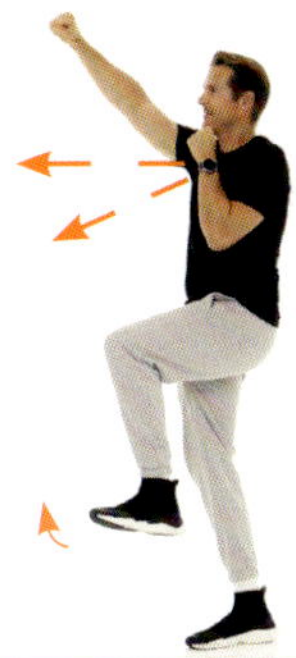

Squat & Elbow Strike

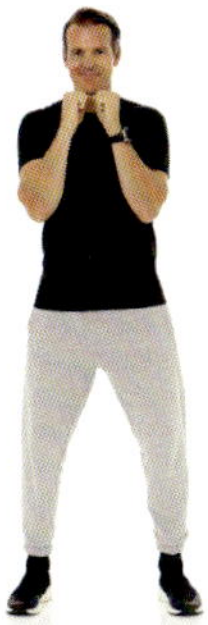

Squat & Elbow Strike

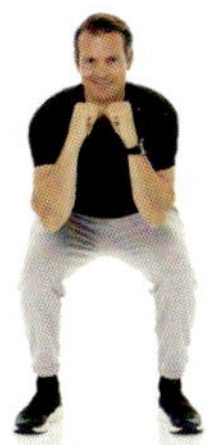

Squat & Elbow Strike

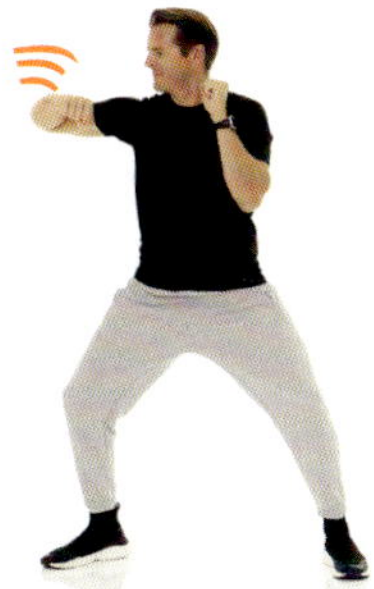

Kräftigung I Bewegungsmodul 3 I

Die Übungsbeschreibungen zu den drei Kräftigungsübungen finden Sie in den Mini Workouts 7 bis 9 auf den Seiten 85, 89 und 93.

Russian Twist

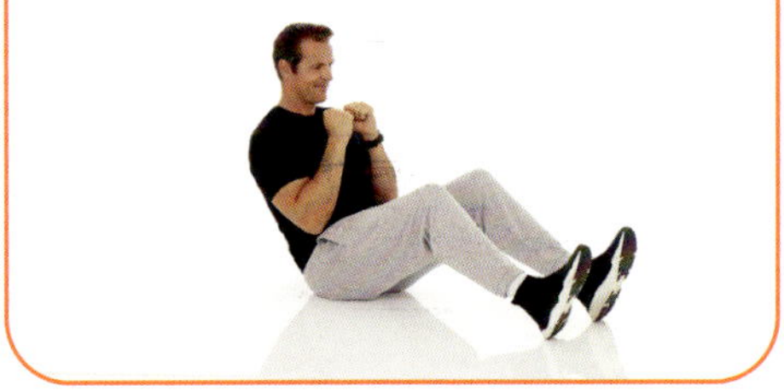

Russian Twist

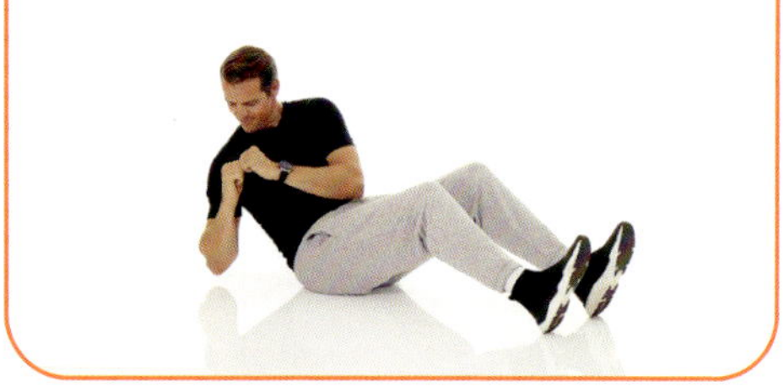

Mountainclimber

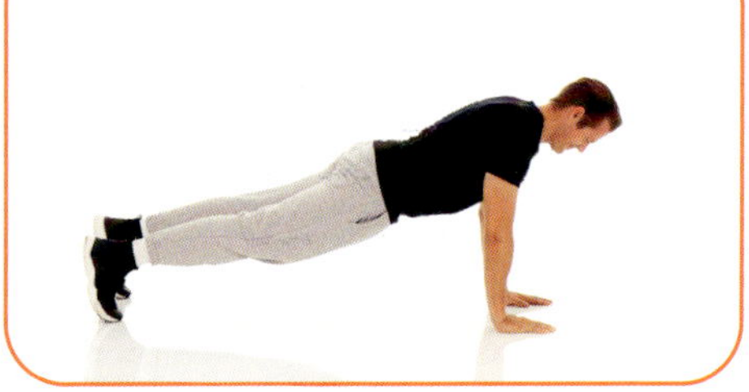

Mountainclimber

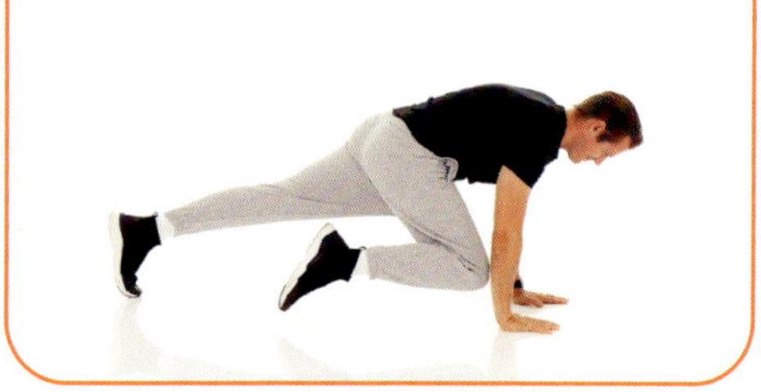

Skater Jump

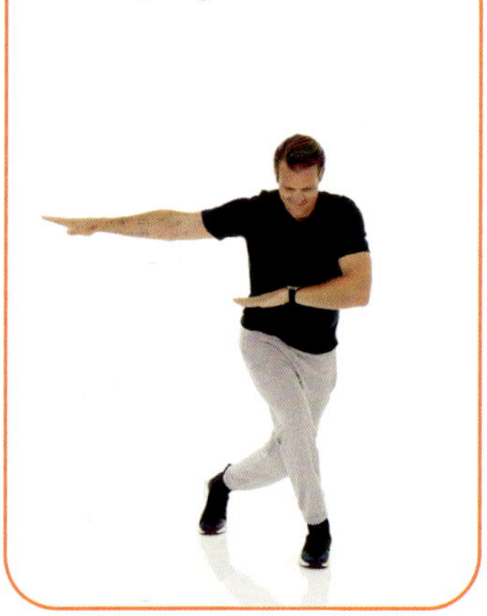

Skater Jump

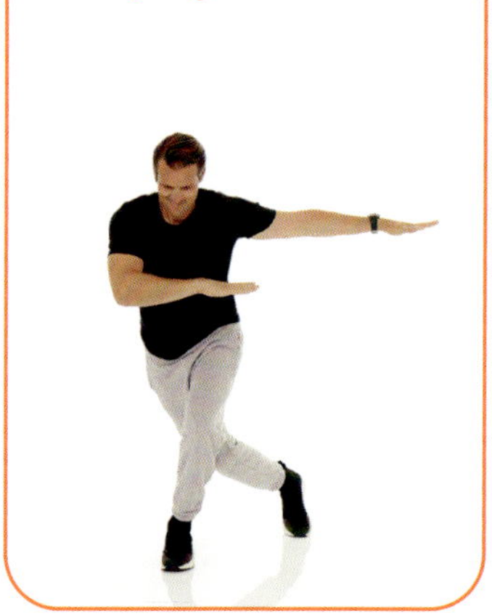

Entschleunigen | Cool-Down |

Die Übungen dehnen die rückwärtige Linie sowie die Brust- und Schultermuskulatur, um gezielt muskulären Verkürzungen entgegenzuwirken.

■ Stehen Sie aufrecht und hüftbreit mit leicht gebeugten Beinen. Strecken Sie das linke Bein nach vorne und setzen dieses mit der Ferse auf. Ausatmend verlagern Sie Ihren Oberkörper langsam nach vorne und ziehen gleichzeitig die linke Fußspitze Richtung Körper. Sobald Sie ein leichtes Ziehen in der Oberschenkelrückseite verspüren, verharren Sie in dieser Position. Hüfte bleibt nach vorne ausgerichtet.

■ In dieser Position verschränken Sie dann die Hände hinter Ihrem Kopf, und zwar auf etwa Höhe des Schädeldachs. Ausatmend neigen Sie Ihr Kinn langsam Richtung Brust. Mit einem leichten Zug der Hände nach vorne-unten können Sie die Dehnung der gesamten Körperrückseite nach Bedarf erhöhen. [Bild 1] Schieben Sie Ihr Gesäß nach hinten-unten.

■ Dann führen Sie die Dehnung mit dem anderen Bein durch.

■ Kommen Sie in den aufrechten Stand zurück. Ballen Sie Ihre Hände zu Fäusten, und führen Sie diese hinter Ihren Oberkörper oberhalb Ihres Gesäßes.

■ Jetzt versuchen Sie, Ihre Fäuste nach vorne um sich selbst kreisen zu lassen. Bleiben Sie dabei aufrecht. Ihre Arme sind dabei gebeugt. [Bild 2] Kopf in Verlängerung zum Oberkörper.

■ Nun kreisen Sie die Fäuste nach hinten.

■ Kommen Sie in die Ausgangsposition zurück. Lassen Sie Ihre Arme entspannt hängen und atmen Sie ruhig ein und aus.

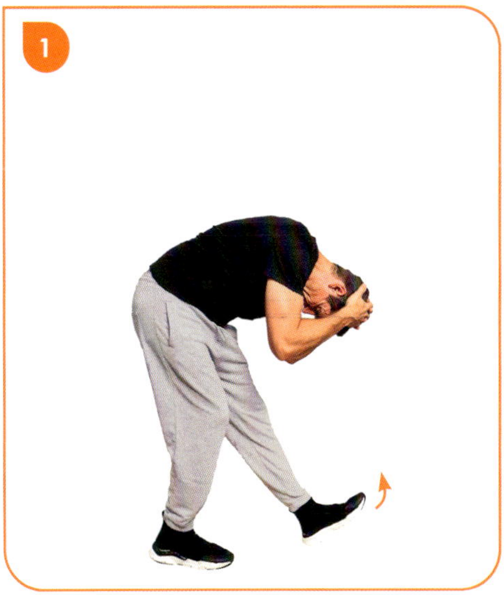

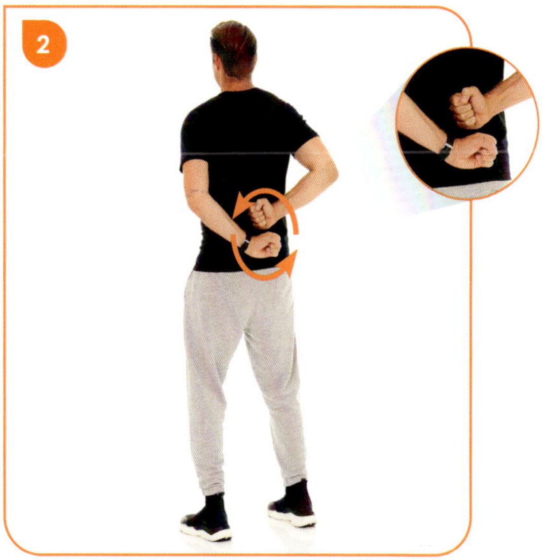

Nachspüren | Cool-Down |

Beim Nachspüren wird der Fokus auf den Nacken-, Schulter- und Rumpfbereich gelegt, der behutsam gedehnt und achtsam wahrgenommen wird.

- Stehen Sie hüftbreit im aufrechten Stand. Umarmen Sie sich selbst. Nehmen Sie Ihr Kinn zur Brust, und schließen Sie Ihre Augen. [Bild]

- Atmen Sie fließend und gleichmäßig, in Ihrem eigenen, für Sie angenehmen Atemtempo.

- Spüren Sie in Ihren Rücken hinein. Wie fühlt sich die Dehnung in Ihrem Nacken- und Schulterbereich an?

- Können Sie die Dehnung bis zu Ihrem unteren Rücken spüren? Wie fühlt sich dieser an?

- Kommen Sie in den aufrechten Stand zurück. Genießen Sie abschließend nochmals die Ruhe. Atmen Sie mehrmals tief ein und aus, und spüren Sie dem Atemfluss nach.

- Lassen Sie sich genussvoll Zeit, bevor Sie Ihre Augen wieder öffnen.

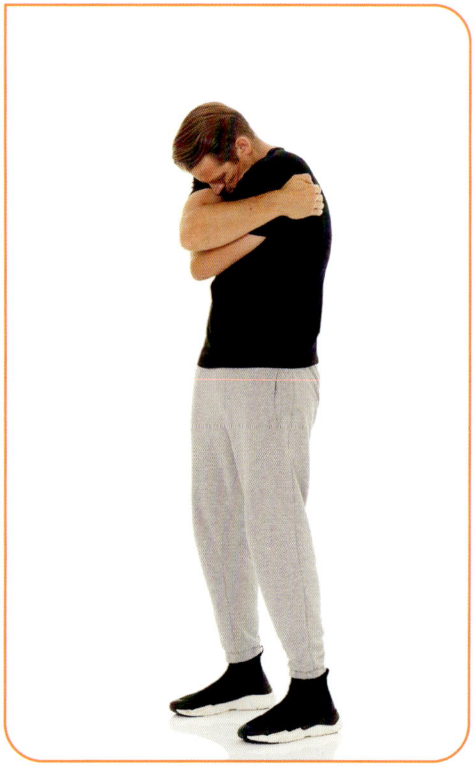

Specials

Stress Week

In der Stress Week liegt der Fokus auf den Schlag- und Tritttechniken. Gezielt soll Dampf abgelassen, Körper und Geist verbunden, Kraft und Koordination gestärkt werden. Die erforderliche Konzentration auf Gleichgewicht und Rhythmisierung während der Übungszeit hilft dabei, innerlich loszulassen und den Alltag bewusst in den Hintergrund zu rücken.

1. Jab frontal
[bis 1 Minute]

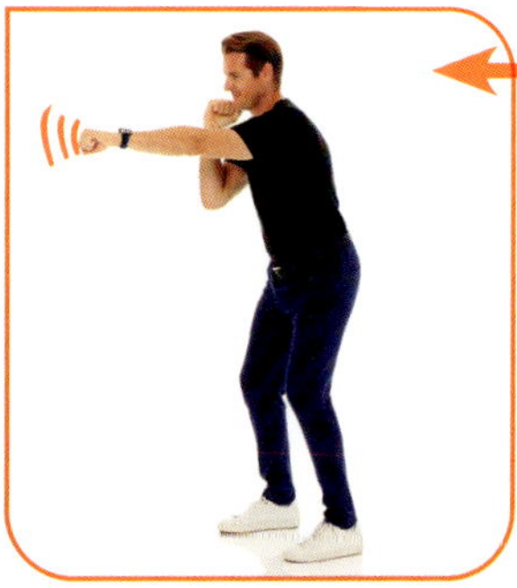

Übung S. 60

2. Frontkick low
[bis 1 Minute]

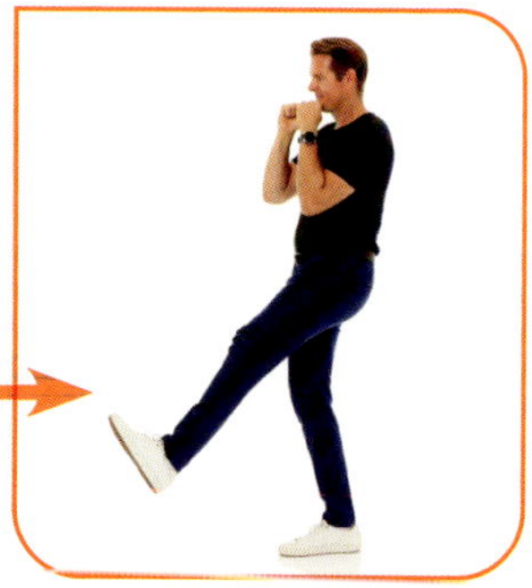

Übung S. 64

3. Sidekick low
[bis 1 Minute]

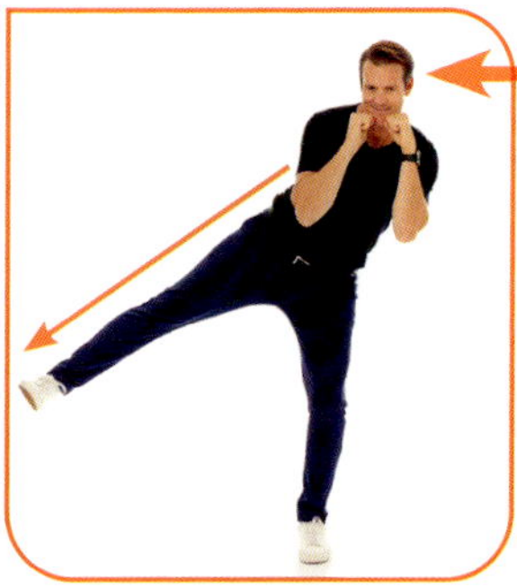

Übung S. 76

4. Elbow Strike
[bis 1 Minute]

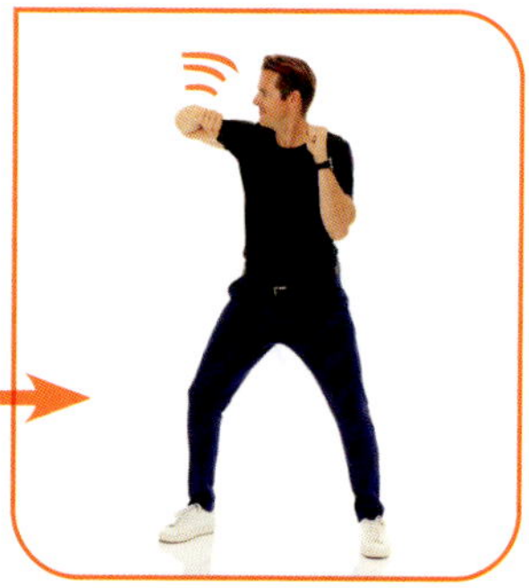

Übung S. 80

5. Jabs & March on Place
[bis 1 Minute]

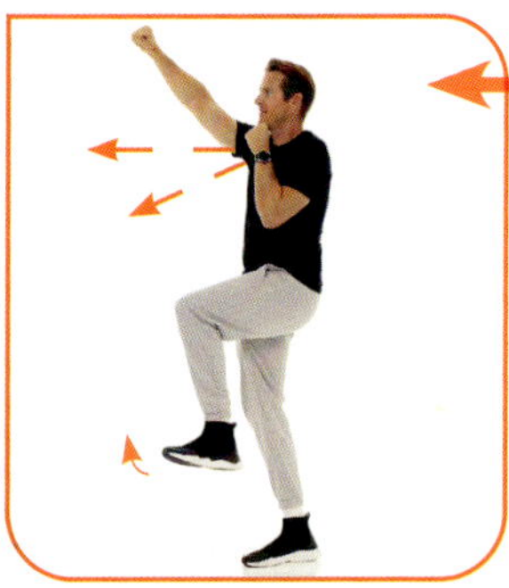

Übung S. 88

6. Lunge & Frontkick middle
[bis 1 Minute]

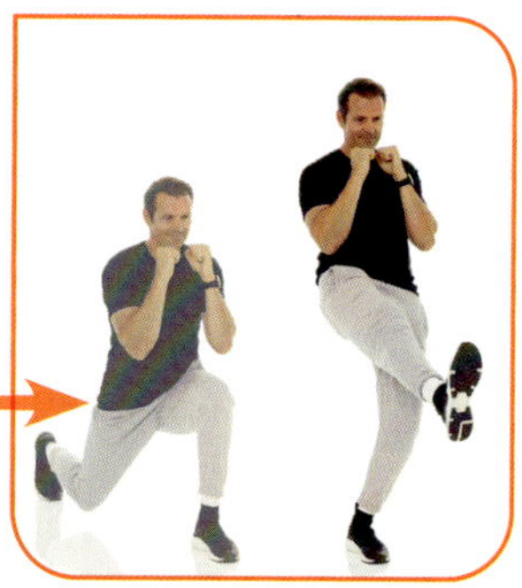

Übung S. 84

Joint Week

Die Joint Week ist ein Training zur Gelenkhygiene. Sprung-, Knie-, Hüft, Schulter- und Handgelenke sowie die einzelnen Gelenke der Wirbelsäule werden gezielt mobilisiert, um der Inaktivität bzw. den langen Sitzzeiten und den sich einschleichenden Fehlhaltungen entgegenzuwirken.

1. Upper Body Twist	[bis 1 Minute]
2. Rope Skipping	[bis 1 Minute]
3. Rotating Arms	[bis 1 Minute]
4. Jumping Jack	[bis 1 Minute]
5. Lateral Knee	[bis 1 Minute]
6. Body Twist	[bis 1 Minute]

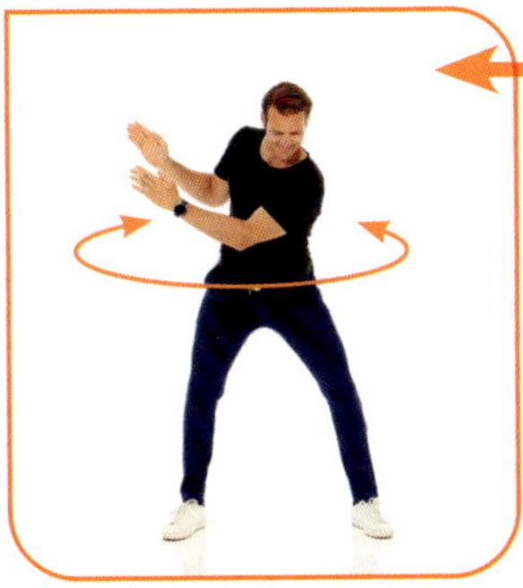

Übung S. 63

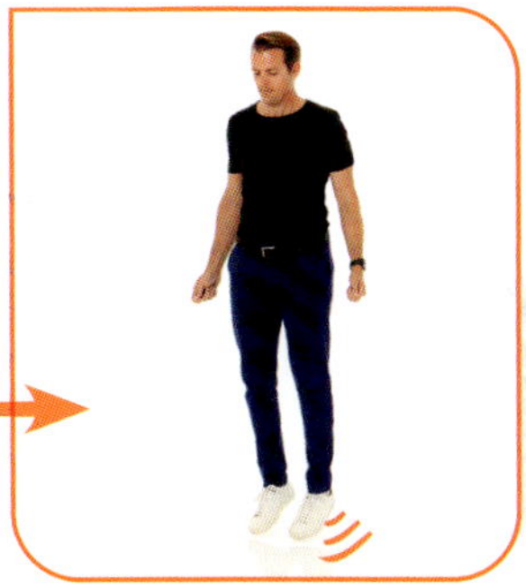

Übung S. 71

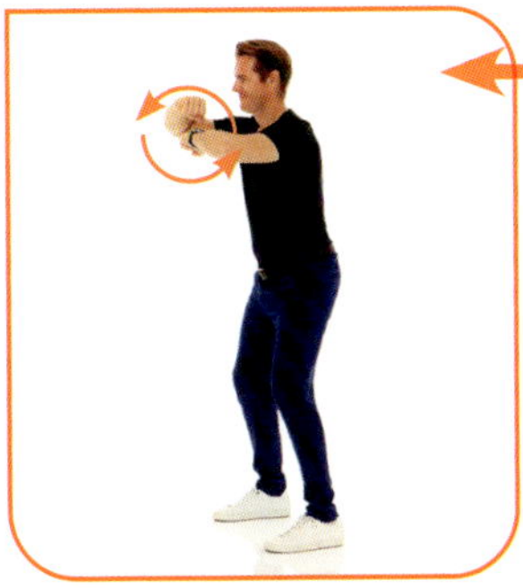

Übung S. 65

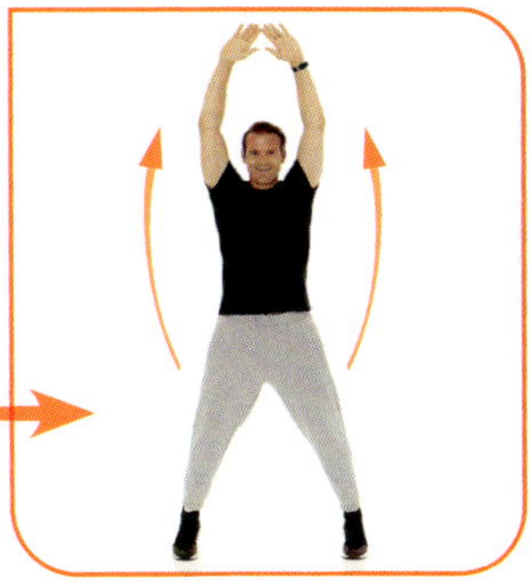

Übung S. 83

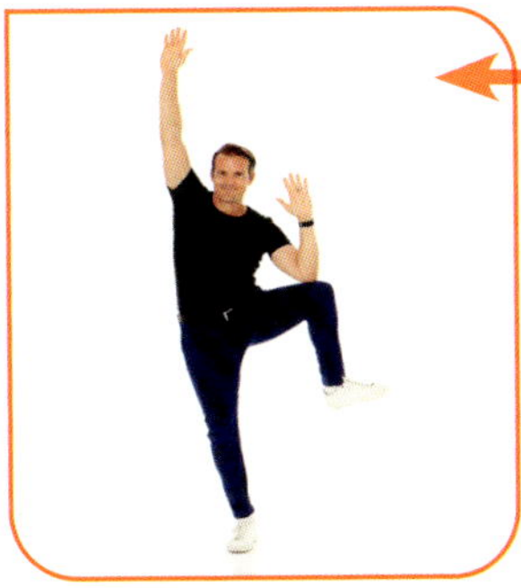

Übung S. 75

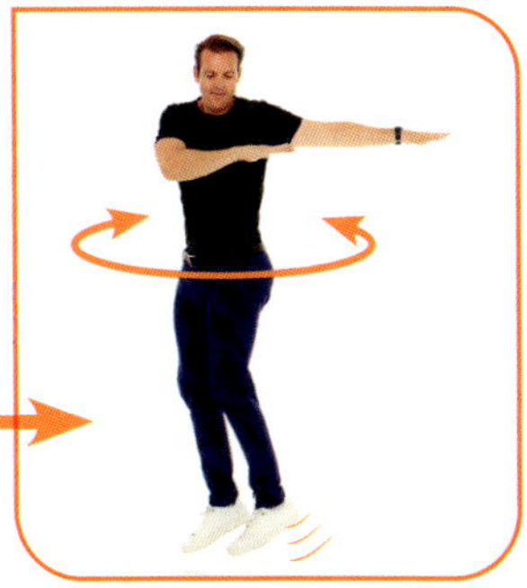

Übung S. 79

Posture Week

Die Posture Week fokussiert sich auf die Körperhaltung. Die Übungen haben zum Ziel, die Muskeln zu stärken, die für eine aufrechte Körperhaltung notwendig sind. Zusätzlich soll das koordinative Zusammenspiel zwischen den einzelnen Muskelgruppen sowie dem Unter- und Oberkörper verbessert werden. Ebenso werden Gelenke mobilisiert, die die Körperhaltung beeinflussen.

1. X-Swing
[bis 1 Minute]

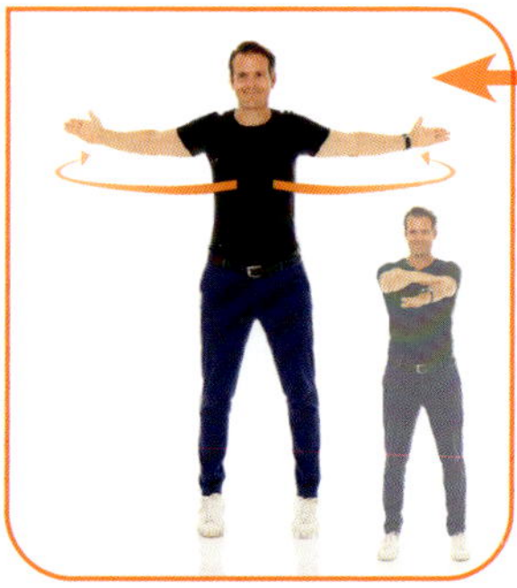

Übung S. 59

2. Upper Body Twist
[bis 1 Minute]

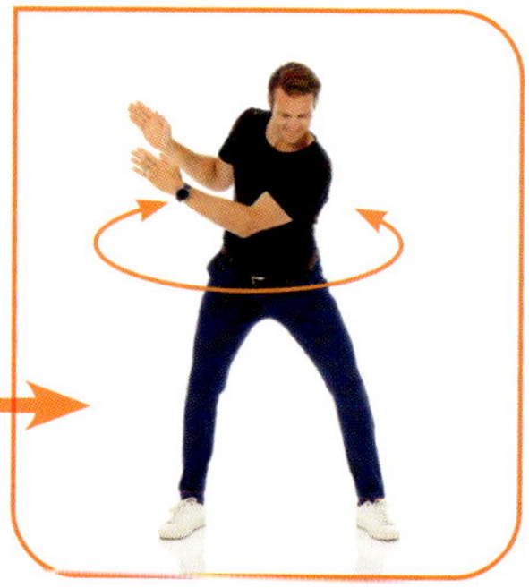

Übung S. 63

3. Lateral Knee
[bis 1 Minute]

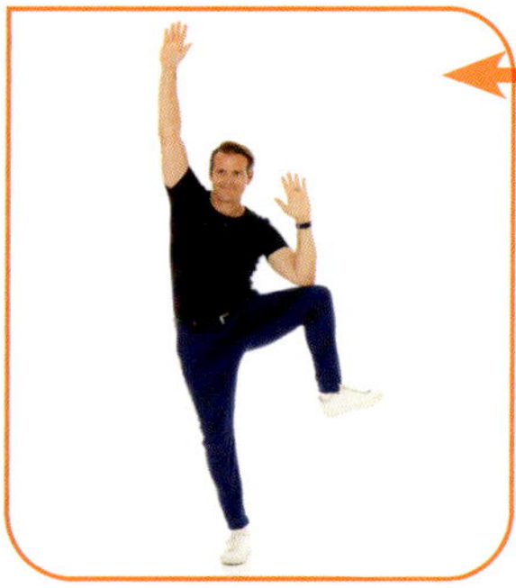

Übung S. 75

4. Reverse Fly
[bis 1 Minute]

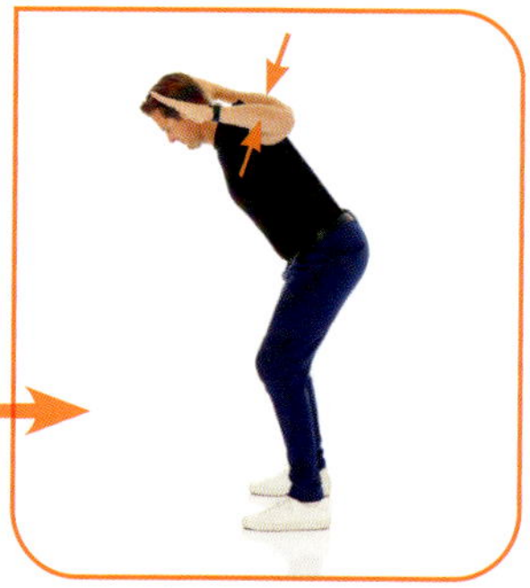

Übung S. 77

5. High Knee
[bis 1 Minute]

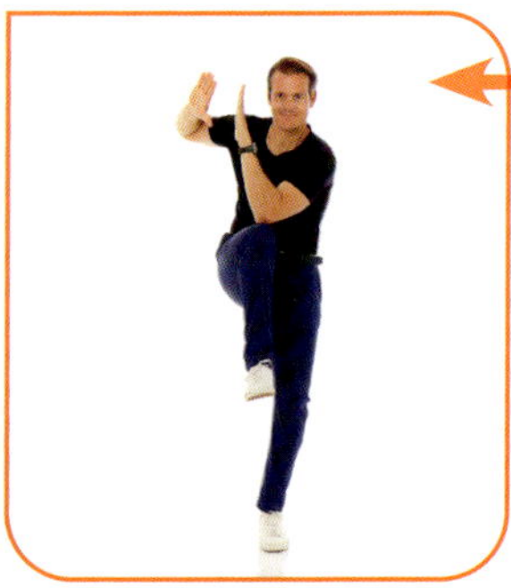

Übung S. 67

6. Arms cross Knee
[bis 1 Minute]

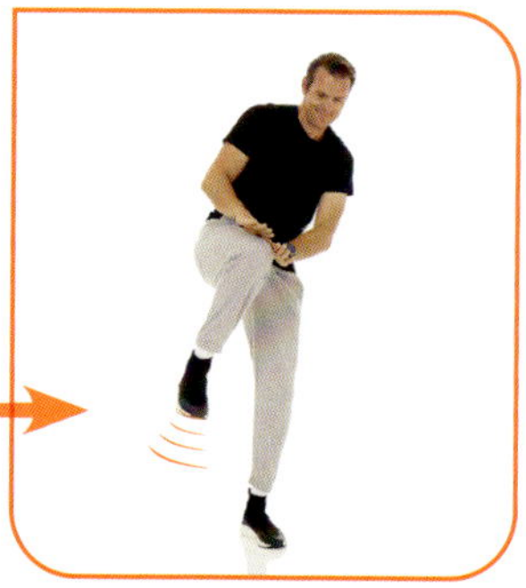

Übung S. 87

Leg Week

Die Leg Week hat das Ziel, den Unterkörper zu kräftigen. Aufgrund bewegungsarmer Berufsalltage, gepaart mit langen Sitzzeiten, verkümmern insbesondere Gesäß-, Oberschenkel- und Wadenmuskulatur. Durch die Beinübungen, die natürlich auch den Rumpf miteinbeziehen, wird diese Muskulatur gezielt angesprochen.

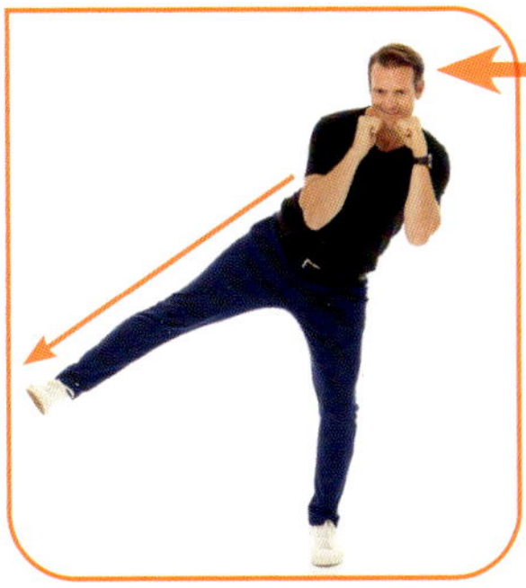

Übung S. 76

1. Sidekick low
[bis 1 Minute]

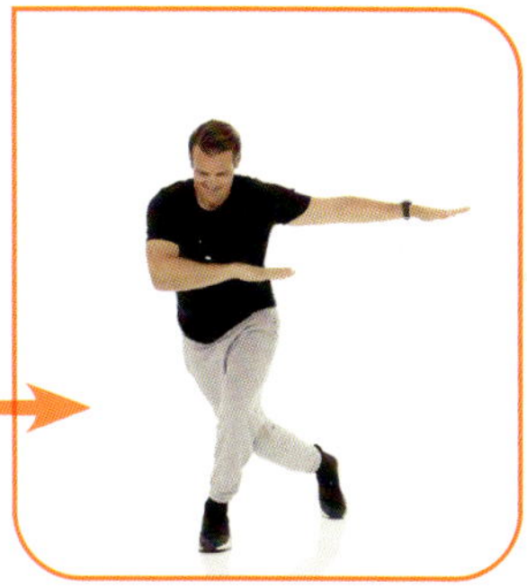

Übung S. 93

2. Skater Jump
[bis 1 Minute]

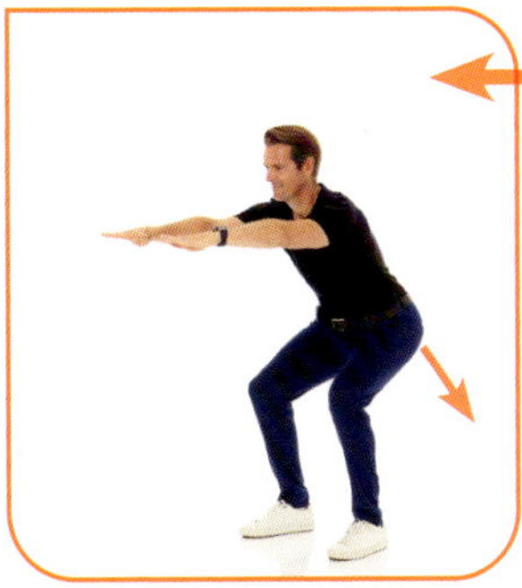

Übung S. 61

3. Squat
[bis 1 Minute]

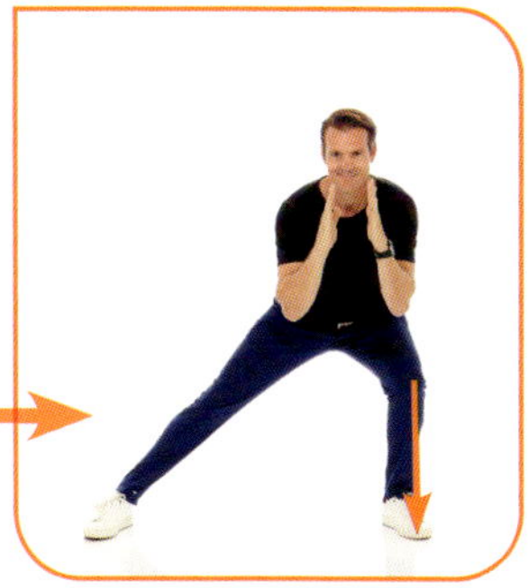

Übung S. 73

4. Side Lunge
[bis 1 Minute]

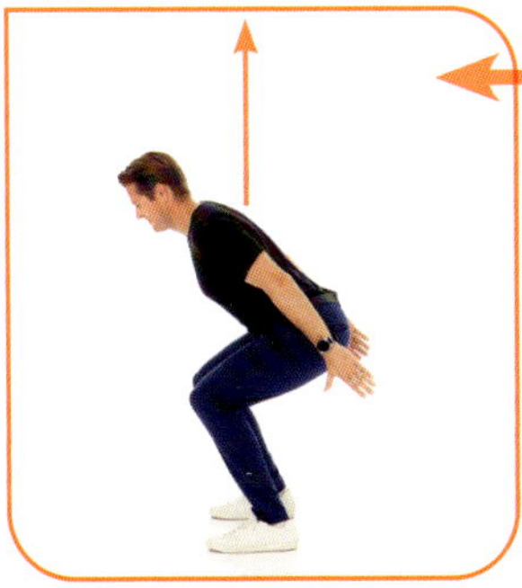

Übung S. 81

5. Jump
[bis 1 Minute]

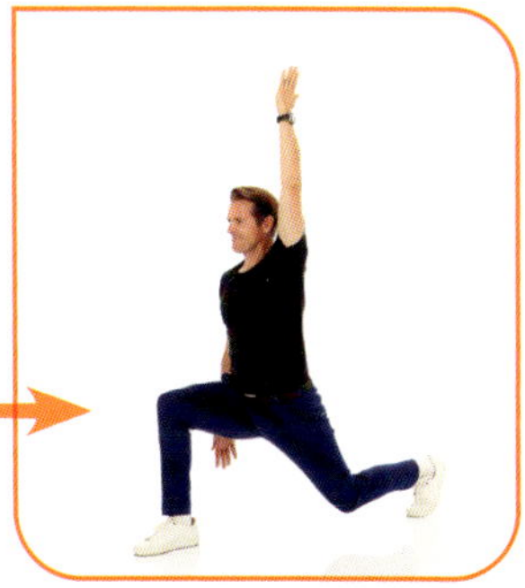

Übung S. 69

6. Lunge
[bis 1 Minute]

Literatur

Borg, G. (2004). Anstrengungsempfinden und körperliche Aktivität. *Deutsches Ärzteblatt, 101,* A1016-1021.

Bormanns, L. (2011). *Glück. Das Wissen von 100 Glücksforschern aus aller Welt.* Köln: DuMont.

Brehm, W. & Bös, K. (2006). Gesundheitssport: Ein zentrales Element der Prävention und Gesundheitsförderung. In K. Bös & W. Brehm (Hrsg.), *Handbuch Gesundheitssport* (S. 9-28; 2. völlig neu bearbeitete Auflage). Schorndorf: Hofmann.

Brehm, W., Janke, A., Sygusch, R. & Wagner, P. (2006). *Gesund durch Gesundheitssport.* Weinheim: Juventa.

Cree, M., Paddon-Jones, D., Newcomer, B., Ronsen, O., Aarsland, A., Wolfe, R. & Ferrando, A. (2010). 28 day bed-rest with hypercortisolemia induces peripheral insulin resistance and increases intramuscular triglycerides. *Metabolism, 59*(5), 703-710.

Dallman, M., Pecoraro, N. & la Fleur, S. (2005). Chronic stress and comfort foods: Self-medication and abdominal obesity. *Brain, Behavior and Immunity, 19*(4), 275-280.

Daly, W., Seegers, C., Rubin, D., Dobridge, J. & Hackney, A. (2005). Relationship between stress hormones and testosterone with prolonged endurance exercise. *European Journal of Applied Physiology, 93*(4), 375-380.

Esch, T. (2012). *Die Neurobiologie des Glücks.* Stuttgart: Thieme.

Esch, T., Stefano, G., Fricchone, G. & Benson, H. (2002). The role of stress in neurodegenerative diseases and mental disorders. *Neuroendocrinology Letters, 23*(3), 199-208.

Fessler, N. (2006). Entspannungsfähigkeit. In K. Bös & W. Brehm (Hrsg.), *Handbuch Gesundheitssport* (S. 290-306; 2. völlig neu bearbeitete Auflage). Schorndorf: Hofmann.

Fessler, N. (2015). *Einfach. Yoga – 6 Asana-Reihen für mehr Gesundheit, Achtsamkeit und Energie.* Stuttgart: TRIAS.

Fessler, N. & Knoll, M. (2021). *Achtsamkeitstraining für Kinder. Konzentriert und entspannt in Kita & Grundschule mit fantasievollen Geschichten und Körper-Achtsamkeitsübungen* (3. Aufl.). Münster: Ökotopia.

Fox, S.M. & Haskell, W.L. (1970). The exercise stress test: needs for standardization In M. Eliakim & H.N. Neufeld (Eds.), *Cardiology: Current Topics and Progress* (pp. 149-154). New York: Academic Press.

Gendlin, E.T. (1981). *Focusing.* Salzburg: Müller.

Goenka, S. N. (1994). Moralische Lebensführung, Sammlung und Weisheit. In S. Bercholz & S. Chödzin (Hrsg.), *Ein Mann namens Buddha* (S. 123-150). München: Scherz.

Gulati, M., Shaw, L.J., Thisted, R.A., Black, H.R., Merz, C.N.B. & Arnsdorf, M.F. (2010). Heart rate response to exercise stress testing in asymptomatic women: the St. James women take heart project. *Circulation, 122*(2), 130-137.

Hazlehurst, J., Gathercole, L., Nasiri, M., Armstrong, M., Borrows, S., Wagenmakers,

A., Stewart, P & Tomlinson, J. (2013). Glucocorticoids fail to cause Insulin resistance in human subcutaneous adipose tissue in vivo. *Journal of Clinical Endocrinology & Metabolism, 98*(4), 1631-1640.

Heffelfinger, A. & Newcomer, J. (2001). Glucocorticoid effects on memory function over the human life span. *Development and Psychopathology, 13*(3), 491-513.

Kabat-Zinn, J. (1994). *Gesund durch Meditation. Das vollständige Grundlagenwerk.* München: O.W. Barth.

Kabat-Zinn, J., Lipworth, L. & Burney, R. (1985). The clinical use of mindfulness meditation for the self-regulation of chronic pain. *Journal of Behavioral Medicine, 8,* 163-190.

Kaiser, A. (2017). *Entwicklung und Evaluation selbstinstruktiver Körper-Achtsamkeitsprogramme zur Gesunderhaltung und Erholung am Arbeitsplatz.* Dissertationsschrift - Pädagogische Hochschule Karlsruhe.

Kallus, K.W. (2011). *Erholungs-Belastungs-Fragebogen. Handanweisung* (2., unveränderte Aufl.). Frankfurt: Swets Test Services.

Kant, I. (1764). *Beobachtungen über das Gefühl des Schönen und Erhabenen.* Königsberg 73 (Ak. 2, 239).

Krampen, G. (1991). *Diagnostisches und Evaluatives Instrumentarium zum Autogenen Training (AT-EVA).* Göttingen: Hogrefe.

Krampen, G. (2002). *ET-ANAM – Entspannungstraining und -therapie: Anamnese-Bogen.* Göttingen: Hogrefe.

Krampen, G. (2006). *ASS-SYM – Änderungssensitive Symptomliste zu Entspannungserleben, Wohlbefinden, Beschwerden- und Problembelastungen.* Göttingen: Hogrefe.

Kudielka, B., Hellhammer, D. & Wüst, S. (2009). Why do we respond so differently? Reviewing determinants of human salivary cortisol responses to challenge. *Psychoneuroendocrinology, 34,* 2-18.

Kuhnt, U. (2004). Eingangsfragebogen für die allgemeine, präventive Rückenschule. In U. Kuhnt (Hrsg.), *Präventive Rückenschule – Das Rückenschulmodell des Bundesverbandes der deutschen Rückenschulen (BdR) e.V.* Hannover: BdR e.V. Zugriff am 29.08.2023 unter: https://www.sport.uni-mainz.de/physio/pdffiles/RueckenAnamnese04-III.pdf.

Lazarus, R. & Folkman, S. (1984). *Stress, appraisal and coping.* New York: Springer Publishing.

Levine, S. & Ursin, H. (1991). What is stress? In M. Brown, G. Koob & C. Rivier (Eds.), *Stress: Neurobiology and neuroendocrinology* (pp. 3-22). New York: Marcel Dekker Inc.

Lohmann-Haisloh, A. (2012). *Stressreport Deutschland 2012. Psychische Anforderungen, Ressourcen und Befinden.* Berlin: Bundesanstalt für Arbeitsschutz und Arbeitsmedizin. Zugriff am 29.08.2023 unter: file:///C:/Users/entsp/Downloads/Gd68.pdf.

Löllgen, H. & Ulmer, H. V. (2004). Das „Gespräch" während der Ergometrie: Die Borgskala. *Deutsches Ärzteblatt, 101,* A1014-1015.

Malarkey, W., Tafur, J., Rutledge, T. & Mills, P. (2011). Neuroendokrinologie und Psychoneuroimmunologie. In C. Schubert (Hrsg.), *Psychoneuroimmunologie und Psychotherapie* (S. 35-49). Stuttgart: Schattauer.

Müller, B. & Basler, H.-D. (1993). *Kurzfragebogen zur aktuellen Beanspruchung (KAB).* Göttingen: Hogrefe.

Müller, M. (2016). *Körperbasiertes Entspannungstraining im Elementarbereich.* Schorndorf: Hofmann.

Nakata, A. (2012). Psychosocial job stress and immunity: A systematic review. *Methods in Molecular Biology, 934*, 39-75.

Rathgeber, T. (2017). *Spannungsregulierende Wirkungen von moderaten körperlichen Aktivitäten.* Saarbrücken: SVH.

Reinehr, T. & Andler, W. (2004). Cortisol and its relation to insulin resistance before and after weight loss in obese children. *Hormone Research, 62*(3), 107-112.

Ritzel, W. (1985). *Immanuel Kant. Eine Biographie.* Berlin: Walter de Gruyter.

Rütten, A. & Pfeifer, K. (Hrsg.) (2016). *Nationale Empfehlungen für Bewegung und Bewegungsförderung.* Erlangen, Nürnberg: FAU.

Saleem, M., Herrmann, N., Swardfager, W., Oh, P., Shammi, P., Koren, G., Van Uum, S., Kiss, A. & Lanctôt, K. (2013). Higher cortisol predicts less improvement in verbal memory performance after cardiac rehabilitation in patients with coronary artery disease. *Cardiovascular Psychiatry and Neurology*, Article ID 340342, Epub. https://doi.org/10.1155/2013/340342.

Segerstrom, S. & Miller, G. (2004). Psychological stress and the human immune system: A meta-analytic study of 30 years of inquiry. *Psychological Bulletin, 130*(4), 601-630.

Selye, H. (1946). The general adaptation syndrome and the diseases of adaptation. *The Journal of Clinical Endocrinology, 6*(2), 117-230.

Seneca, L.A. (Ausgabe 2016). *Vom glückseligen Leben. Von der Kürze des Lebens.* Hamburg: Nicol.

Such, U. & Meyer, T. (2010). Die maximale Herzfrequenz. *Deutsche Zeitschrift für Sportmedizin, 61*(12), 310-311.

Tanaka, H., Monahan, K. & Seals, D. (2001). Age-predicted maximal heart rate revisited. *Journal of the American College of Cardiology, 37*(1), 153-156.

Thomä, D., Henning, C. & Mitscherlich-Schönherr, O. (2011). *Glück. Ein interdisziplinäres Handbuch.* Stuttgart: Metzler.

Ursin, H. & Eriksen, H. (2004). The cognitive activation theory of stress. *Psychoneuroendocrinology, 29*, 567-592.

Ursin, H. & Olff, M. (1993). The stress response. In S. C. Stanford, P. Salomon & J. Gray (Eds.), *Stress. An Integrated Approach* (pp. 3-22). San Diego: Academic Press.

Weiler, A. & Fessler, N. (2012). *Fragebogeninstrumentarien zur Evaluation Selbstinstruktiver Körper-Achtsamkeitsprogramme in der Betrieblichen Gesundheitsförderung.* Unveröffentlichtes Skript, Pädagogische Hochschule Karlsruhe.

Wen, C., Wai, J., Tsai, M., Yang, Y., Cheng, T., Lee, M., Chan, H., Tsao, C. Tsai, S. & Wu, X. (2011). Minimum amount of physical activity for reduced mortality and extended life expectancy: A prospective cohort study. *The Lancet, 378*(9798), 1244-1253.

Wirth, M. & Schultheiss, O. (2006). Effects of affiliation arousal (hope of closeness) and affiliation stress (fear of rejection) on progesterone and cortisol. *Hormones & Behavior, 50*(5), 786-795.

Wong, C., Wong, V., Ho, J., Torpy, D., McLean, M. & Cheung, W. (2010). High cortisol levels in hyperglycaemic myocardial infarct patients signify stress hyperglycaemia and predict subsequent normalization of glucose tolerance. *Clinical Endocrinology, 72*(2), 189-195.

Wright, R., Lightner, E., Harman, J., Meijer, O. & Conrad, C. (2006). Attenuating corticosterone levels on the day of memory assessment prevents chronic stress-induced impairments in spatial memory. *European Journal of Neuroscience, 24*(2), 595-605.

SeKA-Trainingssysteme in der Buchreihe Körperbildung und Sport

Norbert Fessler (2018). *Körper-Achtsamkeit. Das Basistraining für Einsteiger.* Schorndorf: Hofmann-Verlag.

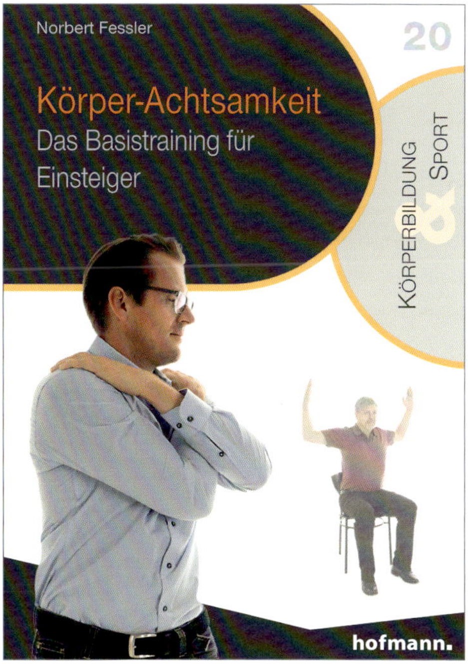

12 Programme, 72 Übungen, auf 12 Körperregionen bezogen. Sie gründen ein selbstinstruktives Achtsamkeitstraining, das den Körper im Fokus hat. Sanfte und bewusst ausgeführte Übungen fordern Körperkonzentration und legen den Schalter um: Die Außenwelt rückt hintenan, wenn man sich gedanklich auf seinen Körper und sich selbst konzentriert. Physisch bedeutet das, den Körper zu regulieren und gezielt eine eutonisch-wohltuende Spannung herbeizuführen. Die psychischen Wirkungen bleiben nicht aus: Der Kopf wird frei, es wird innere Einkehr gehalten, die Reizüberflutung ist für die Zeit des Übens ausgeblendet, Belastungen werden relativiert und Stress abgebaut.

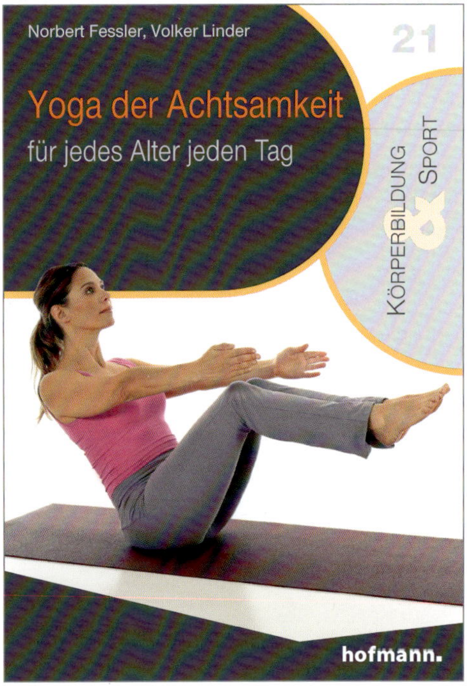

Norbert Fessler & Volker Linder (2018). *Yoga der Achtsamkeit – für jedes Alter jeden Tag.* Schorndorf: Hofmann-Verlag.

Bei diesem Yoga steht die individuelle Adaptierbarkeit von Yogahaltungen im Mittelpunkt. Denn Körper und Geist brauchen etwas anderes, je nachdem, in welcher Entwicklungsphase sich der Einzelne befindet. Versammelt sind in diesem Buch essentielle Asanas aus der Yogatradition, die in gesundheitspräventiver Absicht eingebettet sind in ein erprobtes System aus Mobilisierungs- und Entspannungsübungen und tiefer gehenden Werkzeugen wie der Atmung. Unter den Themen „Atem vertiefen – Beweglichkeit fördern – Körper kräftigen – Gleichgewicht verbessern" werden 17 geprüfte Programme angeboten, die zwischen fünf und acht Übungsmodule beinhalten, meist 10 - 12 Minuten dauern und eigenständig geübt werden.

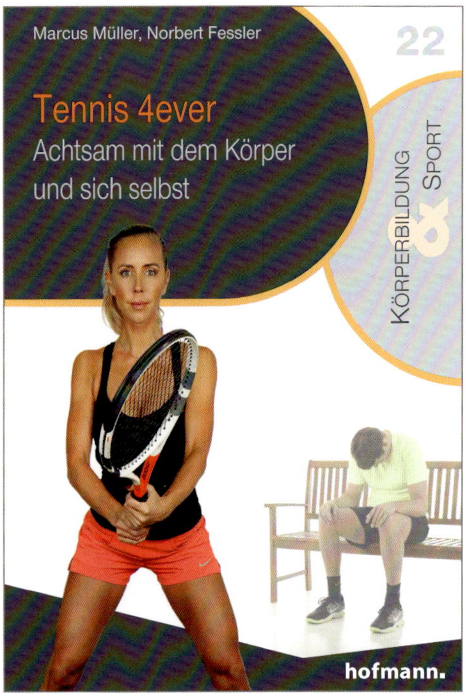

Marcus Müller & Norbert Fessler (2019). *Tennis 4ever. Achtsam mit dem Körper und sich selbst.* Schorndorf: Hofmann-Verlag.

Achtsamkeitsübungen zur Verbesserung der Körperwahrnehmung und zielorientierter Umsetzung von Tennistechniken oder zur Modulation von Emotionen in Stresssituationen sollten nicht nur dem Tennis-Spitzensport, sondern auch Tennisspielern jeden Alters zugänglich sein, um das eigene Spiel erfolgreicher zu gestalten und dabei gesund zu bleiben. Das nun vorliegende Achtsamkeitstraining umfasst 9 Programme von jeweils 15 bis 20 Minuten Übungsdauer. Sie beinhalten 63 Übungsmodule, die vielseitig eingesetzt werden können: als Warm up oder Cool down, aber auch für den situativen Einsatz etwa bei Seitenwechseln oder in Trainings- und Spielpausen zur schnellen körperlichen und mentalen Erholung.

Norbert Fessler (2020). *Progressive Muskel-Relaxation nach Jacobson – für den täglichen Gebrauch*. Schorndorf: Hofmann-Verlag.

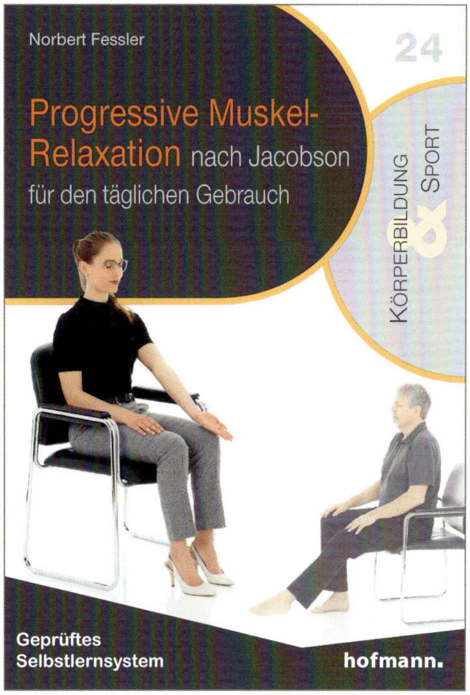

Das PMR-Trainingssystem setzt sich zusammen aus 5 Basisprogrammen mit je 10 Übungen zu 5 Körperregionen, ergänzt durch Kurzprogramme und Mini-Workouts. Dies ermöglicht mit der PMR-Technik einen optimalen Einstieg in persönliche Problemzonen, mit denen schnell der Entspannungsmodus erreicht wird. Weiterhin werden 5 spezielle PMR-Programme für wichtige Alltagssituationen vorgestellt, nämlich für den Start in den Tag und am Ende des Tages, für Schreibtisch- und Bildschirmarbeit sowie für Leistungssituationen. Schließlich wird die 26-Schritte-Langform angeboten, mit der 24 verschiedenene Muskelgruppen step by step ein intensives Body-Feeling ermöglichen.

Norbert Fessler & Marcus Müller (2020). *Faszien low intensity – Training für Vielsitzer im Beruf, für zuhause oder unterwegs*. Schorndorf: Hofmann-Verlag.

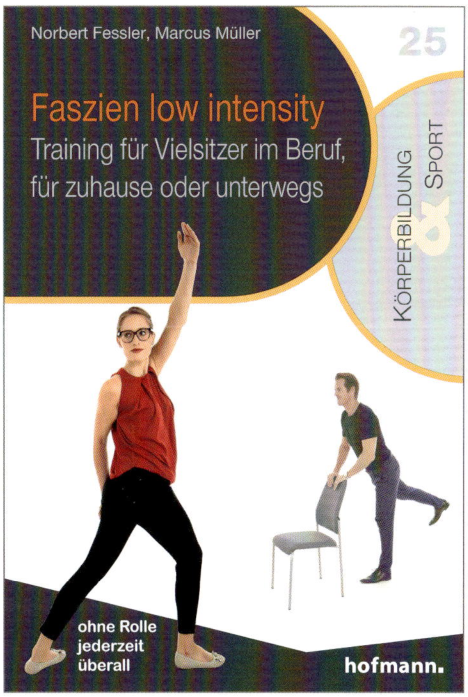

Das Faszien-Trainingssystem setzt sich zusammen aus 5 Basisprogrammen mit je 9 Übungen, die sich an fünf myofaszialen Leitbahnen orientieren, nämlich Spiral-, Rücken-, Frontal-, Lateral- sowie Armlinien und jeweils etwas mehr als 20 Minuten dauern. Ergänzt werden die Basisprogramme durch 5 Kurzprogramme. Trainingserweiterungen mit den Methoden ‚Loaded Stretches' und ‚Schmelzende Dehnungen' zeigen weitere Möglichkeiten des Faszientrainings auf. Schließlich werden Übungen vorgeschlagen, die bei Problemstellungen wie etwa unspezifische Rückenschmerzen, Schultersteife oder Verspannungen in der Brustwirbelsäule individuelle Workouts ermöglichen.

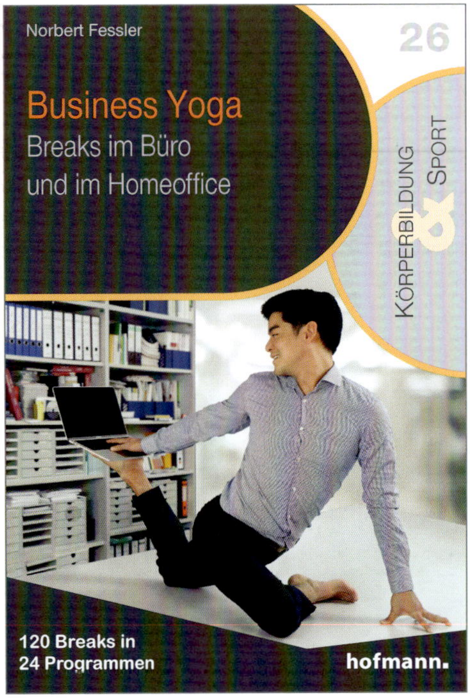

Norbert Fessler (2021). *Business Yoga – Breaks im Büro und im Homeoffice.* Schorndorf: Hofmann-Verlag.

Inhaltlich handelt es sich bei diesem Trainingssystem um eine Symbiose von traditionellem Hatha-Yoga, modernen Bewegungskonzepten aus dem Rücken- oder Faszientraining sowie ausgewählten Körperwahrnehmungstechniken. Es ist modular aufgebaut: 120 Yoga-Breaks können als Einzelübungen jederzeit vor akuter Überforderung schützen. Dies eröffnet vielfältige Möglichkeiten eines persönlichen Trainings. Die 120 Yoga-Breaks sind zum einen 12 Programmen mit jeweils 5 Übungen zugeordnet, die für den externen Arbeitsplatz im Betrieb, nämlich das Büro, vorgesehen und in Berufskleidung ausführbar sind. Weitere 12 Programme mit ebenfalls je 5 Übungen sind für das Homeoffice in legerer oder sportlicher Kleidung gedacht.